精益医疗

医疗质量、患者服务与医院效益的协同增长之道

曹 洪 李洪军 著

中国科学技术出版社
·北 京·

图书在版编目（CIP）数据

精益医疗：医疗质量、患者服务与医院效益的协同增长之道 / 曹洪，李洪军著 . -- 北京：中国科学技术出版社，2025. 9. -- ISBN 978-7-5236-1504-1

Ⅰ . R197.32

中国国家版本馆 CIP 数据核字第 202521UC70 号

策划编辑	李　卫	**责任编辑**	李　卫
封面设计	潜龙大有	**版式设计**	蚂蚁设计
责任校对	邓雪梅	**责任印制**	李晓霖

出　　版	中国科学技术出版社
发　　行	中国科学技术出版社有限公司
地　　址	北京市海淀区中关村南大街 16 号
邮　　编	100081
发行电话	010–62173865
传　　真	010–62173081
网　　址	http://www.cspbooks.com.cn

开　　本	880mm × 1230mm　1/32
字　　数	254 千字
印　　张	10.25
版　　次	2025 年 9 月第 1 版
印　　次	2025 年 9 月第 1 次印刷
印　　刷	北京盛通印刷股份有限公司
书　　号	ISBN 978-7-5236-1504-1
定　　价	79.00 元

推荐序

以“精益求精”为魂，探索医院管理新境界

首先，衷心感谢本书作者给予的信任，我细读了全书，深感获益良多。全书内容不仅彰显了作者行事果断、高效不拖沓的作风，还体现了作者在医院管理中的深耕细作与精益求精。同时，它也包含了作者对病人大爱无疆的服务理念，映射出作者所秉持的办院核心价值观与医院文化的精髓。此外，通篇字里行间还寓意着作者不断锐意进取、勇于改革创新、追求管理与思想方法的与时俱进理念。

全书结构严谨，共分为六章，内容涵盖广泛。从医改十年的历程回顾与未来展望，到医院经营管理的本质探索；从患者服务价值的重新构建，到医疗质量的持续提升；再到创新赋能与内涵建设的不断深化，以及医者仁心的坚守与回归，本书全面而深入地探讨了医院运营管理的关键领域与核心议题。

书中详细梳理了我国自中华人民共和国成立之初的免费医疗制度，到改革开放后的保险医疗制度，以及政治经济体系对医疗改革属性的决定作用等数十年复杂曲折的医疗改革历程。作者以精练的语言，清晰地描绘了医疗改革是一个逐步推进、不断实践的过程，还深刻揭示了按项目支付存在的问题，分析了医保基金支出增长高于收入增长的原因，并探讨了精益管理在医院运营中的应用，其目的便是减少资源浪费。

我曾有幸参观过作者创办的医院，该医院占地 22.25 亩（1 亩≈

666.67 平方米），建筑面积超过 10 万平方米，整体设计呈 LH 型，寓意着爱（Love）与健康（Healthy）。医院实行免除挂号费，充分体现了作者大爱无疆的服务理念与医院的优秀文化。医院将“人才兴院”作为发展战略，以学科建设为基础，打造大综合、精专科的医疗服务体系，积极适应 DRG/DIP[①] 等医保支付方式的变革，提高医保基金使用效率，为患者提供性价比高的医疗服务，促进医保制度的稳健运行与可持续发展。

这些内容丰富的实践案例，都在书中得到了详尽的描述。如今，该医院已发展成为一所集医疗、教学、科研、预防、保健、康复于一体的大型三级综合医院。

医院管理千头万绪，医疗改革错综复杂。阅读本书，将帮助你打破传统思维定式，重塑竞争策略，树立以患者价值为导向的医疗服务理念，以健康促进为核心重构救治流程，并借助信息技术提升医疗价值。对于医院管理者而言，本书无疑是一本不可多得的管理宝典。它将帮助你从容应对互联网与人工智能时代知识技术的迅猛发展，准确把握医院改革的方向，找到适合医院的发展之路。本书定能启迪思维，开阔视野，为医院的发展前景描绘出更加美好的蓝图！

北京大学人民医院原副院长　王吉善

---

① DRG/DIP 是一种医疗支付方式，通过对疾病诊疗进行分组或折算分值，实行“打包付费”。详见本书第 13–14 页。——编者注

驾驭变革浪潮，引领医疗管理新航向

当今世界正步入一个前所未有的大变革时代，科技进步与需求升级并行不悖，二者成为推动人类社会发展的双引擎，深刻影响着医疗行业的每一个角落，这种发展趋势既带来了前所未有的管理挑战，也孕育着巨大的发展机遇。医疗行业作为守护人民健康的坚固防线，其管理者们不仅要具备扎实的管理学知识，更要具备前瞻性的创新思维与实践策略，以灵活应对日益复杂的医疗环境与民众日益增长的健康需求。正是在这股变革浪潮中，本书应运而生，它将成为医院管理者及对此领域感兴趣人士不可或缺的参考指南。

本书揭示了管理的真谛、服务的尊贵，以及如何通过高效管理、卓越服务与积极态度促进个人与医疗机构的共同成长。全书巧妙地将稻盛和夫先生的经营智慧融入医疗行业特性，为医疗工作者提供了一套既具理论深度又便于实操的管理指南。

阅读本书时，我深刻感受到医疗服务背后承载的崇高使命、深厚的社会责任感及无可替代的公益价值。医院不仅是治病防病、保障人民健康的场所，更是传承医学情怀、弘扬人道主义精神的圣地。因此，所有医院的相关方——投资者、管理者及工作人员，都应将保护患者利益视为至高无上的原则，全力维护其权益。

本书的一大亮点在于，它不仅聚焦于医院管理的策略与方法，更深刻关注患者的就医体验及医疗投资者的初心、管理者的使命、医务人员的职业操守，倡导以人为本的管理与服务理念。通过生动的管理案例分析，本书激励着每一位医院管理者以创新精神，将医院管理实践与卫生政策、科技革新、经济发展、就医观念及社会习俗紧密、有机地结合起来，在把握医院管理第一性原理的基础上去守正创新。

在这本书中，作者始终围绕医院管理的精髓——通过对医院管理第一性原理进行深刻分析，采取与机构特质相适应的管理手段，紧跟科技发展趋势，响应不断变化的健康需求，从而实现个人价值与机构价值的和谐统一。

总之，这本书是每一位医院管理者的必读之作，它不仅提供了宝贵的管理智慧与实践经验，还配备了一系列实用的管理工具。展望未来，我相信每一位医院管理者都将以更加坚定的信念、更加稳健的步伐，为人民健康事业贡献力量。让我们携手共进，共创医疗事业更加美好的明天！

北京大学政府管理学院教授　潘习龙

探索医疗管理真谛，共绘健康蓝图

我与作者的结缘，可谓是一场“数字化相遇”。尽管我们未曾谋面，但是凭借着对医院管理事业的共同热爱与执着追求，我们之间建立起深厚的信任。

本书的其中一位作者——李洪军老师，在健康界平台上，以一名普通自媒体创作者的身份默默耕耘。然而，他的不凡之处在于，自创建健康号以来，他几乎保持着每月一篇的频率，持续不断地发表着关于医院管理的专题小论文。3 年间，他笔耕不辍，内容涉及医院质量管理、运营优化、医保政策、品牌建设等多个维度，累计发表近 70 余篇佳作。这些文章不仅展现了他深厚的专业素养，更赢得了广大读者的广泛认可与高度赞誉，多篇阅读量轻松突破 10 万，甚至不乏阅读量达 40 万以上的热门篇章。对于一位在民办医院领域摸爬滚打多年的医院管理者，而且是非专业研究出身的研究者而言，能够保持如此旺盛的创作活力与如此显著的读者认可度，实属难能可贵。这无疑是对他在医院管理理论创新道路上不懈努力的最好证明，也是对其独到见解被广泛接纳的有力佐证。

相较于其他同类书籍，本书的一大亮点在于，作者在剖析我国医疗卫生领域的发展趋势时，巧妙地将我国的社会制度、人民当家作主的体制特色融入其中。在此基础上，作者结合医保支付改革、医疗资源下沉、分级诊疗体系等前沿政策趋势，深入探讨了卫生健康领域的变革之路，有助于我们更加明晰未来行业发展的方向。

本书的另一独特之处在于，它首次对办医领域中投资者、供给者和运营者三方的初心与原则进行了全面而深入的探讨。这些观点对于社会办医领域的新入行者、现有管理者以及未来的参与者而言，无疑都具有重要的借鉴意义，对于树立医疗行业的清风正气也具有一定的参考价值。

本书取名直指内核，书中提及的某些观点或许只是医院管理理论这座冰山的微小一角，对于不同类型、不同环境、不同位置、不同任务、不同使命的医疗机构而言，或许并不完全通用。然而，每个医疗机构都有其独特的管理之道、心得体会与理论探索。本书的价值在于作者对管理实践经验的精心提炼与理论升华，他为全行业管理者如何在管理实践中进行理论创新提供了一个生动的范例，产生了“落石有波，呼声有音”的深远影响。我们期待更多的医院管理者能够加入新时代医院管理理论的创新思考中来，共同推动医院管理事业的发展。

为一个未曾谋面的作者撰写书籍的序言，虽然略显“草率”，但更多的是对作者勤勉精神、高尚品质、实践探索与初心坚守的由衷赞美。同时，这也是为中国医院的高质量发展加油鼓劲，期待医院管理界的同仁们能够开展更多开放的思想碰撞与学术交流，共同为构建中国特色的医院管理理论体系而努力。

健康界总编辑　赵红

前　言

在当今这个日新月异的时代，医疗行业正站在一个前所未有的十字路口。随着人口老龄化的加速、慢性病负担的日益沉重以及患者健康需求的多元化，医院面临着前所未有的挑战与困境。医疗资源分配不均、医患关系紧张、医疗质量参差不齐、运营成本不断攀升……这些问题迎面而来，考验着每一位医院经营者和管理者的智慧与勇气。

面对这些困境，医院亟需一场深刻的变革，以适应新时代的发展要求。而新医改的深入实施，则为这场变革提供了重要的契机与方向。然而，如何在改革的浪潮中乘风破浪，实现医院的可持续发展，是摆在我们面前的一道难题。

正是在这样的背景下，本书应运而生。本书旨在通过运用第一性原理，深入剖析新医改政策的核心要义，结合国内外医院运营管理的先进经验，为医院经营者和管理者提供一套切实可行的操作指南。

全书共包含六章，从医改十年的回顾与展望，到医院经营管理的本质探索；从患者服务价值的重构，到医疗质量的持续提升；再到创新赋能与内涵建设的深化，以及医者仁心的坚守与回归，全面覆盖了医院运营管理的关键领域与核心问题。

第一章通过“医改十年：回归医院的第一性原理”的论述，系统梳理了医疗改革的过往与未来趋势。从支付改革、价值医疗、收入分配、评价指标、医药集采、运营变革等维度，详细阐述了医改的关键举措及其影响。尤为重要的是，本章深入探讨了第一性原理在医院管理实践中的具体应用路径，明确了在第一性原理指导下，医院管理的关键要点、核心策略及工作重心所在，为现代医院管理提供了坚实的理论基石与实践导向。

第二章“经营本质：找准医院的发展之道”深入探讨了医院战略管理的重要性，以及如何通过科室建设、学科建设、科研建设、接轨标准等方面的努力，打造医院的品牌优势与核心竞争力。本章不仅分析了医院战略管理的内容、基础与目标，还介绍了第一性原理在医院管理实践的案例运用，为医院管理者提供了实用的管理工具和策略。

第三章“锚定患者：重构医院的服务价值”从价值定位、服务理念、服务对象、服务流程、服务执行、服务延伸等方面，全面探讨了如何提升医院的服务效能与患者满意度。通过明确服务核心对象、优化服务流程、强化服务意识、关注患者全生命周期健康等措施，医院可以构建更加人性化、高效化的服务体系，进而实现医疗服务价值的最大化。

第四章“医疗质量：夯实医院的‘生存线’”深入分析了医疗质量目标管理的趋势、运营思维在医疗质量管理中的应用、质量评价中的“幸存者偏差”及其预防、患者心理契约的实现以及医患纠纷的预防与处理。这些内容的探讨，旨在帮助医院管理者建立科学、系统的医疗质量管理体系，确保医疗服务的安全性、有效性和满意度。

第五章“创新赋能：深化医院的内涵建设”从人才赋能、文化赋能、制度赋能、科技赋能、政策赋能等维度，全面探讨了医院如何通过创新实现内涵建设的深化。无论是人才引进与培养、医院文化的塑造、科学管理制度的完善，还是科技手段的运用、政策资源的整合，都是医院提升综合实力的有效途径。本章还通过互联网企业涉足医疗行业的案例分析，展示了跨界融合在医疗服务领域的广阔前景与潜在挑战。

第六章“回归初心：坚守医院的‘医者仁心’”从医者、经营者、投资者三个不同角色的角度，阐述了医院应如何坚守初心、践行医德。无论是医者个体对生命至上的追求、对潜规则的抵制，还是医院经营者对患者信任的维护、对公益性的坚守，抑或是投资者对公益效益的兼顾，都是医院回归本质、实现长远发展的必然选择。

本书不仅是一部理论著作，更是一部实战手册。它汇集了众多医院管理者的智慧与经验，通过生动的案例分析与深刻的理论阐述，为医院管理者提供了宝贵的参考与借鉴。我们期待本书能够成为每一位医院管理者的案头必备之书，助力他们在改革的道路上勇往直前，共同推动中国医疗卫生事业的繁荣发展。

目录

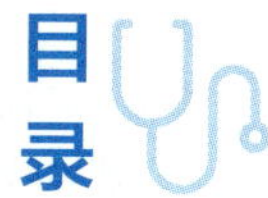

第一章

医改十年：回归医院的第一性原理

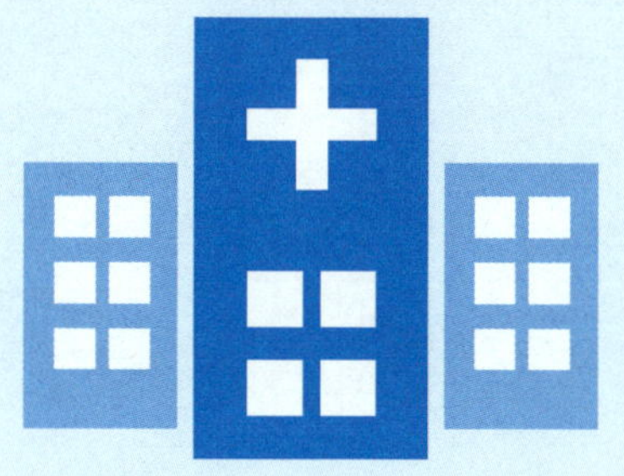

回望过去十年，中国医疗改革从政策顶层设计到基层实践，从医保支付方式的变革到医疗服务模式的创新，都取得了显著成效。

第一节　十年图谱：从医改端窥探医疗未来

医疗是与百姓生活息息相关的核心领域，是民生之需，其任何变动或改革都会影响民众的生活，成为万众关注的焦点。所以，医疗政策制定者对待医疗改革这种事关国家、社会的安全稳定和繁荣的事情会慎之又慎。在这些慎之又慎的医疗改革政策中，我们可以总结经验和规律，从中端窥探医疗未来。

医疗改革的过往

医疗是民众特别关切、在意的事情，办好医疗就是最大的民生，搞好医疗改革就是最大的民生改革。自中华人民共和国成立以来，我国一直在医疗改革这条道路上不断摸索、前进，以寻找一条适合中国特色的医疗服务道路。在此过程中，我国制定过不同的医疗保障制度和体系，主要分以下三个阶段，如图 1-1 所示。

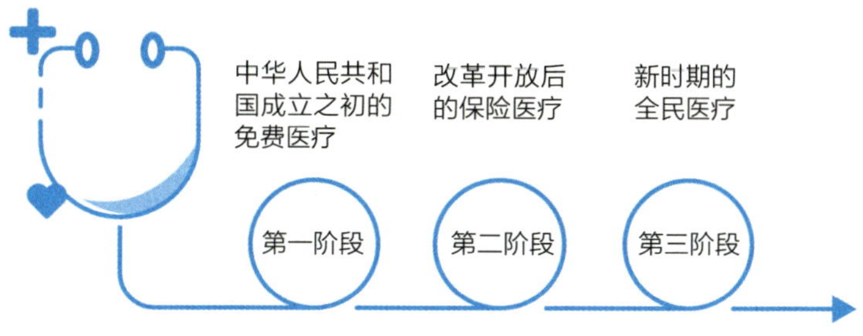

图 1-1　我国制定医疗保障制度和体系的三个阶段

1. 中华人民共和国成立之初的免费医疗

中华人民共和国成立之初，我国实行城镇职工、居民免费医疗，建立了农村居民合作医疗的保障体系。

1951 年 2 月 26 日，政务院在颁布的《中华人民共和国劳动保险条例》中明确规定，由企业或资方缴纳劳动保险金，建立劳保医疗制度，为国营、集体企业职工及其供养的直系亲属提供医疗保障，保障水平为职工的医疗费用全额报销、家属半额报销。

1956 年 6 月 30 日，第一届全国人民代表大会第三次会议通过的《高级农业生产合作社示范章程》规定，合作社对于因公负伤或因公致病的社员负责医疗，并且酌量给以劳动日作为补助，首次赋予集体介入农村社会成员疾病医疗的责任。

在免费医疗和农村居民合作医疗体系的保障下，我国依托计划经济体制下的“小社会、全体系”开展医疗服务，依靠广大医生实施网格式、点线面式的区域保障，从而满足老百姓的初级医疗需求。

2. 改革开放后的保险医疗

改革开放后，中华人民共和国成立初期采取的是“国有国医、厂有厂医、乡有乡医”的医疗服务模式。这种服务模式虽然能够覆盖到绝大部分人群，但与此同时也带来了一个核心问题——服务质量不均衡。

“国有国医、厂有厂医、乡有乡医”这种以人群职业、居住地分类的免费医疗模式与以疾病类型的分级诊疗完全不同。免费医疗模式的执行和运转要依靠计划经济下的“计划”，一旦计划经济本身发生改革，医疗保障模式必然会受到波动，而这种波动很快就发生了。

吹响改革开放号角的中共十一届三中全会（1978 年）召开后，国家将工作重点转移为以经济建设为中心，这个时候首先受到冲击的是国营企业、集体企业。市场经济的洗礼使很多企业失去了利润空间，因此企业难以再承担职工的医疗费用。同时，农村实行的土地联产责任承包制让农村集体经济哺养的医生失去了经济来源，也难以生存下去。这两大难题加剧了免费医疗制度维系的难度。

当旧的医疗服务模式无法进行下去的时候，医疗改革便应运而生。这一轮医疗改革的参照物是西方发达经济体医疗服务模式，从城镇职工开始入手，建立医疗保险制度，设立医疗保障基金，再扩大至农村居民，用新型农村合作医疗取代老的农村合作医疗，初步建立医疗保障体系。

3. 新时期的全民医疗

改革开放后建立的医疗服务体系倡导以疾病严重程度作为在不同级别医疗机构就诊的依据，并没有从制度和政策层面进行强制。也就是说，任何患者都有选择就医场所的自由。一些患者为了获得更优质的医疗服务争相涌入大型医疗机构、城市医疗机构，而不断拥挤的人群开始推动医疗服务价格上涨，最终导致“看病难、看病贵”的问题。于是，新一轮的医疗改革迫在眉睫。

新时期医疗改革的两个方向

① **医保基金支付方式改革。**医保基金支付方式从过去的以服务项目支付为主转变为以病组分值付费为主。

② **医疗机构内部的改革。**从绩效分配方式，优质医疗资源均衡，分级诊疗落实等方面着手改革，同时把城镇居民和农村居民医保合并为居民医保，真正建成具有中国特色的全民医保体系。

探索医疗改革的过往可以帮助我们更好地理解当前的医疗体系

和政策，发现问题，应对挑战，总结经验和教训，并预测未来发展趋势和方向。所以，医院的经营者和管理者应了解以上几个医疗改革阶段，发现其中的优点和不足，为未来的医疗改革提供参考和借鉴。

医疗改革的未来

从马克思主义唯物辩证主义的观点来看，医疗改革没有终点，永远都在路上。因此，医疗体系需要结合时代的变化，持续不断进行调整、变革。在医疗变革过程中，虽然制度设计、经济发展、人们的需求等会约束医疗改革的总体方向和变革边界，但是我们仍然可以从以往的医疗改革中预见医疗改革的未来。

未来的医疗改革将呈现以下几个特点，如图 1-2 所示。

民众焦点决定医疗
改革的主要方向
政治体系决定医疗
改革的主要属性
经济基础决定医疗
改革的主要特征
健康需求决定医疗
改革的主要任务
提升效率决定医疗
改革的主要手段

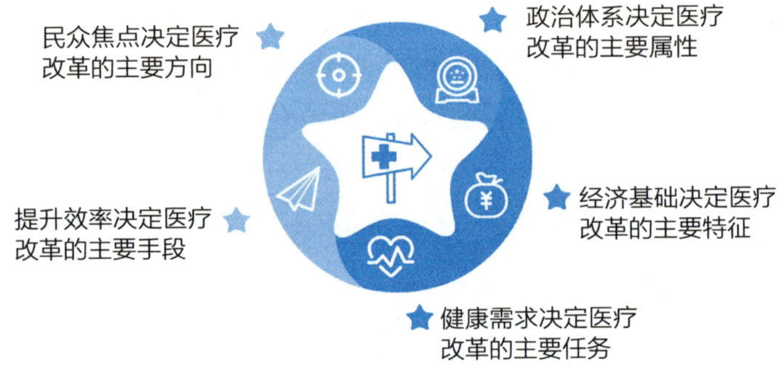

图 1-2　未来医疗改革的特点

1. 政治体系决定医疗改革的主要属性

我国已经建立了覆盖全社会所有人群的基本医疗保障体系，该体系坚持以公立医院为主体，强调公平公正，将全社会所有人群放在最重要的位置。这是一个开创性的制度，因为这是与全球约 200

多个国家和地区完全不同的医疗服务体系。我们没有建立西欧等发达地区的免费医疗保障制度，也没有照抄照搬北美发达国家的医疗保险制度，而是借鉴各个国家形成的医疗保险、大病统筹、医疗救助等一体化综合保障模式，形成了自己独特的基本医疗保障体系。这是我国的具体国情决定的，也是社会主义国家制度决定的。因此，**未来医疗改革坚持以公立医院为主体的结构特征不会改变，医疗服务的国家行为特征也不会改变，这种形势下保障全社会所有人群享有的健康权利只会越来越好**。

医疗改革的方向其实就像国家消除绝对贫困一样，国家同样会综合各类手段消除医疗服务领域的“贫富”差距，让所有人享受政策的优越性和医疗进步的红利。

2. 经济基础决定医疗改革的主要特征

任何改革要想获得成功都要有经济基础奠基，要依靠经济发展。回顾我国从中华人民共和国成立以来制定的所有医疗保障方式以及推动医疗改革的政策，不难发现其背后都有经济支撑。

中华人民共和国成立之初，我国实行以计划经济为主导的经济制度，伴随的是计划经济特点的计划医疗；改革开放后，我国引入市场经济，这个时期市场经济的产物是医疗保险、民营医院；新时期，我国 GDP 总量跃居世界第二，将发挥市场在资源配置中的决定性作用，推动供给侧改革，实现内外两个循环。此时，医疗改革的方向同样是让医疗资源在医疗改革中发挥主导作用，把医疗资源的再分配作为医疗供给侧改革的一个措施。从医疗改革的发展规律中我们可以预测，**今后医疗改革方向很大程度上会与经济发展、经济基础、经济特征相互对应，相互适应，相互成就。**

3. 健康需求决定医疗改革的主要任务

医疗的服务对象是人民群众，主要目的是守护人民群众的健康，这是医疗服务的起点与终点，更是医疗改革的立足点和着力点。

中华人民共和国成立之初，我国采用的免费医疗、职工医疗、乡村医疗的服务模式是建立在计划经济的基础上，它本身限制了人民群众自由选择医疗资源的权利，制约了人们向往更健康的追求。尤其改革开放后，当各类资源可以全社会流动时，人们更希望获得最好的医疗资源。这时，医疗改革便朝着允许患者自由流动、自由选择、自由就医的方向发展，以市场经济和市场服务的模式为人民群众提供多样性的医疗服务。

但是在这种模式下患者并不清楚自己适合什么样的医疗服务，只会一味地追求优势医疗资源，从而导致大量患者涌入大型医院，推高了服务价格，造成了“看病难、看病贵”的问题。此时，医疗改革的任务便是分级诊疗和优质资源的再分配。未来，当我们实现中华民族伟大复兴，以及未来的远景目标后，医疗改革的任务仍然会围绕人民群众的健康需求展开，会将按需治疗和按级治疗融合起来，更好地保障人民群众不断增长的健康需求。

4. 提升效率决定医疗改革的主要手段

医疗的本质是服务，这与其他服务业的发展规律一样，同样遵循效率优先、效益第一的原则。因此，提升医疗服务的效率和效益是医疗改革的方向和主要手段。

医疗领域执行的集中采购、取消公立医院回款权、实行新绩效改革等具体改革措施，都是在提升医疗服务的效率、医保基金利用的效率以及百姓享受价值医疗的效率。因此，相信未来的改革仍然会在这个基础上进行，这是由医疗服务行业的经济属性、市场特征决定的。

5. 民众焦点决定医疗改革的主要方向

随着人民生活水平的不断提高，人们对医疗服务的需求也开始发生改变。**人们开始追求干净整洁的环境，胸怀仁心的医务人员和舒心安心的诊疗体验。这是民众关心的焦点，更是医疗机构内部本身要努力的方向。**一旦医疗服务理念发生偏移，尤其是医疗服务中的支点——医护人员出现职业道德问题，那么将严重辜负民众的期望，影响医疗领域的口碑。这种情况下很容易滋生不正常、畸形的医患关系，最终损害国家公信力，产生社会信任危机，引发社会问题。

2023 年 5 月 10 日，国家卫生健康委员会等 14 个部门联合印发了《关于印发 2023 年纠正医药购销领域和医疗服务中不正之风工作要点的通知》（下面简称《通知》）。通知要求健全完善行风治理体系，重点整治医药领域突出腐败问题 。2023 年 7 月 28 日，全国医药领域腐败问题集中整治工作视频会议召开，医药行业掀起了全领域、全链条、全覆盖的反腐风暴。

2023 年国家大力开展的医疗反腐就是医疗改革的一个部分，能够净化医疗行业内部的不正风气，树立正确的服务理念和价值观，更是对民众焦点的关注和积极反馈。可见，老百姓未来关注什么，医疗改革就会朝什么方向前进。

虽然我们无法准确地判断医疗改革的未来，但是从医改的历史中我们可以窥探一二。**未来的医疗改革一定与我国现有政治制度、经济基础相适应，以价值医疗为牵引，将疾病分类作为供给侧改革的坐标，向提升医保基金的使用效率，回归医疗服务的福利属性，增强民众的幸福感等方面发展，从而建立起一套我国独有的、具有中国特色的医疗保障体系。**

第二节　支付改革：从收入端控制医疗费用

医保支付是指医保基金支付，意思是用统筹基金支付参保患者的医疗费用，是参保患者购买医疗、医药服务的一种方式。从医保支付的定义可以看出，医保支付的首要前提是医保基金。医保基金是依靠国家的财政收入和个人的工资收入建立的一项互助式基金，其本身的可使用金额有限。但是人们对健康的需求却无限，所以医保基金的有限性与人们对健康需求的无限性存在天然的矛盾冲突，平衡难度大，国内外业界有人将医保支付称为世界性难题。我国也遇到了相同的问题，因此我国不断探索医保支付改革，旨在解决日益突出的矛盾，控制医疗费用的同时满足人们对健康的需求。

按项目支付存在的四大问题

按项目支付方式主要存在四大问题，包括医保基金支出增长高于收入增长、患者就医趋向三级医院、住院率居高不下和异地就医人数成倍增加，如图 1-3 所示。

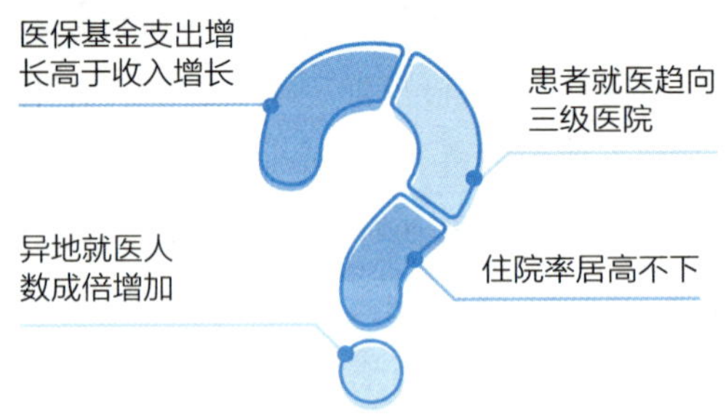

图 1-3　按项目支付方式存在的四大问题

1. 医保基金支出增长高于收入增长

按项目支付方式存在一些缺陷，例如后付制和按项目付费等。这些支付方式容易导致医疗费用的浪费和过度医疗，从而增加医保基金的支出压力。同时，这些支付方式也限制了医保基金的投资和运营效率，使得收入增长受到限制。

国家医疗保障局发布的《2018年全国基本医疗保障事业发展统计公报》公布的数据显示，2018年，职工医保基金收入13 538亿元，比上年增长10.3%；基金支出10 707亿元，比上年增长13.1%。2018年，职工医保统筹基金收入8241亿元，比上年增长7.8%；统筹基金支出6494亿元，比上年增长12.7%。

从上面的数据可以看出，在按项目支付方式下，医保基金的支出增长高于收入增长，而这个问题将会带来很多负面影响，例如，基金会带来财务压力，因为基金需要承担更高的支付风险和责任，还可能导致个人的医疗负担加重等。因此，医保支付方式改革是迫在眉睫的事情。

2. 患者就医趋向三级医院

在按项目支付方式下，医保基金主要根据医疗机构的历史支出和费用报销情况来支付医疗费用。这使得一些历史悠久、规模较大、医疗水平较高的三级医院在医保基金的分配中占据优势地位，而基层医疗机构和二级医院则相对处于劣势。由于医疗资源的分配不均，患者往往会前往三级医院追求获得更好的医疗服务。

国家医疗保障局发布的《2018年全国基本医疗保障事业发展统计公报》公布的数据显示，2018年，职工医保参保人员在三级、二级、一级及以下医疗机构住院分别为3084万人次、1829万人次、

724 万人次，分别比上年增长 9.7%、3.8% 和 1.9%，分别占当年住院总人次的 54.7%、32.5%、12.8%。

患者流向三级医院，基金流向三级医院，紧接着人才、资金、技术也会跟着流向三级医院，从而容易造成三级医院人满为患，基层医院门可罗雀的情形，最终导致“看病难和看病贵”。

3. 住院率居高不下

在按项目支付方式下，一些医疗机构可能为了获得更多的医保基金而倾向于让患者住院治疗，因此住院率会不断增加。

国家医疗保障局发布的《2018 年全国基本医疗保障事业发展统计公报》公布的数据显示，2018 年，职工医保参保人员人均住院率 18.3%，比上年提高 0.4 个百分点。其中：在职职工住院率为 9.7%，比上年提高 0.2 个百分点；退休人员住院率为 42.1%，比上年提高 0.9 个百分点。

对于医疗机构来说，按项目付费的“窍门”是增加服务量，而增加服务量最好的办法是增加住院量。然而，较高的住院率不仅会对医保资金的快速消耗造成压力，也会给患者带来经济负担和心理压力。因此，我们需要对医保支付方式进行改革，采取相应的措施控制住院率的上升。

4. 异地就医人数成倍增加

在按项目支付方式下，不同地区的医保报销比例存在差异，一些地区的报销比例较低，导致患者需要承担较高的医疗费用。因此，一些患者可能会选择前往报销比例更高的地区就医。这就造成了异地就医人数成倍增加，均次费用显著高出就近本地就医的问题。

国家医疗保障局发布的《2018 年全国基本医疗保障事业发展统

计公报》公布的数据显示，2018 年，全国跨省异地就医住院直接结算 132 万人次，是 2017 年的 6.3 倍；居民医保参保人员异地就医 2876 万人次，异地就医费用 1965 亿元。其中住院费用 1906 亿元，占居民医保参保人员住院费用的 21.2%；次均住院费用 14 016 元，是居民医保次均住院费用的 2.1 倍。

随着异地就医人数的增加，医保基金的支出压力也会增大。这可能会导致医保基金的结余减少，甚至出现赤字。这会给医保制度带来财务风险，影响其可持续发展。为了解决这个问题，我们应当大力推进医保支付方式改革。

以上几点是按项目支付存在的突出问题，这些问题会对医保制度造成深远的影响，同时不利于提高人民的生活质量，因此我们迫切需要对医保支付方式进行变革。

医保支付改革的四个基本作用

在借鉴西方发达国家医保支付方式的经验和成果，再经过诸如金华、三明等地医保支付改革的实践探索后，**2021 年我国最终确定疾病诊断相关分组（DRG）付费和区域点数法总额预算和按病种分值（DIP）付费两种方式成为我国医保支付方式。**

2021 年 11 月 26 日，国家医保局发布《DRG/DIP 支付方式改革三年行动计划》，依据该计划内容，到 2025 年年底，DRG/DIP 支付方式覆盖所有符合条件的开展住院服务的医疗机构，基本实现病种、医保基金全覆盖。

DRG 是按疾病诊断相关分组（英文全称：Diagnosis Related Groups）的缩写，是指将住院患者按照疾病严重程度、治疗方法的复杂程度以及资源消耗程度的相似性分成一定数量的疾病组，决定患者入组的因素包括住院患者的主要诊断和主要治疗方式即合并症、并发症、年龄、住院天数等。

以最传统的急性阑尾炎治疗为例，通常分为手术组和非手术组两种方式。如果采取手术切除阑尾治疗方式，依据DRG入组规则进入GD2（阑尾切除术组），再依据年龄、住院天数，以及住院期间并发症与合并症情况，分为GD25（阑尾切除术，不伴严重并发症与合并症）组、GD23（阑尾切除术，伴一般并发症与合并症）组和GD21（阑尾切除术，伴严重并发症与合并症）。如果采取保守治疗，则依据年龄、住院天数，以及住院期间并发症与合并症情况，分为GZ11（其他消化系统诊断，伴严重并发症与合并症）、GZ13（其他消化系统诊断，伴一般并发症与合并症）、GZ15（其他消化系统诊断，不伴并发症与合并症）三组。

DIP是按病种分值付费（英文全称：Diagnosis-Intervention Packet）的缩写，是以历史数据为基础，依据现实匹配关系对每个病例的“疾病诊断+治疗方式”的共性特征对病案数据进行客观分类，将稳定的住院病种进行组合分组。

再以急性阑尾炎手术治疗为例，在国家DIP目录库（1.0版）版本中，由于急性阑尾炎的治疗方式（腹腔镜下阑尾切除术+腹腔粘连松解术、肠粘连松解术、留置导尿管的置入术等）不同，被分成31个组，并形成不同的付费标准。

DRG/DIP的实行标志着医保支付方式的深刻变革，变革的本质是提高医保基金的使用效率，让患者获得性价比相当的医疗服务，促进医保制度稳健运行和可持续发展。

概括来说，医保支付改革有以下4个基本作用，如图1-4所示。

控制医疗费用过快增长
解决医保支付的弊端
重新构建医疗服务体系
激发医疗机构良性竞争

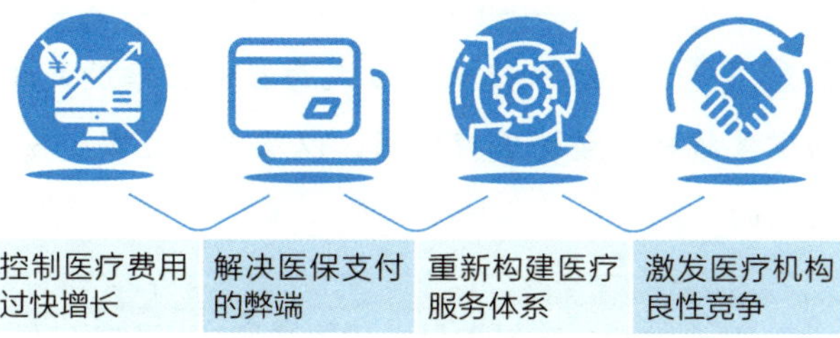

图 1-4　医保支付改革的四个基本作用

1. 控制医疗费用过快增长

医保支付方式改革充分发挥了调节医疗服务行为、引导医疗资源配置上的作用，从而能够有效控制医疗费用过快增长，解决广大人民群众反应强烈的“看病难和看病贵”问题。同时，医疗保险机构立足第三方优势，充分发挥了支付方式改革“牛鼻子”的作用，让医保基金既能保群众健康，又能促行医规范，还能引导有序就医，切实起到控成本、降费用、保质量、提效率的作用。

2. 解决医保支付的弊端

按项目支付方式存在一些弊端，改革后的医保支付方式正好可以解决这些弊端。

按项目支付方式存在的主要弊端

① **滋生过度医疗行为。**按项目支付方式容易滋生过度医疗行为，例如，“大处方”“大检查”等，这不仅浪费医疗资源，还会增加患者的经济负担。

② **浪费医疗资源。**在按项目支付方式下，医院和医生很可能为了获得更多的医保收费而提供不必要的诊断和服务。

③ **管理难度大。**传统医保支付方式存在管理难度大的问题，因为需要审核大量的医疗费用，以及要确定哪些费用是符合规定的。

针对以上几个弊端，医保支付方式改革推动从按项目付费向复合支付方式转变，从项目支付为主转变为购买医疗服务，从粗放的医疗服务项目向更深层次的医疗服务需求转变。这种改革可以更好体现医务人员的服务价值，激励医院和医生提供高质量的医疗服务，减少过度医疗行为，提高医疗资源的利用效率，并降低患者的经济负担。同时，医保支付方式的改革还可以推动医院更好地进行资源整合和运营管理，提高医院的核心竞争力，开启医院运营管理新模式。

3. 重新构建医疗服务体系

我国先进的医疗技术及资源仍然较为集中地分布在三级医院，使得三级医院占用了本地区大部分医保基金，医保支付政策也向三级医院倾斜。在基层医院获得的资源较少，再加之缺乏医保政策的支撑，使得医生、病人开始不断涌入三级医院，从而导致医保基金的分配及群众的需求失衡，医疗体系陷入恶性循环。

实际上，我国人口分布比较密集的是地级市和区县，这部分地区老年弱势群体比较多，看病需求大，因此，医保基金应当下沉到基层医院。近些年来，国家虽然一直在提倡分级诊疗，在一些地区实行了医联体、医共体的试点工作，但是依然无法改变基层医院医疗服务供给严重不足，质量低下的现状。我们要想彻底改变这种现状，就只有从医保基金的购买方式入手，打破现在按医院等级支付的概念，切入以病种为中心的价值支付。只有这样做，才能打破现存的“倒三角”医疗服务体系，构建新的医疗服务体系。

4. 激发医疗机构良性竞争

DRG/DIP 支付方式将医疗服务体现在病种上，将服务清晰化，这有助于提高医疗服务的透明度和标准化，而且通过将医疗服务与病种相关联，患者便可以对不同医院提供的同一病种服务更好地进行比较和评估。这使得患者在选择医疗服务时，更加关注医务人员的技术水平和成功率、治愈率等方面，更倾向于选择技术成熟、成功率高的医院。这就会激发医务人员不断提高自己的技术水平和服务质量，形成医疗行业的良性竞争。这种竞争可以促进医疗技术的进步和创新，提高医疗服务的质量和效率，最终使患者受益。

医保支付方式改革的三个方向

任何医保支付方式都不是万能的，它只能解决阶段性的问题，所以，医保支付改革没有终点，需要不断进行完善和修正。但是无论医保支付方式如何变化，一定会围绕“医保基金如何发挥效率”这个问题展开，而这个问题通常可以从以下三个方向寻找答案，如图 1–5 所示。

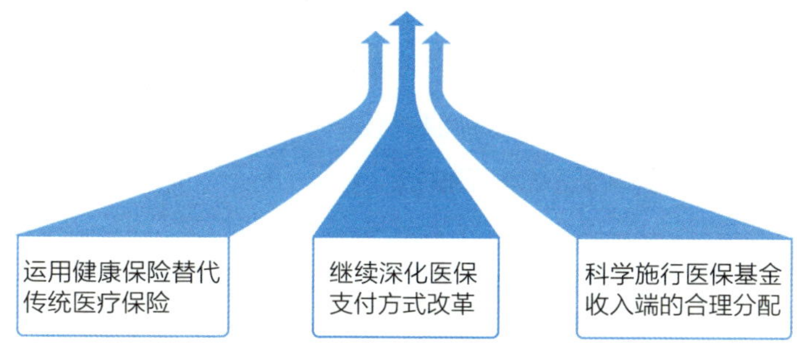

图 1–5　医保支付方式改革的三个方向

1. 运用健康保险替代传统医疗保险

运用健康保险替代传统医疗保险的核心在于**通过全面施行健康保险来逐步取代传统的医保模式，是医保体系转型的重要措施。**这种转变旨在将关注点从疾病发生后的治疗转移到提前关注和保障个人的健康，从而降低疾病发生的风险，减少医疗费用的支出，并提高居民的基本健康水平，而不仅仅局限于减轻疾病发生状态下的患者就医负担。此外，引进健康保险的思路与理念还可以有效地避免慢性病与老龄化带来的医保转型困扰，消除医保体系目前面对的医保基金风险。

总结来说，健康保险可以更好地适应现代医疗需求、保障患者的权益、控制医疗费用和促进医疗资源的合理配置。因此，健康保险替代传统医疗保险也是未来医保支付改革的方向之一。

2. 继续深化医保支付方式改革

医保支付方式是保障参保人员权益、调节医疗服务行为、引导医疗资源配置的重要杠杆，侧重点在保障居民健康的医保建设目标。为了实现这个目标，我们需要继续深化医保支付方式，拓宽现存的全面医保覆盖面，以建立一个更加公平、高效、可持续的新型居民医保体系。

3. 科学施行医保基金收入端的合理分配

如何分配钱是医保支付方式改革的核心问题，也是一个复杂而关键的问题。把钱分配到医疗服务各个环节、各个链条中需要进行科学的统筹，选择合适的分配模式。

常见的两类科学分配模式

① **宏观性分配模式。**关注如何通过内部良性竞争，让所有医疗机构拿到合理的报酬，让患者享受到性价比更高的医疗

服务。

② **微观性分配模式。**关照不同患者、不同医疗机构之间的差别，给予统一分配下的补充分配，让一些“弱势”患者或机构能够享受到社会制度的优越性，体现中国特色的医保支付体系的特点。

医保支付方式改革看似只是医保基金管理的一项改革，而实际上影响着医院运营管理方式，决定了医院要选择什么战略，如何调整人才结构，如何核算成本等一系列核心管理策略，更决定了医院未来的发展。因此，医院管理者和经营者需要了解医保支付改革的作用以及未来改革的方向，这样方能在变革中站稳脚跟，借势而上。

第三节　价值医疗：从服务端满足医疗需求

价值医疗是美国哈佛大学迈克尔·波特（Michael Porter）教授于2006年提出的，其基本理念是追求性价比高的医疗服务，即以同样或较低的成本取得医疗质量或医疗效果的最大化。

2020年2月25日，中共中央、国务院印发了《中共中央国务院关于深化医疗保障制度改革的意见》（以下简称《意见》），明确了：“到2030年，全面建成以基本医疗保险为主体，医疗救助为托底，补充医疗保险、商业健康保险、慈善捐赠、医疗互助共同发展的医疗保障制度体系，待遇保障公平适度，基金运行稳健持续，管理服务优化便捷，医保治理现代化水平显著提升，实现更好保障病有所医的目标。”该《意见》的出台将进一步压缩医院的违规运作空间，倒逼医院寻求新的发展方向和服务模式，以获得更好的生存和发展。

医院生存和发展的核心是社会资本的投入效益问题，投入效益的好坏由成本和收益的差额决定。成本与收益之间的差额越大，说明投入收益越好。所以，**医疗机构要想获得更好的效益就要用同样或较低的成本获取最大的医疗质量或医疗效果。**这样做还可以获得患者的信赖，产生新的就医行为并形成良性循环，从而能从根本上解决医疗机构的生存和发展问题。

价值医疗的核心

价值医疗的核心是医疗质量，而医疗质量是评价医疗机构服务的核心指标。

价值医疗中的医疗质量与传统的医疗质量的评价标准有所不同。传统的医疗质量是指全诊疗流程中的质量评价，评价标准如表 1-1 所示。

表 1-1　传统的医疗质量评价表

序号	评价标准	评价结果
1	诊断是否正确、及时、全面	
2	治疗是否及时、有效	
3	诊疗时间是否合理	
4	医、护、技和管理措施是否得当	
5	是否给患者带来不必要（心理、生理、社会）的痛苦和损害	

续表

序号	评价标准	评价结果
6	是否出现感染和差错事故	
7	医疗工作效率的高低	
8	医疗技术使用的合理程度	
9	医疗资源的利用效率及其经济效益	
10	病人生存质量的测量	
11	患者对医疗服务与生活服务的满意度	

价值医疗除了囊括传统医疗质量的评价标准外，还强调了两方面的内容：**一是服务的可及性，包括医疗可获得性、体验感、等待时间和服务能力等；二是健康结果，包括活动能力、生产能力等。**可见，价值医疗的维度更广，医疗质量评价标准也更全面。

那么，如何才能获得较高的价值医疗评价呢？

价值医疗的定量测量是患者结果或服务质量与所花费用相除，因此，在医疗结果和服务质量恒定的情况下，价值医疗的大小由所花费用决定，与费用成反比关系；在费用相同的情况下，价值医疗的大小与医疗结果和服务质量成正比。所以，**医院要想获得较高的价值医疗评价，一方面要全面提升医疗服务质量，而非追求单一的诊治数量；另一方面要有效控制成本，而非单一地控制诊疗成本。**

归根结底来说，价值医疗关注的是整个医疗需求的满足程度，对保持患者健康、减少不必要干预的行为进行激励，对结果不佳的服务给予惩罚。换句话说，价值医疗提倡关注患者的就医体验和增值服务，对于在医疗服务数量和质量两个方面处于竞争劣势的医院来说，向价值医疗转型是一种有效的生存路径。

向价值医疗转型的原因

价值医疗是医院转型发展的新方向和必由之路，因为实现价值医疗对医院的生存和发展具有以下几个重要意义，如图 1-6 所示。

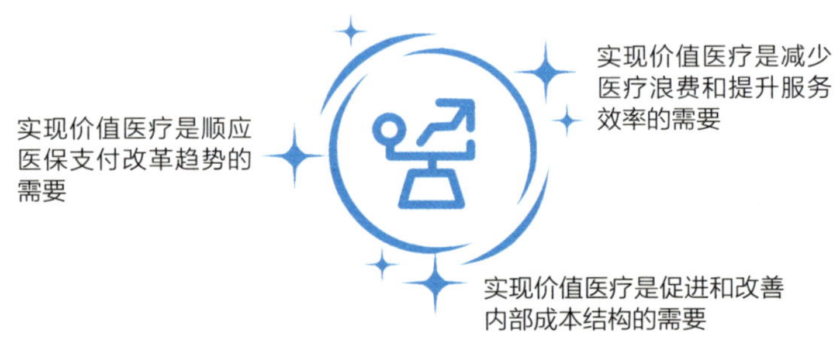

图 1-6　实现价值医疗的意义

1. 实现价值医疗是顺应医保支付改革趋势的需要

在实行按项目付费的医保支付形势下，服务提供是基于专业分工的个体执业，支付方式是按服务项目支付。这种模式下，一些医院只关心服务项目的数量而不关心项目成效，因为服务项目的数量越多，医院的整体收入越高，相应的利润也越多。因此，不少医院从收治种类和服务数量两个方向齐发力，想方设法增加综合服务量，以获取更多利润。传统大型医院正是因为在服务项目数量上占据优势，所以得以快速发展，但与此同时也遇到了一些问题。最大的问题是大型医院的虹吸效应和马太效应使得强者越强，弱者越弱，这无疑加剧了看病难和看病贵的问题，同时导致更为严重的问题：医保支付逐步攀升，医保基金不堪重负。

随着 DRG/DIP 付费改革模式的推广和施行，服务提供转变为基于团队的整个连续一体化诊疗护理服务，以某一大类的服务项目为结算依据。这种模式下，某一大类服务项目中多余的、无效的服务项目就从过去的利润来源变成了成本付出，医院通过增加服务项目获取收入、摊薄成本、获取利润的路线就走不通。DRG/DIP 付费要求的合适的服务项目、最好的服务质量与价值医疗不谋而合。在特定收入规模下，医院成本最小化意味着在合理诊治的基础上用药量越少，药品价格越低，诊断治疗项目越少，医院获得的合理补偿越多。这样，**过去以服务量驱动就变成了今天的价值驱动，从而能够有效减少过度医疗，提升医疗资源的配置效率。**

医保支付虽然并不属于一些医院的支付主体，但是如果没有医保这个有公信力的官方保驾护航，不少医院将难以获得患者的信赖和认可。因此，在新的医保支付形势下，医院可以借助价值医疗转型获得服务质量和医保支付的“双赢”。

2. 实现价值医疗是减少医疗浪费和提升服务效率的需要

不少医疗机构的通病是技术能力不足、诊治数量不足，这两个问题叠加就会引起过度医疗。过度医疗的本质是人们对健康的不懈追求和医患之间的信息不对称，加之按服务量核算绩效政策的推行，更容易驱使医疗工作者产生铺张浪费的医疗行为。早在 2010 年，世界卫生组织研究报告显示，全球医疗资源有 20%~40% 的浪费；48% 的医疗技术临床效果不明确，22% 的技术有可能有效，5% 的技术无效，只有 13% 的技术确定有效。这组数据很直观地说明，一些疾病诊治过程中有很多医疗服务项目是不需要的。实现价值医疗，减掉这些多余的医疗服务项目并不会影响医疗质量，反而可以提升服务效率，赢得患者的好感和信任，重塑医院的整体形象。

3. 实现价值医疗是促进和改善内部成本结构的需要

价值医疗倡导以相同或较低成本获得最大价值，最大价值与最小成本之间绝对值的大小决定了医院运营效率的高低。医院要想实现同一病组的效益最大化，就要把握好两头。最小值可以通过促进资源利用效率，减少浪费来实现；最大值可以通过有效控制服务项目，提升患者体验感，增加满意度来实现。

此外，医院要想实现不同病组的效益最大化，就要首选“性价比”高的病组。这就需要医院以病种为参照，从收入结构和成本结构分析效益，把目标聚焦到重点病种上。同时要广泛使用新技术、新项目，实现治疗能力水平和医疗质量效果的同步提升，并从病种的结构中优化内部成本结构，以此决定医院的发展重点和方向。

如何加速向价值医疗转型

在新医改政策下，医院可以从以下几个方向探索价值医疗转型路径，如图 1-7 所示。

以打破思维定式为
突破重立竞争策略
以患者价值为导向
重塑医疗服务理念
以健康促进为核心
重构救治流程
以信息技术为手段实
现医疗价值的提升

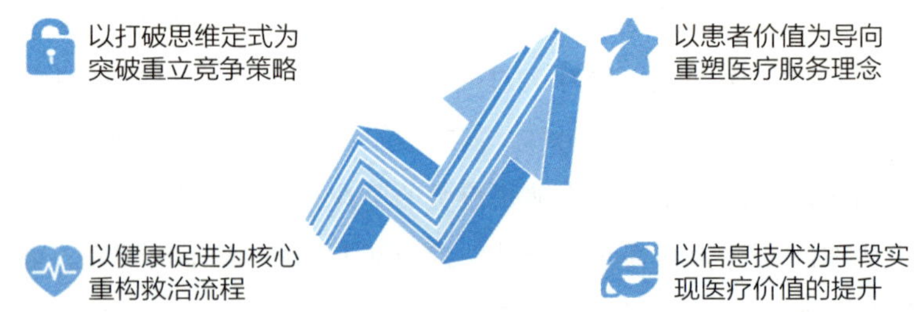

图 1-7　价值医疗的转型路径

1. 以打破思维定式为突破重立竞争策略

未来，无论是民营医院还是公立医院都将向价值医疗进军，差异化服务竞争将不断加剧。这种形势下，巩固和提高医院的竞争优势需要所有医疗人员敢于突破舒适区，打破现有的思维定式。医疗人员要从生存战的高度落实价值医疗的各项制度和流程，确保有效执行每项措施、规定，创造医疗服务提供者、支付者、药品耗材设备商、患者等其他利益相关方的利益共享、共赢，并不断持续改进、提升，以实现患者医疗价值最大化为最终目标。

2. 以患者价值为导向重塑医疗服务理念

患者价值是指健康成效与医疗成本之比。医院要想提高患者价值，就要在保持成本不变的情况下提升一项服务或多项服务的疗效，最大限度地促进健康，或者在保持健康成效的情况下降低医疗成本。

患者价值中健康成效是核心，医院既不能害怕付出成本而有意降低健康成效，也不能通过牺牲健康成效降低医疗成本。对健康成效的评价主要是对生活质量的量化，是以活动能力和生产能力为标杆，不刻意强调疾病的全部治愈，是一种将患者生活质量提高、寿命延长等因素与治疗费用有机结合的医学模式。医院应该在提升医疗质量的同时，建立“以人为本的一体化服务模式”，充分考虑患者的就医体验，并尽可能降低医疗费用，延伸医疗服务链条，让患者感觉物有所值，从而以品牌形象和客户口碑增加医院在行业中的竞争力。

3. 以健康促进为核心重构救治流程

随着医学知识和医疗技术的不断发展，传统的医学学科逐渐分支出多个亚专业和学组。这种分支虽然能够提升专病专治的效率和质量，但阻碍了不同亚专业和学组之间的医学交流，分散了患者应该获得的医疗服务。价值医疗则以患者的健康为中心，集结学组、亚专业、专科之间的力量集中诊治。这样就可以构建一种以大型多学科会诊（Multi-DisciplinaryTreatment，MDT）为主体框架的诊疗小组，除了包括医师、护士、药剂师、营养师、心理工作者、社会工作者等医疗人员要为患者提供服务外，所提供的服务还要覆盖患者的整个疗程。

对于部分医院，尤其是民营医院来说，基于价值医疗构建的多学科会诊是一个弯道超车的机遇。所以，民营医院应当发挥机构灵活、服务到位的优势，把健康促进作为诊治的最终目标，同时在疾病诊治上不仅仅治疗一种疾病，还治疗某个特定器官系统的所有疾病。除了疾病诊治上的多学科合作外，医院还可为患者及家属提供其他医疗服务，如心理服务、健康教育、医疗咨询、生活建议、临终关怀等，把患者、家属、所在社区纳入价值医疗服务闭环中，协调各方力量为患者提供持续的健康服务。

4. 以信息技术为手段实现医疗价值的提升

信息系统是实现价值医疗的基础，因为基于结果及绩效的支付需要信息系统评价、患者医疗效果的判定需要信息系统分析、患者的体验感和满意度的测量需要信息系统跟踪。所以，如果没有信息技术的支撑，那么实现价值医疗只能停在口号上。

然而，信息系统建设是大多数医院的共同弱项，对医院来说是一项巨大的成本支出。但是即便如此，在信息化社会中，医院要想寻求更好的生存和发展就必须要硬着头皮上。这主要是因为信息系统能够对疗效和医疗成本有严密的衡量和跟踪，能够实现患者、疗效数据和成本费用的透明化，便于综合判断治疗的价值。同时，信息网络系统构建的 App、公众号、网站、微信朋友圈、患者群等媒介，以及可穿戴医疗设备的协助，可以让医院从患者处实时、动态收集健康数据，适时跟进处置，与患者形成良性互动。此外，数据的收集和公开还能够促进医院之间的评价和相互学习借鉴，减少治疗方法的差异，改善平均疗效，提升工作的效率，降低医疗成本。

第四节　收入分配：从医生端重塑医疗服务

收入分配和产出服务是一一对应，相互依存的关系，合理规范的收入分配才能促进医生产生高质量的服务。为此，医疗改革相关政策十分重视医生的收入分配问题，旨在通过政策的支持、指引，从医生端重塑医疗服务。

2021 年 7 月 6 日，国家人力资源和社会保障部、财政部、国家卫生健康委员会、国家医疗保障局、国家中医药管理局联合印发《关于深化公立医院薪酬制度改革的指导意见》。2021 年 8 月 31 日，上述五部委再次联合国家发展改革委、市场监管总局、国家药监局等八部门联合印发《深化医疗服务价格改革试点方案》，并发布遴选五个试点城市。前一个文件说明薪酬如何分配，后一个文件着眼如何产出服务，双双发力帮助医院解决医改环节中的医生收入分配问题。虽然医疗服务价格改革从试点起步，三至五年后再逐步推开，但这足以说明医疗改革已经进入“深水区”“无人区”，这些政策背后蕴藏着未来医疗服务的雏形。

薪酬和服务价格改革的意义

医疗改革要想成功绕不开医生这个环节，而要想提升医生的工作质量和服务水平，那就绕不开医生的薪酬和服务价格。归根究底说，薪酬改革和医疗服务价格改革是医疗改革成功的关键。

薪酬改革和医疗服务价格改革具有以下几个实践意义，如图 1-8 所示。

1. 顺应知识时代发展的要求

新时代的人工智能技术、信息通信技术、大数据分析技术等让

顺应知识时代
发展的要求
符合广大人民
群众的需求
触及医疗改革
的深水区
延伸医疗改革
的方向

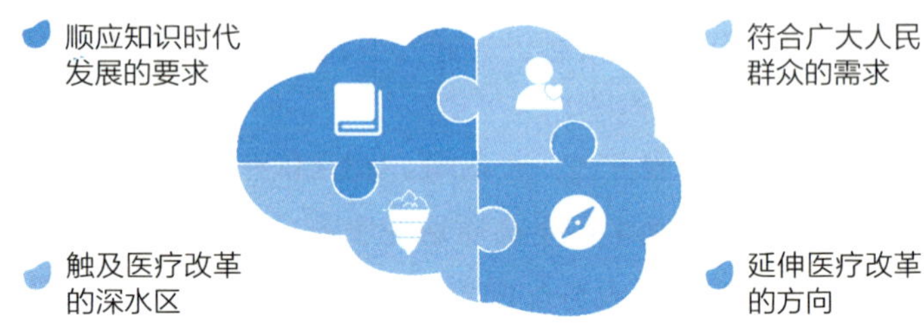

图 1-8　薪酬和医疗服务价格改革的实践意义

万物之间的联动成为现实，人类因此迎来了知识大爆炸的时代。知识的高效率、高回报、高壁垒特征开始凸显，这也预示着脑力劳动的回报率已经远远超越体力劳动。**本轮医疗人员薪酬改革和医疗服务价格改革抛弃了过去依赖药品、耗材、器械获取回报的做法，将把脑力劳动回报、知识价值上升到主导地位，把尊崇医务人员提升到社会层面，从而改变人们对医疗服务的固有成见。**

《关于深化公立医院薪酬制度改革的指导意见》提出深化公立医院薪酬指导改革的基本原则，其中一条原则是“坚持按劳分配，完善按生产要素分配”。该原则指出“健全与岗位职责、工作业绩、实际贡献紧密联系的分配制度，落实内部分配自主权，突出工作量、服务质量、医德医风等，体现多劳多得、优绩优酬。坚持劳动、知识、技术、管理等要素按贡献参与分配，着力体现医务人员技术劳务价值”;《深化医疗服务价格改革试点方案》中强调“要以服务产出为导向，聚焦技术劳务”。

以上两大文件中强调医务人员的知识、技术价值，这是医疗改革的需求，更是知识时代发展的要求。

2. 符合广大人民群众的需求

人们的需求总是随着生活条件的变化而变化。国家综合国力不断增强，个体收入不断增加，促使人们追求更高水平的医疗服务。

《关于深化公立医院薪酬制度改革的指导意见》中指出“强化公立医院公益属性，调动医院和医务人员积极性，不断提高医疗服务质量和水平，更好地满足人民群众的医疗服务需要，更有效缓解人民群众看病难、看病贵问题”;《深化医疗服务价格改革试点方案》中指出“改革试点的总体考虑是，坚持以人民健康为中心、以临床价值为导向、以医疗事业发展规律为遵循，在破除疏导深层次机制性矛盾、建立健全医疗服务价格管理体系、发挥系统协同作用上发力，既要坚持公立医疗机构公益属性，更好发挥政府作用，控制人民群众医药费用负担，也要适应经济社会发展，在调动医院和医务人员积极性、支持医疗服务创新发展上做文章，促进提高医疗卫生为人民服务的质量和水平”。

两大文件中强调的“提高医疗服务质量和水平，更好地满足人民群众的医疗服务需要，更有效缓解人民群众看病难、看病贵问题”“坚持以人民健康为中心”“促进医疗服务创新发展，提高医疗卫生为人民服务的质量和水平”等，其本质就是在迎合广大人民群众对更高服务水平的需求。

3. 延伸医疗改革的方向

医改是一项世界性难题，没有终点，永远都在路上。近些年来，一些医院在医改领域相继建立了三医监管平台，成立了医疗保障部门，实施了总额控制下的 DRG/DIP，按病组分值付费，进行了集中带量采购等措施。这些措施都是围绕不断上涨的医保基金开展的，目的是把不断失控的基金支出的“野马”勒住，让失速的列车回归正常速度。但是任何一项改革措施都不是十全十美的，此举难免会对一些医院、医务人员、患者以及供应商的利益产生影响，相信后续会有更多的政策措施跟进。

本轮的薪酬改革和医疗服务价格改革从医疗人员层面出发，改变医疗服务回报的结构，把过去不能公开的灰色收入变成正当劳务付出的阳光收入。这种调整的核心不是收入量的多少，而是收入内部结构，让医务人员能够专心做自己的事情，以为患者提供更多、更好、更优的医疗服务来获得回报。这种收入结构摒弃了过去以药品耗材器械的消耗量、医疗总收入的多少等来决定收入分配的方式，让价值回报成为主流。

4. 触及医疗改革的深水区

我国自20世纪80年代实施改革开放后，为了减轻老百姓的看病负担，让老百姓从“可见”医疗到“物质”体验再到医疗服务，有意降低医疗智力服务的价格，以药品、耗材、设备等“可看见、可衡量、可对比”为主体构成医疗服务价格体系。结果就像打开了潘多拉盒子，医疗服务的“物质价格”对标市场一发不可收拾，造成出厂价与患者价差距巨大的问题。这种医疗服务价格体系高兴了生产厂商，养肥了中间商，却把医务人员拖下水，严重影响了医务人员白衣天使的形象，也造成了医务人员内部的分裂。

新医改以来，以总额控制和两票制[①]为抓手的医保基金支付改革在一定程度上纠正了“物质”价格奇高的怪圈。但是，如果医务人员的收入分配规则不改变，那么中间商赚差价的现象仍然不能完全避免。双文件的颁发正好可以有效解决这个问题。双文件把收入分配改革继续引向深水区，把收入分配从以物质分配为主、精神分配为辅变

① 两票制是指药品从药厂卖到一级经销商开一次发票，经销商卖到医院再开一次发票，以两票替代目前常见的七票、八票，减少流通环节的层层盘剥，并且每个品种的一级经销商不得超过两个。

为精神分配为主、物质分配为辅的新型分配方式。这样做能够最大程度避免中间商赚差价的现象，进一步保障医务人员的利益和形象。

薪酬和服务价格改革的启示

薪酬改革和医疗服务价格改革对医院未来的生存和发展有以下几个启示，如图 1-9 所示。

劳动质量决定医务人员的收入
尊崇属性成为行业标签
医疗服务分工渐渐明晰

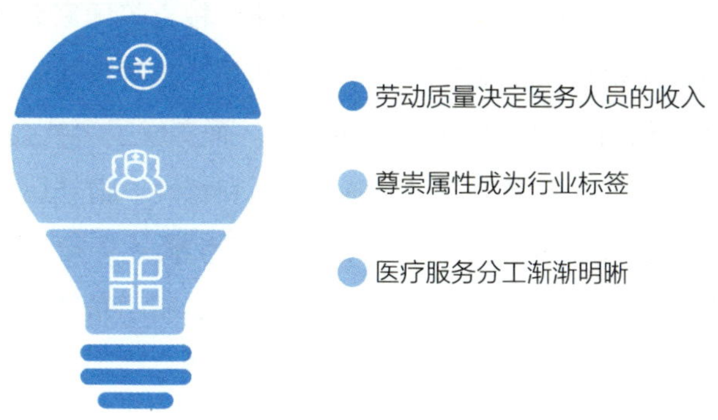

图 1-9　薪酬改革和医疗服务价格改革的启示

1. 劳动质量决定医务人员的收入

过去的收入分配原则是以“工分制”作为收入分配的参考依据，再以“共同富裕”的总纲领进行收入再分配；收入分配方式是将医务人员收入与单位医疗收入脱钩，单纯依靠药品、耗材的消耗获取回报。新医改下，这种分配原则和分配方式已经成为过去式，灰色链条将全部被打破。**新医改政策下，以临床价值为导向，体现技术劳务价值的医疗服务价格将成为未来分配医务人员收入主要遵循的原则。**在这种收入分配原则下，医务人员提升收入的最佳方法是提升劳动量和劳动质量，把所有的精力投入为患者的诊治工作中。医院人员不用分心其他事项，只需专心提升自己的知识水平和技术能力，回报就是水到渠成的事情。

2. 尊崇属性成为行业标签

福建省三明市医改（以下简称三明医改）中，比较突出的一个做法是把医生从市场中拉回来，这样很容易触及个别人的利益，损害既得者的利益，引起一些人的不满。但是，如果结合医疗服务的本质属性，再参照我国的社会制度以及当前国内外面临的新形势分析，未来的医疗服务将成为像能源、公路、粮食等国家命脉行业一样的资源，这就意味着政府将发挥主导作用。这种形势下，医疗行业的从业者们将不是纯粹的“经济人”，而变成了“社会人”“医疗人”“公益人”，甚至是“公务人”。福利特性、情怀属性和救治本质将成为医疗服务行业的文化，从事医疗服务将是一件高尚的职业、光荣的岗位、受人尊敬的行业，大爱、奉献精神将成为主旋律。这种职业属性将更吸引医疗人员，更能激发他们的工作积极性和热情，从而不断提升服务质量。

3. 医疗服务分工渐渐明晰

随着全国范围内三明医改的成功推广，以及公平、公开的医疗政策的实施，再加上医院人事制度、薪酬制度改革方案相继落地，使得医院的保基本、保刚需、促健康、防疫情的基本职能已经基本确定，因此留给补充医疗、特需医疗、高端医疗、消费医疗发展空间巨大。这意味着，医院未来将有不同的执行环境，医疗从业者们可以有更多、更自由的职业追求，未来医疗服务体系的样貌也将渐渐浮出水面。

虽然无法凭借几个政策文件就引起根本改变，但是基本上所有事物的变化都是从思维模式的改变开始的。有了思想的指导，再辅以政策的引领、科学的计划和坚决地执行、不断地修正，建好一个中国特色的医疗保障体系便指日可待。

第五节　评价指标：从政策端倒逼医疗质量

医疗质量评价指标通常是指用来衡量医疗机构提供医疗服务质量的指标，通过定期评估这些指标，医疗机构可以了解自身的优势和不足，制订改进计划，提高医疗服务质量。同时，这些指标也可以用于比较不同医疗机构的服务质量，促进医疗质量的持续改进和提高。

医疗质量指标体系的发展历程

中国医疗质量指标体系的发展历程与医疗质量的提升和改进有着密切的关系，以下是对中国质量指标体系发展历程的简单概述，如图 1-10 所示。

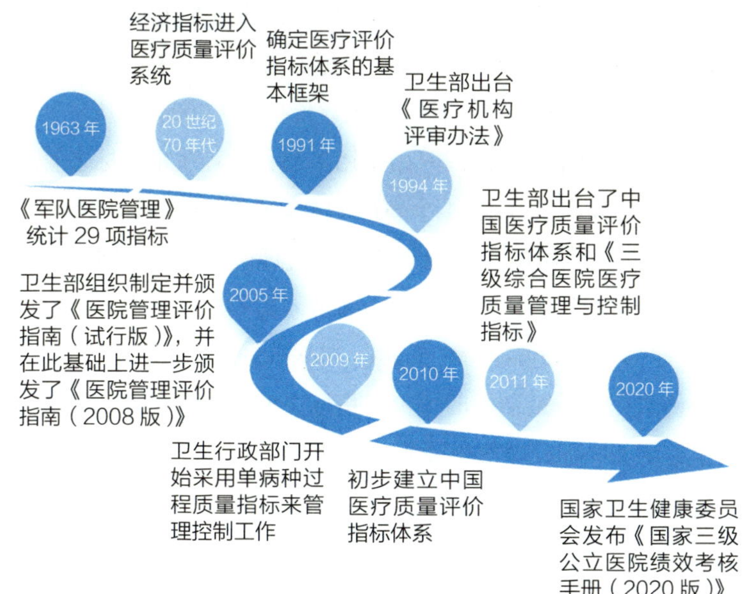

图 1-10　我国医疗质量指标体系的发展历程

1963 年，我国第一部医院管理专著《军队医院管理》出版，该著作中统计了 29 项指标，主要分为工作质量和工作效率两个维度。

20 世纪 70 年代，经济指标进入医疗质量评价系统，成为衡量医院医疗质量的重要标准之一。

1991 年，我国召开全国医院统计指标体系研讨会，确定了医疗评价指标体系的基本框架，各级医疗主管部门结合自身情况制定了多套医疗质量评价指标体系。

1994 年，卫生部①出台了《医疗机构评审办法》，指出了三级综合医院的评价指标体系包括一级指标 6 个，二级指标 34 个，三级指标 193 个。

2005 年，卫生部组织制定并颁发了《医院管理评价指南（试行版）》，明确规定了各类医院管理评价标准，该标准共包括 7 个部分，共 46 项统计指标，52 项三级医院指标参考值。在 3 年实践的基础上，我国又进一步颁发了《医院管理评价指南（2008 版）》。

2009 年，卫生行政部门开始采用单病种过程质量指标来管理控制工作，先后发布了 3 批 11 个病种 111 项质量控制指标。

从 2005 年到 2010 年，卫生部医院管理研究所参照国际上较为成熟的评价指标体系，并结合我国国情，初步建立了中国医疗质量评价指标体系（Chinese Medical Quality Indicator System，CHQIS）。CHQIS 侧重医疗质量结果的评价，指标主要分为住院死亡相关、非计划重返相关、不良事件相关 3 个部分，共包含 11 个一级指标，33

① 2013 年，根据第十二届全国人民代表大会第一次会议议案，将卫生部的职责、国家人口和计划生育委员会的计划生育管理及服务职责整合，组建国家卫生和计划生育委员会，不再保留卫生部。——编者注

个二级指标，730 个单项指标，4610 个复合指标。

2011 年，卫生部出台了中国医疗质量评价指标体系和《三级综合医院医疗质量管理与控制指标》。

2020 年，国家卫生健康委员会发布《国家三级公立医院绩效考核手册（2020 版）》，形成了当下我国医疗质量管理的重要工具。

中国医疗质量指标体系的发展经历了起步、探索与发展、逐步完善与深化的过程。如今，这个体系已经成为医疗机构持续改进医疗服务质量的重要工具。

医疗质量评价的 4 个阶段

截至 2025 年，我国对医疗质量的评价已经经历了 4 个阶段，包括经济绩效考核阶段、社会效益和经济效益相结合阶段、以公益性为核心的考核阶段和以内涵质量效益为核心的考核阶段，如图 1-11 所示。

第一个阶段（20 世纪 70 年代末期—20 世纪 80 年代中后期）
经济绩效考核阶段

第二个阶段（20 世纪 80 年代末—21 世纪初）
社会效益和经济效益相结合阶段

第三个阶段（21 世纪初—2020 年）
以公益性为核心的考核阶段

第四个阶段（2020—2025 年）
以内涵质量效益为核心的考核阶段

图 1-11　医疗质量评价的 4 个阶段

1. 第一个阶段：经济绩效考核阶段（20 世纪 70 年代末期—20 世纪 80 年代中后期）

在这个时期，政府鼓励市场经济进入医疗领域，主导思想是“给政策不给钱”，政府直接投入逐步减少，市场化逐步进入医疗机构。在这种背景下，一些医疗机构开始以经济指标作为衡量医院医疗质量的主要标准，评价指标主要包括收入、利润等与医疗效益和经济效益相关的指标。这种评价方式在一定程度上会影响医疗质量，因为医疗机构可能会为了提升经济效益而牺牲医疗质量。

2. 第二个阶段：社会效益和经济效益相结合阶段（20 世纪 80 年代末—21 世纪初）

这个阶段的医疗质量评价指标系统体现了社会和经济双重效益，主要包括医疗质量指标、效率指标、医疗消耗指标、病人费用负担指标和业务收入损益指标 5 个维度。这些指标旨在全面评估医疗机构的绩效和质量，既关注医疗效果和患者满意度，又关注经济效益和资源利用率。正是在这个阶段，我国开始了医院管理评价系统的探索。

1989 年 11 月，卫生部正式颁发了《关于实施医院分级管理的通知》和《综合医院分级管理标准（试行草案）》，这标志着我国医院评价体系启动。1994 年之后，政府出台了一系列的文件，例如《医疗机构管理办法》《医疗机构基本标准（试行）》和《医疗机构评审办法》等，进一步规范了医疗机构的管理和评价工作。其中《医疗机构评审办法》出台后，开展了医疗机构的评审工作，制定了详细的考核指标体系，包括一级指标 6 个、二级指标 34 个、三级指标 193 个，内容涉及医院的功能与任务、科室设置、人员配置、医院管理、医疗管理与技术水平、教学及科研管理与水平、思想政治工作与医德医风建设和业务统计指标等。

这些政策和标准的实施，有力地推动了我国医疗机构的质量管理和评价工作，为提高医疗服务水平、保障人民群众的健康发挥了积极作用。同时，也为其他国家和地区开展医院管理和评价工作提供了有益的参考和借鉴。

3. 第三个阶段：以公益性为核心的考核阶段（21 世纪初—2020 年）

进入 21 世纪后，中国开始注重医疗质量评价的全面性和科学性，并逐步转向更加注重公益性的评价标准。

2003 年，中共十六届三中全会提出“坚持以人为本，树立全面、协调、可持续的发展观，促进经济社会和人的全面发展”，这标志着中国开始进入以公益性为核心的绩效评价研究阶段；2005 年 3 月，卫生部颁布了《医院管理评审指南（试行）》，该标准包括医院管理、医疗质量管理与持续改进、医疗安全、医院服务、医院绩效、部分统计指标、三级综合医院指标参考值 7 个部分。经过几年的实践和修订，卫生部于 2008 年发布了《医院管理评价指南（2008 版）》，这次评审借鉴了国外医院评审经验，对中国医院管理水平提高和医院建设具有重大意义。

然而，《医院管理评价指南（2008 版）》的发布也带来了一些消极影响，例如，绩效评价指标的盲目套用和评价指标体系过分依靠医院的规模与经济效益。针对这些问题，2011 年 4 月 24 日，卫生部出台了新的《三级综合医院评审标准》，这部标准更加注重基础质量管理和加大日常评价比重，同时不鼓励超规模扩张和社会评价的盲目追求。这个新标准更加体现了公立医院的公益性和社会责任。

4. 第四个阶段：以内涵质量效益为核心的考核阶段（2020—2025年）

从2020年开始，医疗质量评价开始关注医疗服务的内在质量和效益，强调医疗的综合评价和考核。这个阶段主要经历了以下几个关键事件。

2020年12月，在《三级综合医院评审标准（2011年版）》公布实施9年后，国家卫生健康委员会组织修订下发《三级医院评审标准（2020年版）》。这个新标准从过去的现场评审更改为前置要求审查，将医疗服务能力与质量安全监测数据评分和现场检查评分3个阶段结合起来。与前版实地评审条款相比较，新标准最大限度地减少实地评审工作量，提高工作效率，并努力降低评审人员主观评价偏倚，提升标准可操作性和评审结果客观性。

2021年2月9日，国家卫生健康委员会办公厅印发《2021年国家医疗质量安全改进目标的通知》，并配套了《2021年国家医疗质量安全改进目标说明》，提出2021年国家医疗质量安全改进十大目标。这是我国首次从国家层面提出年度国家医疗质量安全改进目标，也是国家首次以目标的形式，提出了医疗质量安全改进的年度规划。随后，每年国家卫生健康委员会都印发“国家医疗质量安全改进目标”，对上一年度的医疗质量安全改进目标进行修改完善，体现出医疗质量目标化的管理手段和适应时代要求的变化特征。

2022年12月，国家卫生健康委员会在两年评审实践的基础上，进行了“更新式”修订，发布了《三级医院评审标准（2022年版）》。这是在保持2020年版主体框架和内容不变的基础上，更新了医疗技术临床应用管理、护理管理、检查检验结果互认、医院安全秩序管理、便利老年人就医等相关条款。同时吸纳了病案管理、心血管系统疾病、超声诊断、康复医院、临床营养、消化内镜等专业或技术的质控指标，使评审的维度更宽更广。

2025 年 5 月，国家卫生健康委员会为持续推进医院评审工作，进一步引导规范三级医院功能定位、优化评审方式、深化质量内涵效率式发展，印发了《三级医院评审标准（2025 年版）》。该评审标准体现了三个特点：一是结构优化。从“三段”（前置要求、服务能力与质量安全监测指标、现场检查）式变成“二段”（前置要求、服务能力与质量安全监测指标）式，直接取消了现场检查环节，大幅简化了评审流程。二是权重调整。条款总数精简 36%，但监测指标从 154 条增至 203 条，数据权重进一步提升，进一步凸显了日常监测数据在评审中的核心地位，推动评审向“数据驱动”转型。三是条款更新。紧跟行业发展趋势，新增与近三年出台的法律法规、政策文件相匹配的要求，在医院功能定位、床位规模、科室设置、科研能力等方面的指标设置上更加科学合理，特别增加了“医防融合”“舆情管理”“行风建设”等反映医疗行业最新发展趋势和社会需求的内容。

可以肯定的是,《三级医院评审标准（2025 年版）》不是我国医院评审的最后一个版本。未来结合卫生政策的导向、新科学技术的发展、个人健康需求的变化，医院评审将继续向智能化、数据化和质量化方向发展。

从历年来对医疗质量的政策文件、评价工具和评价方法来看，医疗质量的评价已经从过去的结果考评变成过程考核，从过去的定性判断变成了定量测算，从过去的现场检查变成数据分析，评价的结果更加客观和科学。这些转变也体现了中国医疗质量管理向更加科学化、规范化和精细化方向发展的趋势。

第六节　医药集采：从采购端激活医疗管理

药品、高值耗材以及未来的器械、设备集采（以下简称医药集采）已经不再是某一地的经验做法，已经上升为国家领导人关注、国家政策支持的一项医疗支付改革措施。在这种形势下，医疗人员要主动适应、顺势而为，关注医药采集，从采购端激活医疗管理。

医药集采的六个基本面

医院尤其要重点关注医药采集的六个基本面，即医药集采给患者、医生、医院、企业、基金、政府带来的优劣之处，如图 1-12 所示。

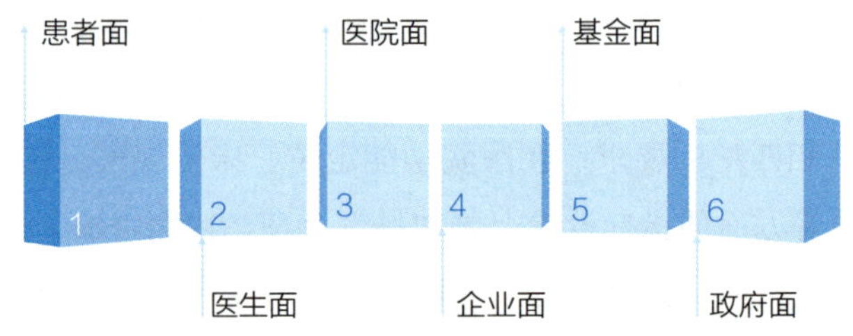

图 1-12　医药采集的六个基本面

1. 患者面

医药集采把药品、高值耗材的价格降到合理水平，最大的收益方将是患者。

> **医药集采给患者带来的两大收益**
>
> ① **为患者用药提供保障。** 一方面那些没有通过一致性评价的药物将被挡在集采门外，药品的质量有了保障；另一方面，企业争相生产仿制药，让患者的用药有了更好的保障。

② **降低患者用药的价格。**医药集采挤压了传统药品、耗材流通的中间环节、灰色地带，减少了药物、耗材、器械等产品中间流通的“耗费”环节，促成了产品价格的大幅下降。同时，一些患者自费的药品、耗材价格也会同步降低，或者自费比例的总价会降低。

2. 医生面

医药集采过程中同步实施的公立医院药品耗材零加成政策已经让医生的收入与药品、耗材的用量、价格脱钩，但是仍然不能排除利益输送的可能。只要医药销售环节的高额利润存在，资本“寻租”现象就很难从根本上杜绝。医药集采进一步压缩了医药生产过程中的“变动成本”环节，厂商已经没有利润的空间来寻租，因此会把更多的精力放在研发新产品、改进生产工艺降低成本上。下一步，医药集采会将节约下来的医保基金再分配到医生的“智力”诊疗行为中。这种做法可以让药品耗材的使用不再与医生个人的收益相关，再加之近些年医疗领域反腐工作的深入推进，医生端的“灰色”收入明确为“违法”收入，使得医生端开始爱惜自身的羽毛。所以新医改下的医药采集，无疑能有效提升医疗服务的质量，横亘在医患之间最大的“利益”分歧问题将得到缓解。

3. 医院面

医药集采给一些医院，尤其是公立医院带来的最大好处是管理减负，许多令医院管理者和经营者头疼的事情迎刃而解。例如，医院领导插手医药采购、采购部门与厂商暗箱操作，科室与厂商勾结，医生与厂商形成“默契”等问题。这主要是因为新医改下，一些药品耗材的采购省掉了集体研究、挂网招标、集中评标等流程，直接进入采购程序。而且随着医保支付的主要原则从药品端转到医事端，医院新绩效改革实施后，也不再担心药品耗材过度诊疗的问题，围绕药品耗材的医疗纠纷也将减少，大大节约了管理成本。

医药集采省略医院后勤管理环节的同时，也增加了医疗管理的内容，最为核心的是集采的药品耗材在使用过程中的医疗效果、满意度评价问题。例如，一些医疗机构反映的介入耗材球囊质量问题、如何把握患者医保和自费的平衡点问题、如何实施价值医疗和精准医疗相互促进的问题等。这些新问题需要医院构建合理用药（包括高值耗材）分析平台，制订不同患者人群的合理用药方案，适应个体化的用药需求，不断提升合理用药的水平。

4. 企业面

医药集采对生产药品、耗材的厂商来说是产品结构、销售模式、经营策略的巨变，更是对整个行业颠覆性的变革。医药集采之前，厂家之间的竞争是市场占有率的竞争，药品的成本、疗效只占据次要位置。也就是说，谁能攻克医生、医院方，谁就能获得生存发展和超额利润。这种市场形势很容易滋生出医药代表这个特殊群体，也让大量的医保基金流入个人端，从而加剧厂商之间的恶性竞争，推波助澜行业的不正之风。

实施医药集采后，厂商应对集采的办法是缩减产品单价利润，换取医院的规模订单。医药集采对给厂商带来的最大变化是销售费用急剧锐减，以量获利成为企业生产的主要法则。这种局面对行业来说是几家欢喜几家愁，一些被纳入集采的厂商的生活有了保证，而一些未被纳入集采，且自身产品无差异的厂商正面临着生存困境，整个医药行业的估值模型发生改变，行业内部面临重新洗牌的风险。

5. 基金面

如果倒追医药集采的由来，那么可以发现医保基金年年穿底、入不敷出是主要原因之一。究其原因，是医保基金中大多部分的钱被药品、耗材、器械生产商拿走，同时也推高了患者自费的相对值和绝对值，导致看病贵的社会问题。因此，医药集要采把过去多余的水分挤出来，例如，某些药品、耗材的降价幅度达 90% 左右。这种做法对医保基金有两个优势。

医药集采对医保基金的优势

① **减轻负担，留下好印象。**患者自费的数额减少，负担就能减轻，患者肯定会拍手欢迎，对医保基金管理机构的印象更好。

② **实现多方共赢。**集采节约下来的医保基金可以用于提升医保覆盖率、补充大病医疗、转移支付给医务人员，是一个多方共赢的举措。

但是，医保基金管理方需要防范医院或医务人员对个别集采药物的“偏好”，防止因药物的药效问题而导致诊疗质量达不到预期目的，反而增加住院费、检查费、药品费等额外费用。同时还要对低价中标的药品、耗材的质量进行严格把关，应制定黑名单制度，严格监督审查药品的一致性评价过程中的全过程，防止执法人员腐败。

6. 政府面

新医改以来，政府的工作量在逐渐增加，例如成立了医疗保障局、组织医药集采、探索改革路径等，政府职能的增加从侧面反映出医疗服务行业的特殊性。医疗服务直接面对人的生命健康问题，不容试错和出错；医疗服务连着对政府执政能力的认可，关乎执政基础问题；医疗服务关系到社会福利事业的成败，反映着社会文明的程度。因此，**对于政府来说，要确保在医疗服务管理不失位、缺位，要充分发挥好政府这只手的管控作用，以计划和市场相结合的方式来管理医疗服务业。**

政府面在医药采集中需要重点做好的工作

① 对于基本医疗保障，要依靠公立医院体系，非基本类医疗保障可发挥市场的作用，引入社会资本给予补充完善。

② 对于常见、使用频率高的药物、耗材可依靠市场经济的方式来保障。

③ 对于罕见、使用频率低、利润低的药物、耗材要依靠计划经济的方式来解决，可指令一些国资背景的药厂生产，或者采取补贴的方式向民营企业购买。

④ 对于一些需要多个机构联合研发的新药，可采取集中力量办大事的方式，由政府牵头组织。

⑤ 引导服务于医疗行业整个生态圈的所有关联方，包括医方、厂方、科研机构等，一定要有福利、公益，促进社会进步和谐的思想，共同为人类的健康事业努力奋进。

医药集采是新医改的最重要一环，它从经济基础的角度决定医改上层建筑的构成，将重塑整个行业的服务模式和结构。那些过去难啃的“硬骨头”、难蹚的“深水区”、难破的既得利益等问题正在被一一克服。但是新的问题也会在新的改革中不断涌现，因此更需要医院运营者和管理者以一种医者“仁爱”的胸怀来审视医改的新问题，始终把人民的健康利益放在首位，以保护人民利益为己任来认识、处理医疗改革过程的所有问题，构建具有中国特色的国家卫生健康治理体系。

如何应对医药集采改革的新趋势

随着医药采集政策的革新，医院亟需在此领域实施适应性调整策略，以精准对接并有效应对这些改革所引领的新发展趋势。

2020 年 9 月 1 日开始施行的《基本医疗保险用药管理暂行办法》，仍然把国家组织药品集中采购中选药品作为医保基金的支付标准；2021 年 2 月 26 日，习近平总书记在主持中共中央政治局第二十八次集体学习时强调“推进国家组织药品和耗材集中带量采购改革”；2021 年 9 月 15 日，国务院召开常务会议，审议通过了“十四五”全民医疗保障规划，明确提出将继续实施国家层面的药品、高值专用耗材集中带量采购。

《基本医疗保险用药管理暂行办法》和“十四五”全民医疗保障规划这两个政策的实施，最直接且显著的影响在于，高价药品与高值耗材价格经历了“断崖式”的下降，有效挤压了药商与耗材商过往的“超额”利润空间，转而将这部分资源回馈于患者，极大地提升了医疗服务的可及性与可负担性，并进一步拓宽了医保基金支付的覆盖面与比例。

然而，从另一维度审视，医药集中采购制度对医院管理而言，其影响犹如一把“双刃剑”。

医药集采对医院管理产生的“双刃剑”效应

①“一刃”：医药采集压缩了医生获取“灰色收入”的操作空

间，从源头上削弱了药品代表与医院、医生之间的不正当关系，有效遏制了不良的医疗风气。

②“另一刃”：医药采集降低了医院的总收入与总利润，这个直接结果是医务人员的绩效总额与工资收入受到影响，进而可能对医务人员的思想、工作态度等产生负面影响。

医院管理者要清晰认识到医药集采的“双刃剑”特性，既要捕捉其带来的挑战，也要把握其蕴含的机遇：一方面，医院管理者应积极推动绩效改革，创新激励机制，以充分调动医务人员的工作热情与创造力，确保他们在面对收入结构变化时，依然能够保持高度的职业责任感与积极性；另一方面，医院管理者还要具备精细化的管理能力，精准核算医药集采的需求量，力求在保障临床需求的同时，最大限度地减少库存积压与资金占用，避免形成不必要的呆账，从而提升医院运营的整体效率与财务健康。

未来，医药集采的深化发展应着眼于更广泛的领域，逐步将更多高价药品与高质耗材纳入集采范畴，通过规模效应进一步压低价格，为患者减轻经济负担。同时，还应致力于优化医疗服务价格体系，特别是针对非智慧类医疗服务项目进行合理降价，并相应调整医事服务价格，以体现医务人员的专业价值与技术水平。这样的调整将激励医生不断提升自身的诊断能力、手术技巧及服务质量，通过赢得患者的信任与满意，实现个人价值与社会效益的双赢。

第七节　运营变革：从系统端创造医疗效益

医院运营管理是围绕医疗服务的系统进行设计、计划、组织、实施和评价的管理过程。**医疗服务的生产要素是人、财、物、技等核心资源，因此更精准地说，医院运营管理就是对医院人、财、物、技等进行精益管理的方法集。**医院在人、财、物、技等方面的管理越精益，越能帮助医院提升收入，获取利润。

运营管理为医院创造价值

2020 年 12 月 21 日，国家卫生健康委员会和中医药管理局联合印发了《关于加强公立医院运营管理的指导意见》，首次把医院运营上升为国家层面的治院方针，医院运营从过去“犹抱琵琶半遮面”的状态正式走入公众视野。

运营管理是医院管理的重要组成部分，它涵盖了医院运营的各个方面，包括医疗护理、行政管理、后勤保障，在医院的资源配置、学科规划、经营活动中发挥着举足轻重的作用。运营管理的目的是通过优化医院的运营流程、提高工作效率和质量，为患者提供更好的医疗服务，同时为医院创造更大的价值。

川北医学院附属成都新华医院（以下简称新华医院）运营中心成立于 2018 年，原名运营管理部。部门成立之时，正值医院新大楼投入使用之际，建筑面积和床位规模扩张数倍，医院运营呈现出资源配置过剩和资源使用效率不高，经费有限与成本控制不足，薪酬体系对医务人员激励不足等问题。面对医院运营的各种问题，运营中心秉承“提升医院运营效率、推动医院绩效持续改善”的核心职责展开各类工作。

在医院高层管理者的推动下，运营中心做了以下几项运营工作。

第一，在临床科室试点专科经营助理管理模式。涉及工作包括学科发展规划、资源配置、运营分析、流程优化、绩效管理等各个方面。

第二，通过专科经营助理管理模式的实施将医院的管理触角深入临床各个角落，形成医院纵横交错的管理网络。

第三，构建运营分析评价体系。经过 5 年的努力和沉淀，医院成功构建了基于平衡计分卡的运营分析评价体系，涵盖经营成果、患者负担、医疗质量、科研教学成果等 12 个一级指标，48 个二级指标。5 年来，结合医院发展规划和科室运营评价，医院新开科室和病区 9 个，重组和扩张科室 5 个，关闭科室 3 个。

第四，启动医院全面绩效改革工作。运营中心牵头启动了医院全面绩效改革工作，包括前期调研、方案拟定、模拟测算、绩效宣讲、方案实施等环节，共历时 9 个月，改变了原有的以财务管理为原则、以利润高低为评判标准的核算方式，形成了基于以资源为基础的相对价值比率（Resource-based Relative Value Scale，RBRVS）的新绩效方案。新方案以工作量为前提，鼓励高风险高难度的技术操作，充分体现不同职系、不同岗位人员的劳动价值。在新绩效方案全面实施过程中，运营中心结合内外部实际情况，实时做出方案优化，在 RBRVS 基础上，融入医疗质量管理、客户满意度管理、成本管理、医保管理等各类指标。与改革前相比，改革后医院的门诊量接近翻番，住院量增长近 50%，手术量增长近 3 倍，业务收入增长近 2 倍。医院患者满意度从 83% 提高到 98%，员工年均收入增长 46%，医院人力成本支出占比下降 4 个百分点，可控成本率下降 3 个百分点，医院各项效率指标得到明显改善，内涵质量建设也稳步提升。

川北医学院附属成都新华医院运营中心通过采取以上措施为医院创造了价值，在为医院带来经济效益的同时，还能提升医院的核心竞争力，促进医院的可持续发展。所以为了在激烈的市场竞争中赢得发展，为了创造更多的医疗效益，医院需坚持科学的管理原则，敢于创新，不断实践和探索，形成独具特色的运营管理策略和方法。同时，医院运营管理部门还需要不断关注医疗市场的变化和政策环境的影响，及时调整管理策略，以适应不断变化的市场需求。

运营管理的思维与路径

医院运营是一项创新性的管理工作，但是任何管理工作的基础都不是天然形成的，需要引领和激发。虽然一些医院在实施运营管理方面存在一些差距和问题，但如果能掌握医院运营的思维与路径，那么做好运营管理也是指日可待的事情，如图 1-13 所示。

树立大运营思维
1
确立清晰的运营目标
2
完善基础信息化建设
3
组建一支专业的队伍
4
建立严格的奖惩机制
5
下定持之以恒的决心
6

图 1-13　医院实施运营管理的要点

1. 树立大运营思维

传统的运营理念无法支撑医院发展的需求，因此迫切需要一种全新的理念——大运营思维来整合质量与效率的关系、生存和发展的关系、现在和未来的关系，满足新时代医院生存和发展的需求。

大运营中的“大”是指面积、体积、容量、数量、强度、力量超过一般或超过所比较的对象。医院运营管理是帮助医院实现人、财、物三项核心资源精益管理的一系列管理手段，大运营就是超出运营本身人、财、物的最优配置问题，是根据卫生政策、医院战略、患者需求的改变提出的一种全局的运营理念，是围绕医院的效益，把效率和效果有机结合起来的一种系统观念。大运营思维并不是单一地实现医院各项资源的精益化管理，而是从医院品牌建设、质量建设和发展潜力空间进行系统化管理的策略，帮助医院重点解决以下五个问题，如图 1-14 所示。

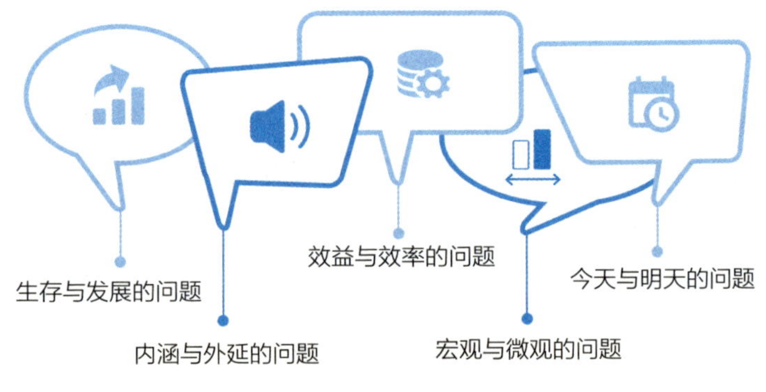

图 1-14　大运营帮助医院重点解决的五个问题

（1）生存与发展的问题。大运营既包括医院的成本效益分析、绩效分配改革和流程梳理优化等微观层面的运营，还应包括对卫生政策和经济发展等宏观层面的考量。因此，在大运营思维下，医院运营者和管理者不仅要算出人均产生、床产出、资本回报效率等短期收益，还应着眼医院发展的动力源泉，如学科发展水平、疾病诊治范围、医疗质量改进等长期收益，让医院的发展有韧性、后劲和冲劲。

（2）内涵与外延的问题。大运营思维渗透医院所有的部门、员工、工作过程，同时延伸到医院的声誉、品牌，考虑员工方、患者方、政府方和行业方的多方利益。因此，医院的管理边界应由单个经济维度拓展到品牌维度，不仅要强调医院内部，还要跨越、链接医院所有重要相关方，以及医疗服务全过程、全流程中，以质量求生存，以服务求发展，解决好规模发展和内涵建设的关系。

（3）效益与效率的问题。大运营的终点目标聚焦于医院的发展，既关注医院战术层面的投入产出、流程设计、绩效改革等过程，又深入研究战略层面投入与收入、技术与品牌、服务与声誉的关系；既注重短期的效益，又考虑长期的效率问题。例如，在开展新技术新项目、引进培养人才过程中要看到医疗发展的趋势和技术发展的特征。

（4）宏观与微观的问题。大运营思维强调系统最优。一个服务系统由许多子系统构成，子系统要符合整个大系统的目标功能。系统管理的思想就是重视整体策划、突出重点、重视细节、末端见效。大运营从各个子系统着手，例如患者的饮食保障、服务体验、医患沟通等微观层面的“小系统”，然后把每个子系统做成最优，再通过微观上的子系统的“优”形成宏观上医院大系统的“好”。

（5）今天与明天的问题。大运营既包括医院的生存，始终对标医院生存的关键指标、核心业务、服务模式，又包括医院的发展，如医院的业务定位、战略的调整、核心竞争力的塑造、质量文化的建设等。因此，医院运用大运营思维时尤其要牢固树立医疗质量既是资源又是投入的双重效能，舍得投入大力气抓好医疗质量管理。同时，以医疗质量为基础，改造服务流程、打造良好服务体验，用信用和服务质量赢得患者的认可。

2. 确立清晰的运营目标

医院是不是诊量不多、资金不够、人才不强就不能做运营管理呢？答案是需要综合分析后再确定。

任何管理都要支出费用，因此医院在做运营管理之前，首先要对医院运营管理本身进行运营管理。医院的运营者和管理者要审视医院信息化建设的基础，医院战略目标、经营状况，医疗质量的情况，认清数量发展和质量发展之间的辩证关系，算得了运营管理本身的经济账（收支），设置好运营管理的大目标。

3. 完善基础信息化建设

在信息化时代，医院的数据大多来自网络系统，数据的分析也需要信息化给予支持。没有大数据分析、人工智能、物联网等技术支撑，难以找到繁杂数据背后的真相，而且医院运用效果如何也需要通过数据分析，在数据中得以体现。所以，没有综合系统集成的信息化建设，某些问题改进和经营的成果会淹没在数据流中，难以被及时发现和挖掘，这样就谈不上运营管理的科学化。换而言之，好的运营管理一定离不开基础信息化建设。

4. 组建一支专业的队伍

医院的运营管理到底由谁来做？这个问题从某种程度上决定了运营管理的成效。在医疗服务职业岗位的人才培养中，一些医院运营还没有独立的专业，也没有现成的、拿来就能用的专业人才。

2004 年，四川华西医院全面实施运营管理之前，从院内外招聘了 30 多位专科管理助理，花费了近千万元，还聘请了专业的管理团队对专科管理助理进行了为期一年的培训。医院运营助理是一个对综合能力要求很高的岗位，运营管理的团队更是一支对专业素质要求很高的队伍，没有专业的人才就不会有专业的运营管理。

5. 建立严格的奖惩机制

运营最主要的手段是通过流程的设计、成本的管控、生产要素的配置让产品更优、服务更好、利润更高。但是运营本身也是生产要素，也会产生成本，因此也要服务于临床科室。这种情况下，医院运营者和管理者比较关心的问题是“运管实现的利益如何分配”“未达到预定目标的责任归属”，因为这些“正反”利益的分配直接关系到医院运营管理的效率。

因此，在实际管理过程中，医院运营者和管理者应舍得把利润分下去。医院运营者和管理者可以建立组织行为中的正反馈，提升医院全体人员配合、参与运营管理，从运营管理中获利的积极性和主动性，并形成良性循环。同样，对于利润“缩小”的科室，“缩小”的部分也应关联到科室的绩效分配的数额上，让与利润“缩小”所有相关者均感受到利益“受损”，从而激发整个团队思考、分析和改进。当然，医院也要客观分析利润“缩小”的主要原因，对于卫生政策、医保政策等非人为因素影响，也要予以利润“补充”，体现医院经营效益一盘棋的管理思想。

6. 下定持之以恒的决心

运营的最终目标是成效，但是如果在短期内没有获得收益，反而带来了成本，那该怎么办呢？如果未能达到预期目标，反而在某些方面拖累了医院的发展，那该怎么办呢？如果在运营过程中得不到科室的支持，反而有人明确反对，那该怎么办呢？这些都是医院运营管理过程中可能会遇到的问题，这些问题直接考验着医院运营者和管理者的信心、耐心和恒心。这个时候医院的运营者和管理者一定要有咬定青山不放松的韧劲，坚持做正确的事，把正确的事做好。

医院开展运营管理并不是照抄照搬其他医院运营管理的方法和手段，而是应该学习运营管理本身的工作方法论。这种方法论是精细化、科学化、精准化管理思维，遵循利润最大化的管理原则，从根本上是树立一种运营管理的医院文化，锻造一种运营管理的职业精神，形成一种运营管理的工作习惯，促进医院的成长进步。

第八节 管理本源：从第一性剖析医院管理

医院管理是一项复杂的系统工程，它不仅涵盖物理、化学、生物等自然科学领域，还与政治、经济、文化、宗教等人文科学范畴紧密相连。这个行业既属于技术高度密集型，又属于劳动密集型的范畴，因此难以直接照搬其他企业、产业或服务业的管理策略。那么，是否存在一种回归本质、简约高效的管理方法呢？我们可以借助本节内容来进行深入剖析。

什么是第一性原理

第一性原理（the First Principle Thinking）是一个源自古希腊哲学的概念，强调通过层层剖析问题，将其还原至最基本且无法再分解的原理层面，就能洞察事物的本质所在。这个思想精髓随后得到了后世哲学家的进一步阐发与传承。

关于第一性原理的阐释虽然多种多样，但是它们的精髓都聚焦于一个核心观点：**在任何领域或系统中，都存在着一种根本性、无须额外证明的底层真理。**这个真理是构成该系统的最基本要素，既不能被违背，也不能被删除。第一性原理的适用范围不仅局限于哲学领域，它还深刻地渗透并影响着物理、数学、化学、商学以及法学等多个学科领域。

1. 第一性原理在自然科学领域的应用

第一性原理在自然科学领域，如物理学、数学及化学中，具有非常显著的应用价值。在这些学科里，通过对基础原理和规律的深入探究，科学家们能够推导出新的理论并做出重大发现，从而不断推动科学的进步与发展。以物理学为例，借助第一性原理的精确推算，众多实验现象得以被预测和阐释，为新兴理论、材料以及技术的研发提供了理论基础。牛顿的经典力学与爱因斯坦的相对论，都是基于第一性原理的思考，它们通过不可分解的基本原理来解释自然现象。

2. 第一性原理在商业领域的应用

很多企业家与创业者深受第一性原理的启发，他们回归事物的本质，勇于挣脱传统思维的枷锁，不盲目沿袭既有的行业规范与做法。相反，他们聚焦于产品的终端用户、功能的开发以及市场交换等核心要素，重新思考商业模式和运营策略，从而创造出新的商业模式与增长点。

在服务领域，第一性原理强调以服务对象的需求为核心，深入剖析其偏好与期望。通过对服务接受者的行为模式、心理状态及期望值的细致研究，企业能够制定出更加贴合市场与客户需求的服务产品与策略，从而在提升客户满意度与忠诚度的同时，赢得更为广阔的发展空间。

3. 第一性原理在产品研发领域的应用

企业家与科学家常以第一性原理为基础，通过优化产品设计、降低生产成本、提升生产效率等方式，力求实现产品性价比的最大化，从而在市场占据优势地位。特斯拉的创始人埃隆·马斯克（Elon Musk）就是运用第一性原理思维的佼佼者，他不断推动人类技术边界的拓展与创新。

在特斯拉的电池技术革新中，马斯克打破了传统思维的束缚，运用第一性原理对电池制造流程进行了重新审视。他将问题拆解至最基本的原材料与物质层面，致力于探索更高效材料与简化生产流程的途径，以降低成本并提升电池性能。同样，在火箭技术领域，马斯克也运用第一性原理进行了颠覆性的创新，提出了可重复使用火箭的崭新概念，并通过一系列技术创新成功实现了这个目标。

然而，值得注意的是，第一性原理并非放之四海而皆准的真理。在社会科学、人文科学等领域，由于研究对象与问题的复杂性，往往难以用简单的第一性原理进行概括与解释。例如，民族宗教矛盾、地缘政治冲突、商品贸易斗争等议题，因涉及政治、经济、宗教等多重因素，难以仅凭第一性原理进行精准把握。此外，在紧急决策、历史事件解读、人类特殊行为分析等特定情境下，也需要综合考虑更多背景信息与实际情况，而不能单纯依赖第一性原理进行推理判断。

因此，尽管第一性原理在多个领域展现出了显著的应用价值与指导意义，但我们仍需审慎对待其适用范围。**在运用第一性原理时，我们应注重其思维方式与方法论的精髓，即深入剖析事物本质，摒弃表面现象与干扰因素。同时，还需结合具体领域的特点与实际情况进行灵活应用，避免过度简化或片面化的倾向。**只有这样，我们才能充分发挥第一性原理的潜力，为各领域的发展注入新的活力与智慧。

医院管理的第一性原理

在医疗服务业中，第一性原理深刻揭示了医疗服务的本质和核心原则，这些原则紧密关联着医疗服务提供的目的、实施方式及其核心价值。

医疗服务业的根本宗旨和存在基础，在于治愈疾病、提升民众生活质量及守护人民健康。这个目标应成为所有医疗服务的出发点和落脚点，确保患者能够迅速获得既有效又安全的治疗，从根本上解决他们的病痛。这个“解除”过程并不是单一行动，而是由一系列“动作”构成，其服务模式和内容深刻影响着患者及其家属的实际体验和主观评价。值得注意的是，医疗服务所强调的并不仅仅是最终结果，更在于整个治疗过程中的体验与感受，其核心价值是体现在人文关怀上。

为什么医疗服务的核心价值体现在人文关怀上？原因在于，医疗服务的对象是患者，他们的需求远不止于生理疾病的治愈。他们同样需要关注心理健康、社会关系网络，以及由这些方面交织而成的复杂系统。因此，医疗服务提供者需要深刻洞察患者的个性化需求和偏好，为他们量身定制服务和治疗方案。这要求医疗服务提供者，从多个维度为患者提供方位关注和支持。

为了激励医务人员提供多元化、高质量的服务，医院和医院管理人员就应为医务人员创造便利、舒适、安心的工作环境。同时，他们更应致力于为患者创造真正的价值，而非仅仅局限于降低成本、增加服务项目或提升服务质量等表面工作。为此，医院管理层应持续审视和评估现有的服务模式、流程和策略，及时发现并改进不足，以不断提升医疗服务的质量和效率，从而更好地满足患者日益增长且日益多元化的需求。

第一性原理在医院管理中的应用体现

第一性原理是一个哲学与科学领域的概念，其应用范围也可拓展至医院管理领域，被视为该领域内管理与服务的基础原则或底层逻辑，具体应用体现在以下几个方面，如图 1-15 所示。

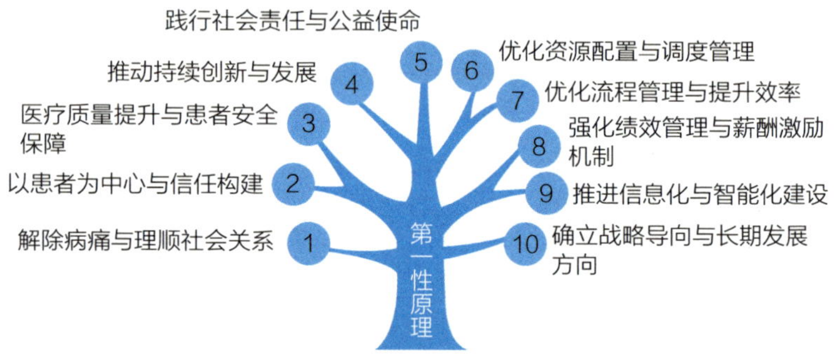

图 1-15　第一性原理在医院管理中的应用体现

1. 解除病痛与理顺社会关系

医院作为专业的医疗服务提供者，其核心功能是为患者提供必要的医学检查、精准的治疗措施、专业的护理技术以及便捷的接诊服务、高效的康复设备等。在所有医院的服务对象中，“患者”这个群体具有普遍性和共性，其范畴不仅限于生理层面的疾病，更涵盖了心理层面的困扰以及患者所处的复杂社会关系网络。患者的“患”更像一种正常功能的“失调”，医者的任务正是尽最大能力去纠正这种“失调”，更多的是一种心灵上的关怀，是仁心仁爱的灌输。

2. 以患者为中心与信任构建

医院应以患者为中心，提供全方位、细致的医疗服务。这包括确保患者能够迅速获得准确的诊断和治疗，享受舒适的住院环境和优质的护理服务，同时关注患者的心理需求和社会支持。

医院还应不断优化服务流程、改善就医环境、提升医护人员素质，以期不断提升患者的就医体验和满意度。同时，医院应建立高效的患者反馈机制，积极收集和处理患者的意见和建议，为持续改进服务质量提供有力支撑，从而赢得患者的长期信任。

3. 医疗质量提升与患者安全保障

医疗质量和患者安全构成了医院管理第一性原理的核心要素。医院应建立完善的医疗质量管理体系，确保医疗服务的每一个环节都严格遵循规范和标准，为患者提供最佳、最优的医疗技术服务。同时，医院还应加强患者安全管理，采取有效措施防范和减少医疗差错、事故的发生，全力保障患者的生命安全和身体健康，避免患者遭受任何二次伤害。

4. 推动持续创新与发展

随着医学科技的日新月异和医疗需求的持续增长，医院的发展迎来了双重驱动力：一方面，科学技术的飞速进步不断推动医疗技术的革新与升级；另一方面，社会文明的进步则促使患者对健康服务的需求日益增长且更加多元化。在这种背景下，医院必须持续进行技术创新与服务模式的革新，具体措施包括引进尖端医疗设备与技术、开发新型医疗项目与治疗方法、培育高水平医疗人才，以及从传统服务模式向现代化、人性化的服务模式转变。同时，医院还需构建一套完善的持续改进机制，定期对医院管理的各个层面进行细致评估与优化，不断精简服务流程、提升管理效能，从而全面提高医院的整体运营效率和服务质量。

5. 践行社会责任与公益使命

作为社会结构中不可或缺的一环，医院应承担相应的社会责任与公益使命。作为政府治理体系的关键组成部分，医疗领域要求医院积极履行政府赋予的业务职能。这包括在公共卫生事件发生时迅速响应并有效处置，为弱势群体提供必要的医疗援助与人文关怀，以及广泛开展健康教育与科学普及活动。医院在社会责任与公益担当方面的表现，不仅是塑造良好社会形象的关键，更是增强公众信任度、构建和谐医患关系的重要因素。

6. 优化资源配置与调度管理

医院是一个集人力资源、物力资源、财力资源于一体的资源密集型组织，同时又是高度依赖护理、护工及照护服务的劳动密集型机构。因此，医院管理者需紧密围绕医院的战略目标、市场需求及患者需求，对各类资源实施科学、合理的配置与高效调度。具体措施包括制定详尽的人力资源规划、资源配置策略及绩效考核体系，以确保医护人员得到合理配置与有效激励；优化医疗设备的采购与使用策略，提升设备的使用效率与综合效益；强化财务管理，确保医院经济的稳健运行与可持续发展。通过这些措施，医院能够更有效地利用现有资源，为患者提供更加优质、高效的医疗服务。

7. 优化流程管理与提升效率

医院服务流程的优化是提升管理效率、服务质量及患者满意度的核心环节，同时也是优化资源利用效率的关键所在。为此，医院管理者需对各项服务流程进行深度分析与优化，消除流程中的堵点与瓶颈。具体措施包括优化门诊、临床科室及医技科室的服务流程，以缩短患者等待时间，减少就诊次数，从而大幅提升医疗服务的便捷性与整体效率。

8. 强化绩效管理与薪酬激励机制

医院绩效管理与薪酬激励机制是医院管理体系的核心组成部分，发挥着“方向标”与“指挥棒”的重要作用。这就要求医院管理者应构建一套科学合理的绩效评价体系与薪酬激励机制，对医护人员的工作表现进行客观、公正的评估与衡量，并据此计算其应得的精神与物质回报，实施相应的薪酬与奖励措施。这有助于激发医护人员的积极性与创造力，进而提升医院的整体运营效率与服务水平。同时，医院还应注重文化建设，营造积极向上的工作氛围与团队精神，增强医护人员的归属感与责任感。通过团队协作与文化建设的双重推动，医院将形成强大的凝聚力与向心力，为提升整体运营水平奠定坚实基础。

9. 推进信息化与智能化建设

随着信息技术的蓬勃发展，医院信息化与智能化建设已成为提升管理水平的关键途径。医院管理者应积极响应时代要求，加强信息化与智能化建设力度，利用先进的信息技术手段全面提升医院的运营效率与服务品质。这包括但不限于建立电子病历系统、医院管理信息系统等，实现医疗信息的共享与互通；同时，引入人工智能技术辅助诊断与治疗，进一步提升医疗服务的精准度与效率。

10. 确立战略导向与长期发展方向

医院应依据外部环境变迁与内部条件分析，制定符合自身特质与长远发展的战略规划。该规划应涵盖医院的发展目标、市场定位、服务特色等核心要素，并配套相应的实施策略与行动计划。在战略规划的引领下，医院能够确保各项运营活动有条不紊地推进，为未来的长远发展铺设稳固基石。

从上述分析中可见，无论第一性原理在哪个领域得以应用，它都代表了一种思维方式与方法论，其精髓在于回溯至事物最基本的原理与常识，从源头着手进行逻辑推导与深度思考。值得注意的是，尽管第一性原理在多个领域取得了成功经验，但这些经验恰恰是第一性原理在具体实践中所抛弃的。在不同的医院、各异的环境下，第一性原理所揭示的工作重心也会有所差异。因此，我们应结合马克思唯物主义辩证法的智慧，即透过纷繁复杂的现象洞察本质，一切从事物最本质的属性出发，捕捉核心关键要素，以此推动管理改革与各项举措的有效落地。

第二章

经营本质：找准医院的发展之道

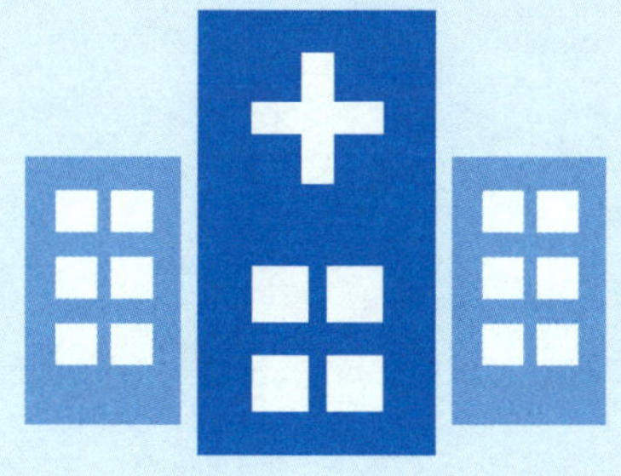

医院作为提供医疗服务的主体，其经营管理的成功与否直接关系到医疗服务的可及性、质量与效率。

第一节　精准定位：盘点自己，探寻发展之道

“我是谁？我从哪里来？我要到哪里去？”这是哲学领域里经久不衰的问题，它们不仅适用于人类自身的思考和探索，也可以被巧妙地运用于医院的经营管理。从哲学意义上理解，医院战略的内容关注的是“我是谁”的问题，即医院战略管理的身份和定位；医院战略的基础是解决“从哪里来”的问题，即战略管理的起源和发展历程；而医院战略的目标则回答了“到哪里去”的问题，即医院未来的发展方向，如图 2-1 所示。

图 2-1　医院战略管理内容、基础和方向

对于医院来说，明确自身的定位并以此为出发点，是实现未来发展的关键所在。

“我是谁”：医院战略管理的内容

医院战略管理是在认识和分析外部环境和内部情况的基础上，理清医院面对的机遇、挑战和优势、劣势，做出最能有效实现医院发展的战略选择，并将战略选择转化为实际行动、加以控制、调整的过程。

"从哪里来"：医院战略管理的基础

知名外科专家阿尔伯特·拉斯克（Albert Lasker）曾预言"一个医院就是一个工厂——健康和幸福的工厂，所以，医院应该掌握管理工厂的优秀原理。这些原理会使医院产生最高效率"。此观点被誉为医院战略管理的起源。

在医院战略管理的理论研究和实践过程中，曾产生过多种管理理论和策略。但无论哪一种管理理论和策略，其中几个基础内容始终不变，如图 2-2 所示。

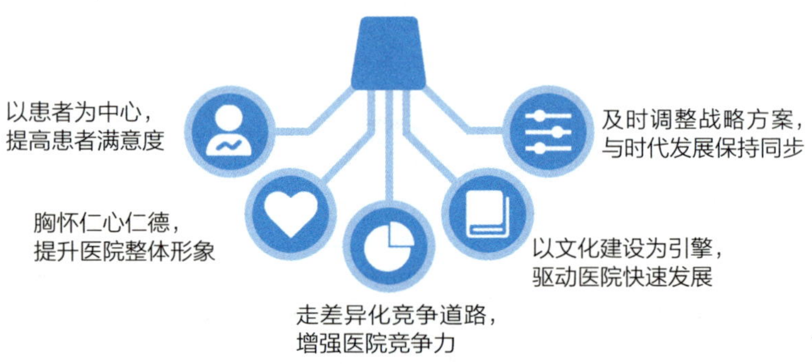

图 2-2　医院战略管理的基础

1. 以患者为中心，提高患者满意度

医院旨在为患者提供服务，患者的需求和对服务的满意度决定着医院的发展前景。患者对医疗产品和服务的满意度越高，他们对医院的忠诚度就越高，医院越能获得更好的发展。

2. 胸怀仁心仁德，提升医院整体形象

在患者就医的整个过程中，医务人员要关心每位患者，以热情、耐心的态度为他们提供服务。同时，医护人员要用专业知识和技术为患者提供服务，从而加快诊疗进程。这样做，有助于医护人员在患者

中树立良好的形象，提升医院的整体形象。

3. 走差异化竞争道路，增强医院竞争力

为了抓住发展机遇并推动自身发展，医院可以采取不同于同级别医院的差异化竞争策略，通过发挥自身独特的优势，并扩大这种优势参与市场竞争，提升自身的市场竞争力。

例如：公立医院可以突出专科特色，实施错位发展，并运用不同的管理方式引领发展；民营医院可以利用市场经济的工具，加强内部营销，发挥自身的应变能力，不断扩大就医份额，同时注重提升医院的形象以吸引更多患者。民营医院还可以走高端路线，提供私人高级定制医疗方案。

4. 以文化建设为引擎，驱动医院快速发展

文化不仅是企业的基因，更是医院发展的核心，优秀的医院文化能够驱动医院快速发展。

优秀的医院文化的作用

① **吸引优秀人才。**优秀的医院文化能够吸引和留住人才，因为他们可以在这样的环境中找到归属感和成就感。

② **提升医疗服务质量和水平。**通过落实各项规范、准则和要求，医院所有员工能够不断提高自身的服务水平，为患者提供更好的医疗服务。

③ **赢得患者信任。**优秀的医院文化能够赢得患者信任，并在患者中形成良好的口碑，从而吸引更多的患者前来就医。

医院应积极建设企业文化，这个过程中可以借鉴其他医院的优秀文化。例如，营造互帮互助、积极进取的学习氛围，采用激励方

法激励员工积极工作等，共同为医院文化建设贡献力量，以推动医院的持续发展。

5. 及时调整战略方案，与时代发展保持同步

随着社会的进步和经济的发展，我国的医疗产业正在经历巨大的变革。新的法律法规持续出台，对医疗卫生事业的建设提出了新要求。面对这样的形势，医院必须及时调整战略规划以适应新环境，确保能够与时代发展保持同步。如果医院无法根据社会趋势与政策导向及时调整战略决策，那么医院将停滞不前，错失在变革中增强自身实力的宝贵机会。

以上几点是医院战略管理的几个基础，也是医院运营者和管理者在制定和实施医院战略时必须始终关注和坚持的几个方面。通过这样做，我们可以确保医院在变化多端的市场环境中保持领先地位，持续地为患者提供高质量的医疗服务。

“要到哪里去”：医院战略管理的目标

医院战略管理的目标是医院在战略期间内期望达到的状态、结果或追求的期望值，是医院的战略思想的具体体现，是医院成功的关键。

战略目标的具体作用

① **为医院的发展指明方向。**医院一旦确立明确的战略目标，就相当于有了发展的蓝图和指南，有了明确的前行方向和动力。

② **确保战略目标的顺利实现。**战略目标能够促进人力、物力、

财力以及技术、信息和文化等资源的合理配置，发挥医院的相对优势，解决关键问题，从而确保战略目标的顺利实现。

③ **实现长期、稳定、协调的发展。**制定合理的战略目标能够突出医院的工作重点，使医院在外部环境、内部条件和战略目标之间保持动态平衡，从而实现长期、稳定、协调的发展。

④ **激发员工的主动性和创造性，提高管理效能。**战略目标将医院各级、各部门和各项活动紧密联系成一个有机整体，使员工的思想和资源配置与医院战略目标紧密相关，从而充分激发员工的主动性和创造性，提高管理效能。

正确的战略目标可以使医院由弱变强，不断强大，而错误的战略目标则可能导致医院由强变弱，甚至更加弱化。因此，制定正确的战略目标是医院成功的关键，也是医院必须下功夫做好的课题。

第二节 科室建设：强势定位，创设品牌科室

人们对一家医院的综合实力、医疗技术水平、服务质量的评价常常是仁者见仁、智者见智，但是评价依据大多来自权威医院排行榜、患者体验以及个人感受，而这些标准最终都指向一个关键因素——医院的学科水平。无论是国际还是国内的医院排行榜，都是以专科排名为基础进行综合计算。这表明医院专科建设水平直接决定医院的层次和未来的生存和发展，与医院的类型、性质、属性关系不大。专科建设的核心是医院的科室，因此，科室的发展好坏直

接决定医院的未来。

科室的地位

社会大生产与医疗服务之间存在密切联系，社会生产总过程的四个环节——生产、分配、交换和消费，同样可以应用于医疗领域，并贯穿于整个医疗服务过程中。

从社会大生产角度看，医疗服务是一种生产活动，医生选择医疗方案是分配，医疗过程中的付出和获得是交换，而患者支付服务费则属于消费环节，如图 2-3 所示。

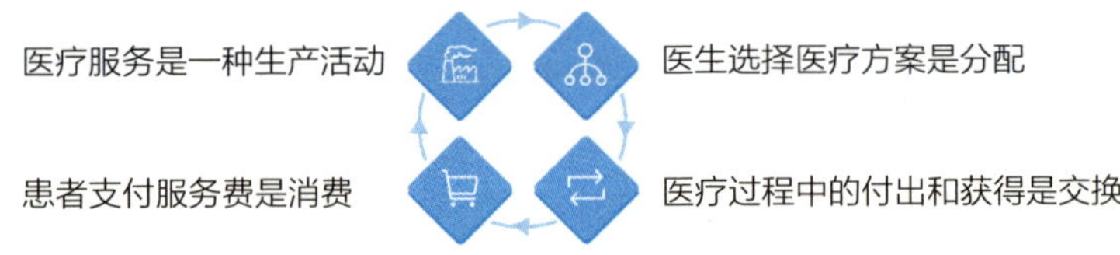

图 2-3　医疗服务大生产的四个环节

1. 医疗服务是一种生产活动

在医疗服务过程中，医生作为科室的主要生产者，利用自身的专业知识和技能，结合患者的具体情况和实证结果，制订诊疗计划并实施诊疗行为，以改善患者的健康状况。这个过程与生产的基本要素和条件相符合，因此可以被视为一种生产活动。

2. 医生选择医疗方案是分配

医生在选择诊疗方案时会根据患者本人的意愿、经济条件和疾病状况，选择最佳的治疗方案，例如，药品、耗材、器械的选择，手术方式的选择，以及诊疗方案的制订等。这些环节在医疗大生产中属于分配环节，对于患者的治疗和康复具有至关重要的作用。

3. 医疗过程中的付出和获得是交换

医疗服务中的付出和收获构成了一种交换。在医疗服务的整个过程中，医务人员和患者会进行各种交换活动，交换的内容包括但不限于以下几类。

（1）信息交换。医务人员会收集患者的主观和客观信息，以便对患者的健康状况进行诊断和分析。同时，患者也会向医务人员询问关于疾病和治疗的相关问题。

（2）情感交换。在医疗服务中，医务人员和患者之间也会发生信任的交换。医务人员需要关注患者的情感需求，给予患者关心和支持，以增强患者的信心和配合度。同时，患者也需要理解和信任医务人员，积极配合治疗和管理。

（3）时间交换。医务人员通过单位时间内提供的医疗服务，换取患者在其他领域劳动时间的回报部分，这是不同空间、时间或相同空间、不同时间内的价值交换。此外，医疗保险基金作为劳动者疾病风险共享机制，其实质是劳动时间的集合。因此，从这个角度看，医疗服务过程中，医务人员与患者之间也属于劳动时间的交换和价值的交换。

（4）经济交换。医疗服务通常需要一定的经济投入。医务人员会通过检查、诊断和治疗等方式向患者提供服务，并收取一定的费用。患者则需要支付医疗费用，以获得必要的医疗服务。

4. 患者支付服务费是消费

当患者生病时，他们需要专业人员在专业场所利用专业的知识和技能为他们提供疾病诊治服务。然而，选择哪家医疗机构就诊、选择哪位医生治疗、选择哪些自费范围、选择哪些治疗措施，这些全部都由患者自己决定。这是因为所有的医疗服务都需要患者消费货币来交换，所以他们拥有自主决策权。

从以上的分析中我们可以看出，医疗服务全过程涵盖了社会大生产的四个环节，因此，在一定程度上，医疗服务也可以被视为一种社会大生产。如果我们仔细观察医疗服务中的生产过程，可以发现疾病的产生是以人的生理结构为起点，而与生理结构相对应的医院科室则是治疗疾病的主要部门，也可以说是主要生产部门。**生产环节作为社会大生产的起点，起着决定性的作用，决定了其他三个环节。因此，以专科命名的科室在医疗服务大生产中扮演着核心的角色，其地位不言而喻。**

科室的作用

从社会大生产的角度看，科室在医疗服务中发挥着重要作用。每个科室都有自己的诊疗范围，这个诊疗范围既体现了科室的技术能力水平，也反映了医院提供医疗服务产品的能力。总体来说，科室的诊疗范围可以被视为科室医疗生产能力的体现，这种能力与医疗大生产之间存在密切的相互作用。

1. 科室医疗生产能力：医疗大生产的动力之源

科室作为医疗服务的主要提供者，会对医疗大生产产生重要影响。

（1）科室医疗生产能力直接决定了后续分配的方法、交换的程度和消费的对象，同时还决定着分配、交换和消费的水平与结构。例如，从消费的对象角度看，北京协和医院的就诊患者与县级医院的就诊患者群体存在明显的差异性。具体而言，北京协和医院面对的绝大多数是来自全国各地的疑难杂症患者，而县级医院面对的几乎都来自本地的常见病、多发病患者。而且患者的病情难度、复杂度不同，需要的诊治能力和水平以及消耗的医疗资源也完全不同，这反映了医疗服务交换程度在不同层级医院间的变化。进一步地，患者所消耗的医疗资源量，最终会通过医疗总收入及其费用结构的差异化来具体展现。这些经济指标不仅关乎医院的运营成本与收益，更影响着医疗收入的纯利润水平。而纯利润的变化，作为医院运营效率的直接反映，又会进一步作用于内部的收入分配机制，从而体现在医务人员的学识层次、专业能力、学术声誉以及实际收入等多个方面。

（2）科室的医疗生产能力决定了分配、交换和消费的具体形式。例如，针对肿瘤患者的治疗措施，最终选择的治疗措施是放疗、化疗、免疫疗法，还是靶向治疗、干细胞治疗等，既是科室生产者技术能力的体现，也是科室综合诊疗水平的反映。

（3）科室的医疗生产能力决定了分配、交换和消费的社会性质。例如，公立医院的科室更注重保障基本医疗、履行社会责任，而一些民营医院的科室更注重补充医疗、计算经济效应。

2. 医疗大生产：加速医疗生产能力升级的催化剂

由患者参与的分配、交换和消费等医疗大生产环节也对科室的医疗生产能力产生反作用。

医疗大生产对科室的医疗生产能力产生的作用

① **提升积极性。**在诊疗服务过程中，劳动报酬分配的合理与否对科室的积极性产生不同的影响，报酬分配越合理，科室的积极性越高。

② **提升服务质量。**患者对科室诊疗诊治能力的认可和对医生的信任能够调动科室人员不断提升服务质量。

③ **赢得患者的支持和理解。**医生通过为患者解除病患，帮助患者重返正常生活，能够获取患者对医疗服务整个过程的理解和支持。

科室的生产能力并非完全取决于科室的表面实力，而是与医疗服务大生产的分配、交换和消费这三个环节紧密相连。因此，医院不仅要关注科室的生产能力，还要关注医疗服务大生产的每一个环节，以促进良性循环，实现医院的快速发展。

如何创建品牌科室

从社会生产大过程和要素关系中，我们可以明确科室在医疗服务中的重要地位和作用，并认识到创建品牌科室是医院发展的关键战略。那么如何创建品牌科室呢？作为新华医院康复科的主任和学科带头人，以及医院的中层管理人员对这个问题有着深刻的研究和一些独特的见解。

刘汉军主任强调，作为科室的负责人，掌握相关的管理技巧和策略对创建品牌科室至关重要。他将在多年的工作经历中总结出的技巧和经验分享如下，以帮助大家更有效地创建品牌科室。

1. 顺势而为，找准科室发展方向

在遵循时代和国家大方针政策的前提下，准确识别形势并顺应发展潮流，对临床科室进行精准定位并制定发展战略，是推动医院发展的关键环节。

科室定位和制定发展战略过程中的主要工作

① **分析现状和问题。**深入剖析科室的现状及问题，找到阻碍发展的关键因素，从根本上解决问题，强化基础，确保精准定位，然后逐步推动科室工作的开展。

② **设定目标。**设定合理的目标，然后脚踏实地，循序渐进，逐一落实，逐步达到理想状态。

③ **调整计划。**形成良性循环后，再根据实际情况调整工作计划和发展规划。以一个3年战略为例，初始年收入目标为200万元，然后再逐步提升至2000多万元，运营收入显著提高，各项指标也实现了质的飞跃。

2. 构建精英团队，夯实科室发展基础

科室管理者要致力于培养人才，构建精英团队，发挥每个人的优势，以促进团队整体实力提升，为科室的发展贡献力量。

团队构建的主要工作

① **统一目标，凝聚合力。**虽然不同角色的职责和使命有所不同，但是共同的目标能将所有成员凝聚在一起，形成强大的合力。当大家都朝着一个目标奋进时，团队的凝聚力会越来越强。

② **关注员工，提供支持。**科室管理者要关注员工的工作、学习和生活等方面，帮助他们快速融入团队，对于能力有待提高的员工，更要诚心诚意地提供帮助和支持。

以康复科室为例，过去只有 4 名医生、6 名治疗师和 11 名护士，但在大家 3 年的努力下，团队规模扩大到 10 名医生、18 名治疗师和 15 名护士，团队实力显著增强。这正是团队共同努力的结果，也是实现科室快速发展和卓越成就的关键。

3. 加强科室制度建设，规范员工行为

科室管理以制度执行为基础，因此科室主任应加强制度建设。科室制度由全体成员共同制定，制定过程中，科室主任要与成员进行有效沟通，及时给予反馈，充分尊重每个成员的意见和建议。达成共识，制度形成后，所有成员要严格遵守制度。科主任更要以身作则，起到带头作用。

4. 增强员工服务意识，提升患者满意度

科室人员的服务意识对科室建设至关重要，因为它可以提高患者满意度、提升科室形象、促进医患沟通、优化医疗流程以及增加医疗收入等。因此，科室应重视增强员工的服务意识。

（1）树立以患者为中心的服务理念。所有科室成员结合现代康复治疗技术，形成针、灸、药、推、康、教“六位一体”的特色康复模式，牢固树立“一切以患者为中心”的服务理念，并在日常工作中贯彻落实新康复模式、新服务理念。

（2）建立并发展信任关系。倡导每一位科室成员与患者及家属保留联系方式，并积极进行互动、回访。这样可以更好地关注患者的病情和需求，为他们提供个性化的健康管理服务，争做一名值得信赖的医生。

5. 发挥科室技术，用疗效赢口碑

因为患者的救治成果最终取决于治疗效果，所以充分运用科室技术，提高医疗康复和护理的整体质量，是科室建设的核心任务。为此，

科室必须不断提升医疗专业技术，填补短板，逐步构建科室的核心竞争力。这需要依赖于日常的带教、培训、学习、进修、内训等多种手段。

6. 建立协作关系，实现共赢发展

通过协作，科室可以共享资源、互补优势，提高医疗资源的利用效率，避免资源的浪费和重复建设。同时，科室之间的协作还可以促进医疗技术的交流和学术领域的拓展，提高科室的整体水平。因此，建立良好的协作关系也是科室建设的重要工作之一。

科室需要建立的主要协作关系

① **与其他科室建立联系，实现协作共赢。**科室要加强与科室之外的联系，建立良好的合作关系，确保渠道通畅，以便于互相之间提供必要的支持和帮助，实现协作共赢。

② **与院领导建立联系。**对于院领导分配的任务，科室成员要竭尽全力完成，因为院领导的指引是科室努力的方向。

③ **与院外建立联系。**科室要时刻保持院外各战线、各上级单位的友好关系，为科室的发展添砖加瓦。

7. 加强内涵建设，打造卓越领导力

科室主任应深刻认识到自身的责任和使命。为了更好地推动科室的建设和发展，科室主任需要不断加强自身的内涵建设，提高自己的专业素养和管理能力，打造卓越领导力。

（1）保持终身学习的心态。科室主任要不断学习、更新自己的知识和技能，跟上学科发展的步伐。这样才能满足新的形式需求，为科室发展提供有力的支持。

（2）有一颗包容的心态。科室主任要以海纳百川的胸怀来对待

每一位科室成员。在工作中，我们要充分尊重每个人的意见和建议，发挥团队的力量，共同推动科室的发展。同时，我们还要积极鼓励创新和探索，为科室的未来发展提供更多的可能性。

（3）树立自己的处事风格。科室主任应树立自己的威信和行事风格，让每一位科室成员能够信任和服从自己的管理。只有通过良好的沟通和协作，才能实现共同的目标，为科室的发展贡献自己的力量。

（4）做出成绩，树立榜样。科室主任要做出成绩并树立良好榜样，必须具备开拓进取的精神，不辞艰辛，锲而不舍地追求目标。同时，充分利用时间和空间效应，把握每一个机遇，才能逐步积累并取得更大的成就。

（5）充分尊重每一位员工的劳动价值。在绩效分配方面，科室主任要充分尊重每一位员工的劳动价值，以多劳多得的原则激励大家的工作积极性。只有通过公平公正的激励机制，才能更好地调动大家的参与性和主动性，共同为科室的美好明天贡献自己的力量！

创建品牌科室对于提高医疗质量、增强竞争力、提升患者满意度、促进团队建设以及推动医院发展都具有重要的意义和作用，所以作为科室管理者应当积极探索，寻找方法和策略，打造有自己特色的品牌科室。

第三节　学科建设：发展特色，提升核心竞争力

学科建设是医院赖以生存和发展的核心力量，是衡量一家医院建设水平的重要指标。**良好的学科建设可以提高医疗服务能力与水平、完善人才队伍建设、强化学科可持续发展能力、塑造医院核心品牌、引领医院实现高质量发展，学科建设对医院的重要性不言而喻。**

2017年7月25日，国务院办公厅印发的《国务院办公厅关于建立现代医院管理制度的指导意见》中明确指出，要加强临床重点专科、学科建设，提升医院核心竞争力。2023年2月3日由国务院国资委、国家卫生健康委员会、中央编办等十三部门联合印发的《支持国有企业办医疗机构高质量发展工作方案》中重点强调，要提升国有企业办医机构学科建设能力。在市场环境和国家政策的推动下，各大医院开始聚焦学科建设，发展特色学科，旨在提升医院的核心竞争力，助推医院优质高效地发展。

学科建设的五大困境

医院学科建设的根本目的是挖掘人才的潜力，提升资源的利用效率，打造医院品牌。这是医院学科建设的目的，也是医院发展的共性规律。但是大多数医院还深陷在学科建设的困境中，无法达到这些目的。

医院在学科建设过程中，常见的困境表现在以下五个方面，如图2-4所示。

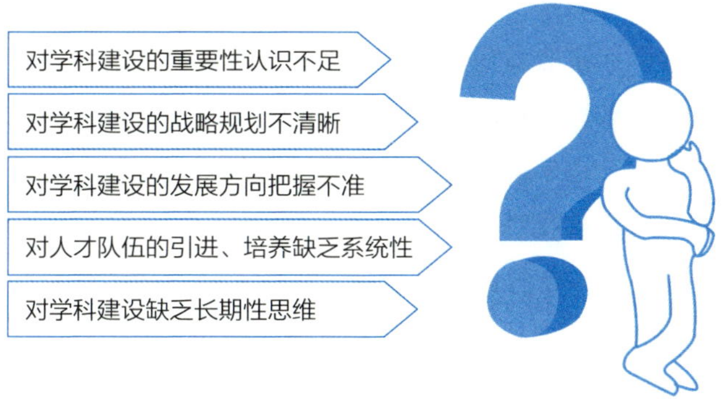

图2-4　医院学科建设面临的困境

1. 对学科建设的重要性认识不足

大多数医院对学科建设的重要性认识不足，甚至还对学科建设存在一些片面认识。

> **对学科建设的片面认识**
>
> ① 学科建设是顶尖公立医院的专属领地，其他医院大可不必跟风，这样做只会“劳民伤财”。
>
> ② 学科建设就是科学研究、申请课题、发表文章，对医院的经营管理帮助并不大。
>
> ③ 学科建设是医院发展进入“小康”之后的事情，到那个时候再入局也不迟。

这些对学科建设的片面认识会导致医院的人才储备和资金补给不足，因此会贻误学科建设发展的良好时机。

2. 对学科建设的战略规划不清晰

“规划先行，逐一落实，谋定而后动”是加强医院学科建设的主要方法。然而有不少医院迫于生存压力，对于短时间内不会有可见、可测量的经济收益的学科建设并不会投入大量的人力、物力和财力。这就导致这些医院既不会结合医院实际情况形成医院学科建设的发展战略，也不会对医院学科建设进行明确定位，更谈不上对学科建设进行战略规划。

此外，还有少部分医院虽然确定了学科建设的战略目标，但也仅仅是停留在口号上，没有制订具体的计划和实施步骤。这种不清晰的战略规划会导致后期行动混乱，无法帮助医院实现学科建设的战略目标。

3. 对学科建设的发展方向把握不准

虽然很多医院都在积极布局学科建设，但是他们总是因为把握不准学科发展的方向而无法做好学科建设。

对学科建设的方向把握不准的主要原因

① 没有确定的专科方向。

② 没有强有力的专病专治能力优势。

③ 没有数量充足的特色医学技术。

④ 自身的医教研平台缺乏号召力和影响力，无法吸引高素质、高学历专家加入。

⑤“看天吃饭”，没有明确的学科建设方向。引进某一学科知名专家，就以专家的专业方向为医院学科建设方向。当专家离开医院后，又以其他专家的学科方向作为医院学科建设方向。

4. 对人才队伍的引进、培养缺乏系统性

一些医院由于医教研平台基础薄弱，所以很难吸引高层次学科人才，也不易形成人才成长的土壤，即便花高薪聘请部分专家，也会因医院在学科建设上的天然“缺陷”而制约人才发挥其作用和价值，使人才难以扎根医院。

例如，引进学科建设人才时未配套相应的科研设施，或未配备齐全与学科发展相应的高精尖设备等，这些都会制约人才的发展，导致引进的人才“水土不服”，学科建设难见成效。

5. 对学科建设缺乏长期性思维

从广泛的角度说，学科建设是一项系统工程，更是一项“慢”

工程，不是短期“突击”就能够实现学科建设的目标。例如，重点学科评审中的“硬”指标“科研基金数”“学术论文数”“学术职务数”等想要取得突破，短则需要三五年，多则需要更长时间。这就导致大多数以生存、投入回报率为首要考量因素的医院的学科建设，形成了具有重临床、轻科研、投入高、时间长、回报难以量化的发展特点。对这些医院来说，一旦学科建设的投入在短时间内无法获得回报，就会严重动摇医院运营者和管理者开展学科建设的决心、信心。所以，从某种程度上说，学科建设的各项举措能否延续、执行，医院能否发展自己的特色学科，主要考验的是医院运营者和管理者的智慧，关键在于他们是否对学科建设具备长期性思维。

无论医院正面临哪些困境，都不应该成为医院无法做好学科建设的理由。相反，医院运营者和管理者在这个时候更要迎难而上，了解困境、分析困境背后的原因，然后找到对策，突破困境。

如何发展特色学科

明确医院在学科建设过程中面临的困境后，医院运营者和管理者要系统、逐个地解决问题，突破困境，以实现医院高质量发展下的高水平发展。

无论是公立医院还是民营医院，无论医院面临哪些方面的困境，突破困境的底层逻辑都是相通的。直观地说，发展特色学科是大多数医院突破学科建设困境的重要突破口。通常，医院运营者和管理者可以基于所面临困境的实际情况、特点以及医院当前的条件、基础及其他相关情况等，从以下五个方向着手建设自己的特色学科，如图 2-5 所示。

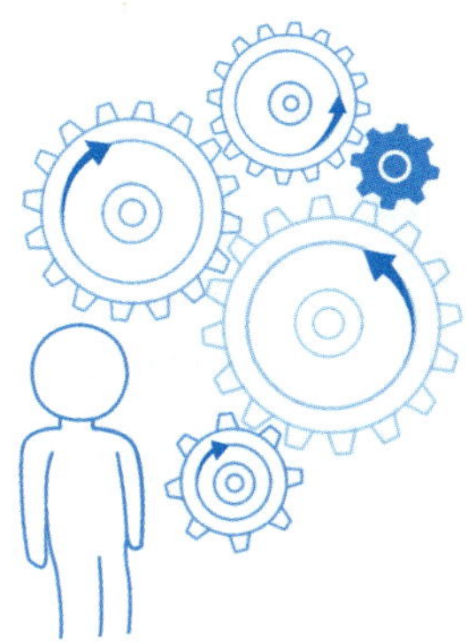

- 转变理念，追求学科特色化发展
- 找准定位，明确特色学科建设方向
- 瞄准专病，打造专病专科中心
- 布局人才，夯实特色学科建设根基
- 提升体验，强化特色学科服务质量

图 2-5 特色学科建设的对策

1. 转变理念，追求学科特色化发展

随着新医改政策的不断深入，医院的目标定位和发展模式也会随之发生改变。这就意味着医院的学科建设理念也需要进行转变，从全方位、大范围发展向差异化、特色化、专病化方向转变。

医院应更加注重对专病、专科、学科的建设，树立起“院有重点、科有特色、人有专长”的发展理念，从市场需求、科室定位、医院规划、未来趋势四个方面确立特色学科的方向。

2. 找准定位，明确特色学科建设方向

学科建设建什么、抓什么是医院运营者和管理者首先要解决的战略决策方面的问题。对大多数医院来说，无论医院规模、等级大小，都应该坚持医、教、研并举的发展策略，在所在地理区域范围内发展具有自己特色的重点专病和专科。

明确特色学科建设方向的步骤

① 综合分析医院所处的环境，包括现有的基础设施、人才储备、

经济状况等，这些是确定特色学科建设方向的前提和基础。例如，综合实力相对较弱的民营医院，不一定非要瞄准“高大上”的学科，可以根据自身的特色找准自己的学科发展方向。

② 评估医院现有专科的发展状况、水平，立足医院所在区域的疾病特点和人们对健康的需求，精准锁定医院特色学科建设方向。

③ 统筹利润实现与医疗安全、目标实现与患者满意、目的实现与学科声誉之间的关系，同时在人、财、物上给予学科建设大力支持和倾斜照顾，持之以恒地抓特色学科建设，促进特色学科实现可持续发展。

3. 瞄准专病，打造专病专科中心

医院要善于瞄准专病，打造出优秀的专病专科中心，提升科室的学术地位。强化专病专科建设，利于构建医院的学科发展优势，帮助医院精准定位并发展自己的特色学科。

打造专病专科中心建设的措施

① 建立自己的医教研平台，设立专病专科教学科研基金并加大经费投入，建设专病专科医师人才团队。

② 瞄准某一专病，以专病带动专科，不断强化专病专科的建设能力。

③ 加强与医学高等院校之间的交流，与医学院附属医院建立专病专科的“科室帮带、学科帮建”的帮扶对子，实现资源互补。

4. 布局人才，夯实特色学科建设根基

学科，尤其是特色学科的可持续发展需要一支服务意识强、医疗技术高超、文化素养良好、科研能力强的人才团队作为支撑。因此，医院要大力完善特色学科的人才引进机制，强化特色学科的人才培育机制，要将建设特色学科人才作为增强医院核心竞争力，提升医院品牌影响力的核心举措。

打造特色学科人才团队的具体措施

① 医院要紧紧围绕特色学科建设方向和目标，采取依托医学院校、高薪聘请、科室协作、医生集团合作等方法引进、吸收特色学科人才。

② 医院要针对特色学科人才，从薪酬待遇、福利补贴、资源利用、进修学习等方面制定针对性的引进、培养策略。

③ 医院要强化特色学科人才的岗位培训，加大特色学科人才培训经费的投入，同时要大力鼓励科室之间、医院之间的特色学科人才进行深入交流，充分调动特色学科人才的积极性和创造性，全方位提升医院特色学科人才的能力水平。

5. 提升体验，强化特色学科服务质量

医院学科建设的出发点是患者有更好的服务体验，提升患者满意度和信任度，通过培养患者的满意度和信任度来打造医院特色学科的声誉和医院的品牌。因此，医院特色学科建设的重点除了医疗技术外，还要强化特色学科的服务质量，以提升患者的就医体验和满意度，从而提升特色学科的知名度。

这样就可以形成一个特色学科带动技术、技术带动患者体验、

患者体验带动口碑、口碑带动增量、增量促进特色学科发展的正向循环，如图 2-6 所示。

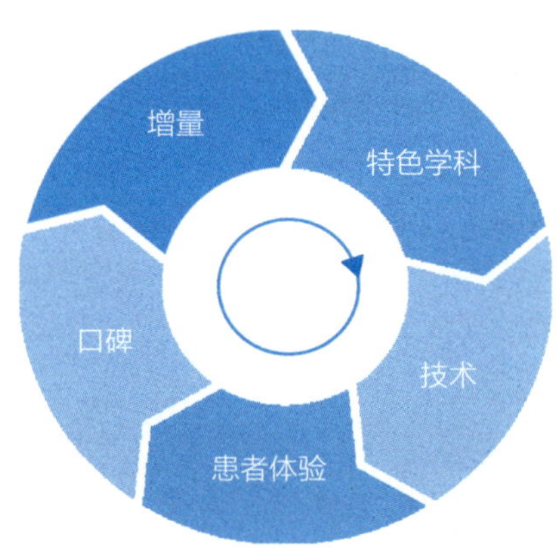

图 2-6　服务质量与特色学科发展的正向循环

不同性质、不同规模、不同等级的医院的特色学科建设的底层逻辑相通，但具体内容不同。所以医院应着眼于现有条件和基础，通过某一技术的点连成专病中心的线，然后形成专科中心的面，再逐渐形成自己的特色学科，为医院的高质量发展提供不竭动力。

第四节　科研建设：营造氛围，延长“生存寿命”

医院的科研活动主要聚焦于生命科学、医疗技术的改进，科研建设能力直接关系到医院的声誉、品牌和技术能力，能够提升医院的竞争力、延长“生存寿命”。因此，无论医院等级和规模如何，都应重视科研思想和科研行为的培育。

科研决策上要一以贯之

医院持续发展的关键是获取持续的利润，而实现持续利润的关键在于形成“救治能力—患者就医—获得利润”生产链条的良性循环。从这个生产链条可以看出，救治能力是实现持续利润的主要驱动力。科研作为提升救治能力的关键环节，决定了医院能否在竞争中获得优势和持续的利润。

纵观全球知名医疗集团的发展历程，无论是国外的梅奥医疗集团、克利夫兰医学中心，还是国内的北京协和医院、四川大学华西医院、中南大学湘雅医院等，他们给人留下深刻印象的是其学科水平和知名度，而支撑这些知名学科的正是医院强大的科研体系所形成的科技创新能力。这种创新能力的形成，依托于高水平的科研行为。

然而，高水平的科研行为并不容易达到，因为科学研究需要兼具创新性和耐心，它需要长时间的投入，而且往往在短期内难以显著的成果。因此，医院运营者和管理者必须充分认识到科研的重要性，并一以贯之地落实科研决策，持之以恒地推动科研工作，以确保其成为源源不断的“生产力”。

科研战略目标上要科学可行

科学研究的对象涵盖了人、自然以及人与自然的关系，其范围和内容十分丰富，很难做到完全覆盖和全面涉及。因此，“有所为，有所不为”成为很多企业选择科研对象的重要准则，对于医院而言同样如此。哪些应该有所为，哪些应该有所不为，选择怎样的方向，实现怎样的目标，采取怎样的方法，达到怎样的结果，发挥怎样的作用等，这些“怎样”都需要医院在顶层进行规划和设计，绘制出总的蓝图和行动线路图，确保科学可行。

1. 制定科研战略目标的原则

科研战略目标既不能定得过高，让人感到遥不可及，也不能定得太低，使科研水平长期处于低层次徘徊，而是要让科研人员经过一定的努力就能实现。

2. 根据自身实际情况确定科研战略目标

不同医院之间的科研人才、科研基金、科研氛围、科研基础等都不一样，因此科研目标也应该有所不同。有些医院的科研目标是探索人类的奥秘，有些医院的科研目标是提升医疗技术，有些医院的科研目标是改善医疗质量。所以，医院应结合自身的实际和战略目标，对科研进行定位，制定清晰的科研战略目标，这本身也是科研的一部分。

有了清晰的战略目标，科研工作才能走在正确、安全的道路上，逐步打造属于自己的科研品牌。

科研模式上要灵活多样

深入观察国家的科研体系，我们可以发现每个院校和每个研究机构都有其独特的研究领域。同样，每家医院也都有其成功的“基因”和独特的科研资源。因此，在组织和开展各项科研活动时，我们需要充分利用自身的优势和科研能力，走出一条适合自己的发展之道。

通常，医院可以从以下几个方向探索科研模式，如图 2-7 所示。

1. 多管齐下，拓展获取科研资金的渠道

资金是科研的血液，医院应多管齐下，拓展获取科研资金的渠

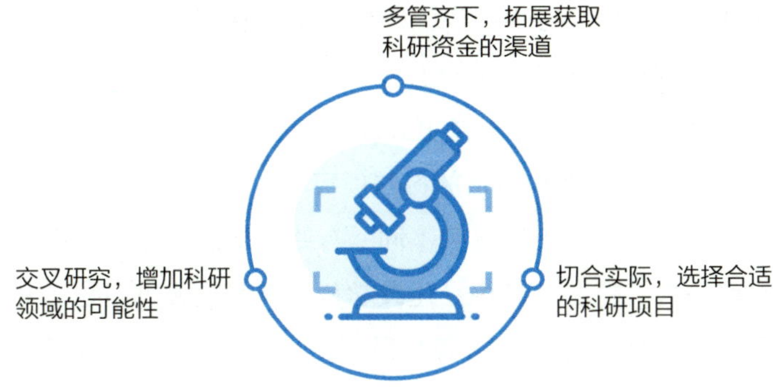

图 2-7　科研模式上要灵活多样

道。各医院之间由于地理位置、历史沿革、人才素质和科研基础等的不同，获取资金的渠道也存在差异。

获取科研资金的 3 个渠道

① **申请公共科研资金。**医院的优秀科研人才可申请国家自然科学基金、社科科学基金、省部级科研经费、医疗成果科研项目等，以及其他研究机构的科研经费。

② **设立内部科研资金。**当医院从公共渠道获取的资金不足时，可采取自我补充的方式，成立院级层面的科研基金，并组建专家委员会进行审核，开展相关科学研究。

③ **建立公私混合资金。**一些非公立医院可以与相关科研机构、医学院校共同成立研究院、项目组，协助申请国家类课题，获得研发经费。同时，也可以资助那些选择自主创业的专家教授，采取合伙人制度、参股的形式共同成立科研公司，双方共同出资开展科研合作。

在获取科研资金方面，我们需要根据自身实际情况选择适合自己的渠道和方式。同时，我们也需要加强自身的科研能力和素质的提高，为医院的科研工作提供更好的支持和保障。

2. 切合实际，选择合适的科研项目

不同医院的科研目标任务不同，有些医院的目标是成为世界名院，有些是提升排名，有些是建设学科，有些是解决问题，有些是锻炼队伍。因此，每家医院需要根据自己的目标来选择科研项目。医院可以选择前沿的基础研究项目，也可以选择实用性为主的临床型研究项目。同时，还可以把新技术、新专利、新设备、新药物作为主攻方向，甚至可以把学习科研的方法作为科研本身来学习研究。总之，我们需要根据实际情况和目标来选择合适的科研项目，以推动医院的科研工作不断向前发展。

3. 交叉研究，增加科研领域的可能性

在研究方向上，我们除了要关注本行业和本领域的前沿方向外，还需要关注与其他学科的交叉领域。例如，眼科与物理、化学、信息技术、人工智能、大数据分析等领域的交叉，甚至可以是多专业、多领域的交叉，以促进科研项目选择的多样化。通过跨学科交叉研究，又可以拓展研究思路，发现新的研究领域，提高科研的创新性和实用性。

灵活多样的科研模式能够促进科技创新和发展、提升科研效率和成果质量、推动科研人员的职业成长、增强科研机构的竞争力和促进学科交叉和融合等。为了实现这些价值和作用，医院需要不断探索和创新适合自己领域和需求的科研模式，同时也需要积极推广和应用成功的科研模式，以推动科技创新的不断发展。

科研人才培养上要突出重点

没有人的奋斗，科研工作便无从谈起。所以，科技人才队伍和科技服务队伍是做好科研工作的核心所在。科技人才队伍创造的价值是科研工作的“生产力”，科技服务队伍服务科研是科研工作的“生产关系”。两者相辅相成，各司其职，构成了科研工作的基石。因此，医院需要重点培养科研人才，且要突出重点。

1. 科技人才队伍的培养

科技人才队伍的培养需着眼于科技人才的全生命周期进行规划，既需积极引进外部顶尖人才，又需重视内部人才的培育。那么，究竟是“引”为先还是“育”为先，又或是“引”“育”结合？这需根据医院所拥有的资源及所提供的培养条件来决定。但切忌盲目效仿，东施效颦，而应形成自身的独特性和优势。尤其一些科研人才资源相对匮乏的医院，更应立足自身培养人才并留住人才，保持科研人才队伍的稳定。

2. 科技服务队伍的培养

科技服务队伍的主要工作是科研、论文、成果、档案、设备、经费、人员等各个方面的管理工作。尽管这些工作看似并不具备科研性质，但它们却是科研工作的“润滑剂”和“催化剂”，具有创新性，也应被视为专项人才进行培养。

科研管理上要见到实效

虽然科研管理不能直接产生经济效益，但是它对于确保科研质量、促进科技成果转化、带动人才培养和提高医疗技术水平等方面具有重要作用。

医院的科研管理工作通常包括以下几个内容，如图 2-8 所示。

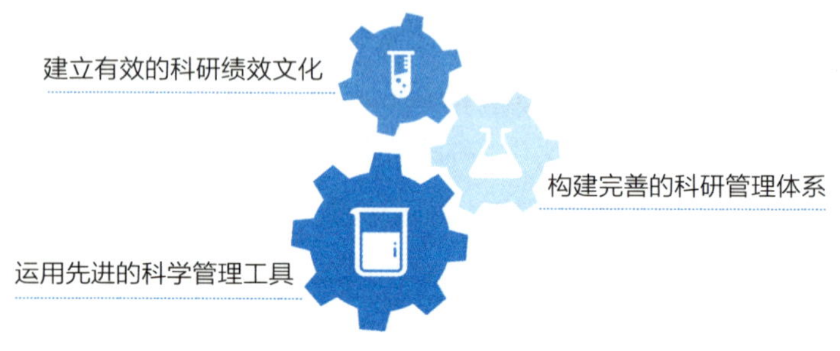

图 2-8 科研管理工作的主要内容

1. 建立有效的科研绩效文化

科研管理的最终目标是激发科研人员的积极性，当每个人都充满激情和动力时，所有外部约束都将被克服。

激励科研人员的方式不仅限于物质，而应当多种激励方式相结合。因为科研人员具有个体差异和动态变化性，只有当他们的需求得到满足，才能进入忠诚、敬业、创新的工作状态，从而更深层次地挖掘科研人员的潜能，实现自我价值的最大化。同时，还要多注重正面激励。通过正面的激励形成对科研成果的正反馈效应，并给其他人树立榜样，久而久之，就会形成一种科研文化，使主动参与科研工作并取得科研成果成为一种自觉行为。

在激励工作中，具体的激励措施包括提供合适的职位、职称评审、优厚的工资待遇、参加学术交流、访学和进修等机会，以及在行业内的知名度，使医务人员产生一种自我实现感。此外，给予科研人员适当的尊重和对其科研成果的认可将更有助于激发他们的主观能动性。

总而言之，通过严格执行科研绩效制度和激励措施，慢慢就会形成执行绩效的“铁律”文化和“主动创新”的科研文化。

2. 构建完善的科研管理体系

科研管理工作复杂且烦琐，需要设立合理的管理体系以确保其高效高质运行。

科研管理体系包含的内容

① **科研计划申报立项审核体系。**成立科研咨询和决策机构，对各类课题的可行性和进行审核评估，以提高中标率和参与率。

② **科研经费管理体系。**按照科研管理的各项规定，严格把关科研经费的出入。

③ **科研项目进展体系。**在集团内部建立导师制，设立科研秘书、科研助手等岗位，并招聘兼职与专职科研人员。除了按照时间节点检查项目的研究进展外，还应主动解决项目研究过程中遇到的困难，以确保科研工作的顺利进行。

④ **科研成果管理体系。**对已取得的科研成果，例如，新技术、新方法、新专利等，要注重转化和临床运用，实现科研工作的原始目的。

3. 运用先进的科学管理工具

科研工作较烦琐、易出错，因此借助管理工具显得尤为重要。科研管理者应善于运用最新的科研管理技术和研究成果，例如，构建“互联网 +”的管理模式，开发 App、小程序、自媒体账号等新型管理工具，建立科研项目数据库、科研人员和团队数据库以及科研成果数据库，使科研工作的进展和成果清晰可见。这样做能降低人工成本，提高工作效率。

医院的科研工作是一个系统的工程，只有整个系统各个要素都发挥作用，科研这驾“马车”才能快速且顺利地奔跑。

第五节　接轨标准：内生动力，推动晋级升等

医院评审被认定为一种行之有效的医院管理手段，其目的和本质是巩固提升医疗服务质量，不断提高医院科学管理水平，促进医院标准化、规范化、科学化和现代化医院管理制度的建立。医院等级本身就代表着医院技术能力、管理水平、服务质量的高低，决定着医院建设的高度、广度和深度。所以，医院要想不断提升自己，就要及时、精准地接轨标准，推动医院的晋升等。

医院评审对医院发展的促进作用

如何评价一家医院的医疗服务能力、医疗质量和经营效益等关键指标？如何向业务主管部门、同行、患者反映医院的综合实力和技术水平的能力？这就需要一个科学、客观、公正的评价体系，医院评审便顺势而生。

从 1995 年开始，我国结合国家国情、医疗服务的特点制定了《医疗机构评审办法》，确定了医疗机构评审的基本原则、方法和程序，开展医疗机构评审工作；2011 年制定发布了《医疗评审暂行办法》和《三级综合医院评审标准（2011 版）》；2020 年印发了《三级医院评审标准》；2022 年，在《三级医院评审标准（2020 版）》的基础上又进行了更新；2025 年,《三级医院评审标准（2025 版）》诞生了。

医院参加医院等级评审既是各级行政业务主管部门的要求，又

是医院实现健康可持续发展的必要举措。因为医院迎接医院等级评审和创建更高等级医院的过程，能对医院原有的管理系统起到“鲶鱼”式搅动作用，促进医院发展。

总结来说，医院评审对医院的作用主要表现在以下几个方面。

1. 借助外力的倒逼作用找到自身的建设方向和突破口

医院等级评审或复评，能够让医院了解自身与发展较好的医院之间存在的差距，从而找到建设的方向和突破口。同时，还能让医院避免盲目乐观，防止偏离医疗服务本质。

2. 让医院的全体员工保持积极的工作状态

周期性的医院评审相当于为医院的发展树立靶心、明确方向，能够让全体医务人员时刻保持准备迎检的状态，时刻保持应有的工作紧张度。这样可以从根本上消除医务人员的疲惫状态和松懈心理，确保医院能够持续地为患者提供相对稳定或品质更高的医疗服务。

3. 提升医院品牌形象，扩大医院的影响力

医院等级层次是医院品牌的“硬壳”，是医院声誉的“无声”代言人。我国医院被划分为三个等级，从低到高依次为一级、二级、三级，每个等级再划分为甲、乙、丙，三级甲等是等级最高的医院，其次的三级乙等，后面的等级以此类推。医院等级的高低一方面标志着服务能力和技术水平的高低，另一方面是患者心目中口碑信赖的排序。所以，一些医院为了提升品牌形象，扩大医院的影响力，吸引更多的患者，会积极地参与医院评审，力争提升医院的等级。

4. 为医院赢得更多利益

医院等级评审使医院能够跻身更高的目标层级，而层级越高意味着医院能获得的利益越多。

医院等级评审为医院带来的利益

① **员工待遇提升。**医院等级越高意味着医院的收费标准可以更高，员工整体待遇能得以提升。

② **享受更优政策。**医院等级越高便可以获得更优政策，在这些政策的扶持下医院可以购置更加高端的设备，享受更多科研项目资源。

③ **吸引医疗人才。**医院等级越高意味着医院拥有更大的平台及声誉，能够吸引更多的医疗人才。

④ **吸引患者。**医院等级越高意味着医院的美誉度会相应提升，将会有更多的患者选择来医院就诊，医院就能得到进一步发展。

新标准对医院发展的利好和挑战

新标准对医院的发展既有利好，也有挑战，如图 2-9 所示。

1. 新标准对医院发展的利好

2025 版与 2022 版标准相比，新标准的直观变化是更“薄”了。2025 版最大的变化是取消了“现场检查”，让现场检查的准备工作量直线减少。但 2025 版也变“厚”了，增加总床位数、单体院区床位数、分院区数量、科研转化金额、医疗质量安全核心制度落实率、CMI（病例组合指数）等指标，新增“急性肺血栓栓塞症、重症急性胰腺炎”等 4 个病种和“肿瘤、疼痛、整形美容、健康体检”等 8 个专科指标。新标准“薄”与“厚”的变化中蕴藏着对医院发展的 4 点利好。

利好
明确医院建设的重要方向
减轻医院评审的工作量
增加医院等级的含金量
塑造过硬的医疗品牌
对医院的医疗质量要求更高
对医院的信息化建设水平要求更高
对医院的把关定向能力要求更高
对医院人才的质量要求更高
挑战

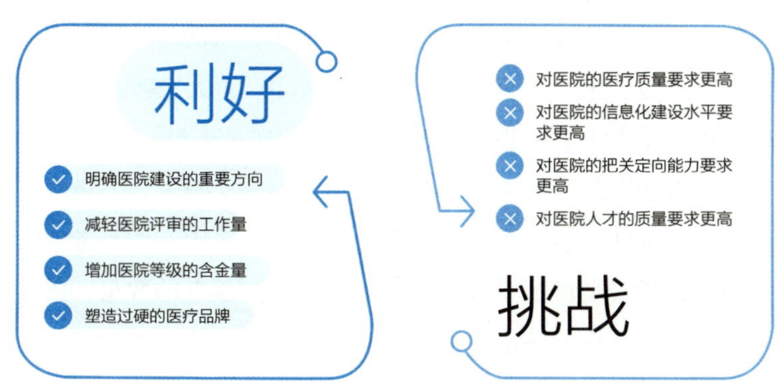

图 2-9　新标准对医院发展的利好和挑战

（1）明确医院建设的重要方向。新标准最大的改变是数据评审。包括控制规模扩张，强调科研实效，推动数据共享互联，聚焦管理效能和诊疗难度，覆盖更多急危重症，专科管理精细化，考查医院信息平台与全民健康信息平台互通率。

新标准明确把评审的重点放在医疗机构的医疗质量和安全管理上，要求各省在制定本省实施细则时，纳入评审的指标数量原则上不低于本版标准的 60%。应当包括质量、安全、能力、效率、运行等多个维度；26 个重点专业质量控制指标和 55 个单病种（术种）质量控制指标，要尽可能纳入；提供国家医疗质量安全改进目标相关医疗服务的医院，必须将相关国家医疗质量安全改进目标全部纳入；开展限制类医疗技术、人体器官捐献、获取和移植技术的医院，必须将“重点医疗技术临床应用”相关指标纳入。医院评审看似评审的是一个个“数字”，实际上是评审医院的管理能力、质量安全水平和服务效能，这为医院的战略方向提供了指引。

（2）减轻医院评审的工作量。相比 2022 版标准，评审标准对医务人员来说，最直接的变化是取消现场检查，采取线上线下数据审核的方式进行。让疲于在评审前应付现场检查的“忙碌”成为历史，评审从过去的“突击式”变成“日常式”，大大减少了医疗机构应对医院评审的工作量，把宝贵时间还给医务人员。

（3）增加医院等级的含金量。在新标准的实施下，三级医院评价的重心全部转入医院医疗质量安全核心的数据上，而且考察的维度更多、质量安全目标要求更高，对医院医疗服务的数量、质量和效率进行综合评价。在这种情况下，医院等级所代表的价值就更容易辨识，三级医院的含金量才能更货真价实。

（4）塑造过硬的医疗品牌。得益于信息技术、人工智能技术、云技术、物联网技术等新一代信息技术的广泛运用，评审标准开始全部转向数据评审。这就排除了过去评审结果与专家的主观感受密切相关、非理性因素较大，同时也堵住了权力寻租的空间，让评价的结果更具公信力。2025 版标准让医院等级的评定更具品牌宣传力，医院之间的“人为”差别就会大幅缩小，医院等级中包含的技术水准、服务价值就更容易被患者认可。

2. 新标准对医院发展的挑战

2025 版标准最大的变化是数据指标的扩展和更新，这些数据指标是平时“干”出来的，而不是临时“做”出来的，更不是靠人情关系“寻”出来的。平时每一次的“小考”成绩就是医院评审“大考”的结果，这就要求医院要不断加强内功的修炼，把战略目光从外围转到内外并重，而这对医院管理能力的要求和挑战更大。

（1）对医院的医疗质量要求更高。新标准在保持 2022 版标准的基础上，紧跟行业发展趋势，新增医疗质量安全核心制度落实情况 35 个监测指标、国家医疗质量安全改进目标，4 个单病种和 8 个重点专业。尤其是 18 项核心制度的 35 个监测指标更是对医院质量安全管理能力、水平、成效的一次全方位检验，比 2022 版现场检查的要求更加严格。这些评审指标击中不少医院医疗质量管理的“七寸”，也是大部分医院质量管理受人诟病最多的地方。因此对大部分医院而言，对标新标准，相当于一次“刮骨”过程，能否起到“疗伤”的效果，要看医院投资者在战略上的调整和管理层战术上的执行效果，考验的是整个医疗质量管理团队的凝聚力、执行力和持久力。

（2）对医院的信息化建设水平要求更高。新标准从过去的 5 类数据平台扩展到 8 类数据平台，新增全民健康信息平台，强化数据互联互通，要求医院与省级平台对接。明确要求各省级卫生健康行政部门可以通过还原数据路径、多维度验证等适当方式对医疗质量与安全数据进行核查。这些数据指标的收集、统计、分析、总结等环节都需要医院信息化来支撑和支持。如果没有好的信息化建设，有些指标甚至都无从下手。这对医院信息化建设提出了更高的要求。

（3）对医院的把关定向能力要求更高。相比于 2022 版评审标准，2025 版评审标准在前置要求中明确规定了公立床位与分院区管控，新增“非法代孕、虚假出生证明、泄露隐私”等违法违规情形，重大不良舆情（造成社会影响）纳入安全管理否决项，必须设置儿科、感染性疾病科、病理科、老年医学科，以及公共卫生科或者预防保健科等直接从事疾病预防控制工作的科室。这是医院管理的“负面清单”。与其说这些标准是医院评审的“高压线”，不如说是针对近些年来医院发展中屡发各类问题的“警戒线”。对于公立医院来说，这些标准是“底线”；对于民营医院来说，这些标准是“界线”，总之这些标准是对医院把关定向能力提出了更高的要求。

（4）对医院人才的质量要求更高。对于医院来说，医疗服务和疾病诊治需要专业的医疗人才来完成；医院战略规划、运营、行政后勤管理需要专业的管理人才来配合，两者缺一不可。新标准看似是变得“简单”了，实际上反而“更难”了，每个指标背后都需要人力来支撑，医院要想在等级评审中获得好成绩，就要吸引、培养、留住更多人才。这对于已经在医疗人才市场捉襟见肘的部分民营医院来说，无疑是雪上加霜。

综上所述，新标准对三级医院，尤其是三级民营医院的挑战与机遇并存，不排除一些已经进入三级门槛的民营医院在新标准中被“拉下马”。对还没有完成华丽转身的大多数三级医院来说压力更大、担子更重、经营更难。但从医院发展的大战略、大方向、大形势来考虑，却是一件利好的事。因为大浪淘沙剩下的是金子，同样的道理，新准评审后的三级医院将是医疗行业中的佼佼者。他们的出现将彻底扭转患者对医疗的成见，树立良好的医疗新形象、新口碑，这才是政府、患者和医疗服务市场乐见的局面。

如何推动医院的晋级升等

虽然新标准对医院发展有利有弊，但是给医院带来的利益始终大于弊端，所以大多数医院都会积极地参与到晋级升等中，期望实现晋级。那么，医院如何才能实现晋级升等呢？又或者医院如何通过新标准的等级评审呢？

对于三级民营医院来说，因其发展时间短、制度不健全、流程不合理、执行不到位、质量管理水平普遍不高等原因，不单晋级升等难度更大，甚至一些三级综合医院会面临被降级降等的严峻形势。医院等级评审已然成为所有三级医疗机构面临的共同难题。所以，下面从三级民营医院的视角展开介绍“医院如何实现晋级升等或平级平等”。

早在《三级综合医院评审标准（2011年版）》中，就已经把评审的主导思想确定为“要坚持‘以人为本’‘以病人为中心’，走以内涵建设为主、内涵与外延相结合的发展道路”。《三级医院评审标准（2022版）》《三级医院评审标准（2025版）》又对这个内涵进行了量化，那就是评审标准的第二部分“医疗服务能力与质量安全监测数据”，这个数据是所有参与评审医疗机构的“门槛”，跨过这个“门槛”就是新天地，跨不过这个“门槛”就会被“拉下马”。因此，新的医院评审标准的重心全部转移到“医疗服务能力与质量安全监测数据”部分。当然，前置要求部分依然重要，特别是第一部分“一票否决”项目。接下来，将对三级医院评审的几个步骤逐一进行分析。

第一步：前置要求决定评审起点

三级医院参与医院等级评审的第一关是前置要求部分合格。

2025版前置要求部分共设4节29条评审前置条款。很多省份会在此基础上增加一些限制性条款，例如国家绩效考核等级要求、电子病历要求、医疗机构不良行为扣分要求。前置要求的评审规则均是医院在4年评审周期内发生一项以上情形的，就会被取消原等次，按照“未定等”管理。因此，所有三级医院应把前置要求中各个条款作为医院的“底线”“红线”“高压线”来管理，尤其是防范安全管理与重大事件、严重职务犯罪或严重违纪事件和骗取医保基金行为。民营医院要着重防范非法执业、承包科室和广告违法等问题。总而言之，各三级医院要时刻保持警惕，把前置条款的内容贯穿于医院管理的全过程，一旦有任何苗头，要坚决果断予以铲除。

第二步：数据评价决定评审结果。

当前置要求审查合格后，就进入三级医院评审最核心的第二部分——医疗服务能力与质量安全监测数据。

第二部分评审结果决定三级医院评审的成败。该部分通常会评价一个周期，即最少 4 年的医疗数据情况。不同于 2011 版的医院评审标准，可以依靠最后一年完善、补充的“冲刺”形打法，新标准需要有“内功”和硬实力。在第二部分安全数据中评价中，可以运用一句口诀来总结:“人力资源要达标、服务能力是关键、专科建设求突破、病种建设需托底、限制技术可冲刺。”

在人力资源配置方面，医院要对照国家、省、市对医院所有人员的配置要求，如床护比、医护比，以及儿科、感染性疾病科、病理科、老年医学科，以及公共卫生科或者预防保健科等专科人员要求，并严格按照要求进行资源配置。尤其是前置要求提及的一些科室和人员，必须按要求设置、按标准配备。需要关注的是，对于医院人员总床位的计算，不是按照医院编制床位或批准床位数，而是依据医院住院患者数计算出的平均床位数。所有人力资源数据不是医院名册的内容，而是医院人力资源系统中的数据。

医疗服务能力概括的是一家三级机构的服务量、服务质量和服务内涵，是第二部分数据评审核心中的核心，没有什么所谓的“窍门”。这些数据基本都来自医院的病案首页，取决于医院救治的患者数和疾病种类，以及病案首页规范填写的管理。而收治病种数量、住院术种数量、DRG（疾病诊断相关分组）、CMI（病例组合指数）、时间指数、费用指数这 6 项指标，又是第二部分数据中的核心，应成为所有三级医疗机构评审的中心点。实际上，提升这 6 项能力会同步提升整个第二部分数据的得分。同样，这 6 项能力下降也会拖累整个第二部分的得分。因此，各家医疗机构要把这 6 项能力作为重点工程来抓。需要注意的是，对这 6 项能力的评价规则和运用分组器，与国家公立绩效考核评价规则、医保支付分组规则是不同的，需要有独立的系统进行评价。

在医院的专科建设方面，新标准从 18 个专业增加到 26 个专业，包括肿瘤、疼痛、门诊、整形美容、放射等，对这些专业的评价通常与区域内同行、同科的比较，要求各个专业的负责人要保持与各专业质控中心的联系，明确本学科各项指标的排名和改进空间，对照本地区、本区域的各专科建设实际进行提升。

在病种建设方面，主要考察单病种数质量情况。新标准从原先的 51 个增加到 55 个，而且要求尽可能全部纳入。这一部分其实与医疗服务指标有交叉，一旦机构的疾病诊断相关分组数、病例组合指数较高，就意味着机构单病种的覆盖面较大，各病种的患者数量较多。这是部分“达线”三甲医院和“三乙”医院的共同“痛点”“难点”，涉及医院整体的学科建设、能力建设和患者结构，会让人有一种管理上的“无力”感。但作为数据评审的关键环节，医院必须针对薄弱科室、薄弱病种进行系统攻关，把能拿的“分”拿回来。

在限制技术评价部分，这部分的分值占比不高，而且多是器官移植、质子放疗这些顶级的手术、较好的设备，仅有一些大型三甲医院能做。因此，医院可以本着“锦上添花”的思维，抱着努力争取、有序建设的心态，客观看待这一部分的失分。

第三步：数据核查决定评审成效

2025 版评审标准虽然取消了现场检查，但新增线下数据核查部分，明确要求各省级卫生健康行政部门可以通过还原数据路径、多维度验证等适当方式，从数据生成、数据采集、数据治理、数据分析、数据报告等多个环节进行评审数据核查，聚焦数据真实性、准确性，坚持“可疑”数据优先原则，科学确定数据核查指标，兼顾章节和评审周期内各年份均衡性，核查条款数量比例不低于 20%。

评审采信的医院提供数据值与核查数据值差距在10%以上(含正负)、医院无法提供原始数据或被认定为虚假数据的均视为错误数据。错误数据条款占核查条款数量超过10%的，按照违反前置要求条款处理，其评审结论为前置要求不合格，直接取消医院原等级。因而，所有参与评审的医院要把数据管理作为评审中的基础工作来抓，要重点抓数据是如何产生的，数据采集过程中会不会出现假数据、空数据等；该数据指标背后有没有相应的制度、流程、监督、整改和数据“痕迹”留存，有没有抓医疗质量和安全持续改进。每一个数据看似是“冰冷”的阿拉伯数字，却反映出医院的管理制度、流程、方法和结果。重点考核医院有没有完成“数据为王”时代下医院质量管理模式的转变，有没有运用医院“数据”来改进提升质量安全工作。如数据背后质量安全的缺陷是如何提示的？发现数据偏移时是如何监管的？质量安全缺陷是如何改进的、效果如何，等等。新标准并不是取消了现场评审，而是从另一层级、另一角度来全面检验医院的日常管理能力和水平。相比于过去的现场评审，对其质量要求更高。

医院晋级升等后的危机及应对措施

据不完全统计，2022年上半年，在全国各地卫生健康委员会公布的三级医院评审结果中，通过三级医院等级评审的医院将近100家。虽然不少医院通过了医院评审，但随之我们也发现一个关键问题，部分医院的“晋级升等”只是一个目标，是外在等级名称的变化，并不能与医院内涵建设的提升画上等号。这样就容易出现“高级低能、高等低效”的现象，反而会影响医院的声誉，甚至有可能在下一次等级复审中被“下架”。因此，对于已经通过等级评审的医院来说，更需要高度关注晋升等级后的危机及应对措施。

1. 医院晋级升等后会遇到的危机

医院实现等级晋升后会面临着诸多新的危机，如果处理不好，将会给医院带来“负效应”。通常来说，医院在实现晋级升等后会面临以下几个危机，如图 2-10 所示。

图 2-10　医院晋级升等后会遇到的危机

（1）新的等级预示着新的管控压力。新的等级目标实现后，医院开始享受医院等级变化带来的红利，收费结构也会随之改变。例如，门槛费、医保报销比例的变化带来了患方支付方和医保支付方监管力度的变化，医保支付方会按照同级别医院的管理要求，加强对新晋升等级医院的监管，更高的要求带来的是更大的管理难度和压力。

（2）新的等级预示着新的竞争环境。医院晋升新的等级后，DRG/DIP 付费基准、医疗质量评价排名与同级别所有的医院竞争。特别是随着公立医院现代医院管理制度的进一步深入，以及公立医院高质量发展措施的落实，有可能会加深和拉大民营医院与其他同级别医院的差距。对于刚加入新等级的“新兵”来说，要成为一名合格的“老兵”，仍有较长的路要走。

（3）新的等级预示着新的管理方式。医院晋升新的等级后，其定位和战略目标会发生改变。在这种情况下，对于医院运营者和医院管理者来说，能否延续在创建等级医院期间的人力密度、工作强度和目标高度是一项新的考验。如果在创建过程中，有“运动式”迎评现象，短时间确实可以起到“拔苗助长”的作用，后果却是当目标实现后，反而容易出现巨大的质量“真空”，以医疗质量为核心的相关指标不升反降，这无论是对于行政主管部门还是患者来说，都将形成信任危机。

（4）新的等级预示着新的医院形象。医院等级的区分实际是医院规模、学科能力、服务质量、硬件条件的等级划分，等级越高代表诊疗的范围越大、难度越大，在患者心目中的地位就越高。但是如果医院在晋升新的等级后，在医疗技术能力水平、服务过程体验等方面没有达到同级别医院的平均水平或者患者期待的改进水平，那么就容易让患者质疑医院等级的含金量，对医院品牌的认知会走向另一个极端，结果有可能是得不偿失。

2. 医院晋级升等后的危机应对措施

了解医院晋级升等后可能会遇到的危机后，我们要做的就是采取措施应对危机、化解危机，使医院的升级更加“货真价实”，如图 2-11 所示。

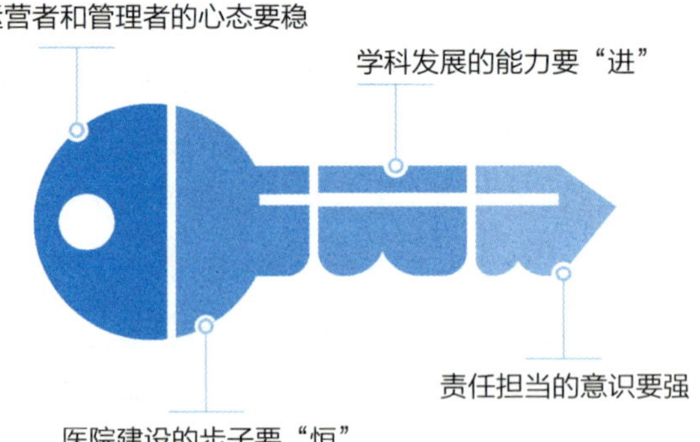

图 2-11　医院晋级升等后的危机应对措施

（1）医院运营者和管理者的心态要稳。医院晋升新的等级后，前期的投入并不能马上转化为回报，仍然需要继续提升学科建设、加强医院的品牌建设、维持新等级的管理架构，这些都需要医院运营者和管理者继续加大投资。因此，医院运营者和管理者切不可有“松松劲”和“歇歇脚”的想法，更不要急于求回报。

（2）医院建设的步子要“恒”。医院参与等级医院评审都有突击拔高的现象。部分医院为了填补所缺的学科不惜花重资增添设备、改造硬件，为了满足医院的人员配比，不惜高代价聘请学术带头人，为了提升医疗相关质量指标，不惜牺牲经营利润。从等级医院建设的角度看，这些都是必要和必需的。但是这些投入能否发挥出预期效益，这些专家能否适应医院的文化，这些措施能否形成行为惯性都需要医院运营者和管理者有坚定的信念、常抓不懈的韧性和不怕挫折的品性，这样才能保持前进的方向。

（3）学科发展的能力要“进”。纵观全球众多医院，虽然每家医院都有其存在的内外环境和理由，但每家医院一定有属于自己的学科品牌。这意味着专科能力成为医院生存发展壮大的通用法则，也成为建设发展医院的黄金准则。所以，医院晋升新的等级后更应该通过学科建设来体现自己的变化，以更好的技术质量来赢得患者的信赖。

（4）责任担当的意识要强。新的等级也代表着新的责任。设想一下，如果医院在同级别的医院质量评比中总是“咬尾巴、拖后腿”，这样必然会损害医院甚至整个医疗界的形象和荣誉。因此，医院晋升新的等级后依然要肩负责任，做好医疗服务，并要积极采取差异化的诊疗和服务内容竞争策略，在中国特色的医疗保障体系中占领一席之地。

如果把创建等级医院过程看作是一场入学考试，那么对于榜上有名的部分医院来说，这仅是万里长征的第一步。入学后的重点是要保持好“迎考”时的学习状态、动力，继续在新的学习环境中用实干获得新的佳绩。这样医院才能获得更好的发展，赢得相匹配的地位。

第六节　案例解析：第一性原理在医院管理中的实战运用

新华医院，其历史可追溯至 1958 年，坐落于人文荟萃的天府之国——成都（具体位于成华区双桥路 180 号）。起初，它作为中航工业成都发动机（集团）有限公司职工医院，也称国营 420 厂职工医院，服务于企业员工及周边居民。1993 年，医院迎来了名称上的首次变更，正式命名为成都市新华人民医院。进入 21 世纪后，2002 年，响应国家关于企业改革的号召，医院成功转型为民营非营利性综合医院，开启了全新的发展阶段。

2021 年 5 月，新华医院再次迎来重要里程碑，正式成为川北医学院附属直管医院，并随之更名为川北医学院附属成都新华医院。时至今日，新华医院已成长为一所集医疗、教学、科研、预防、保健、康复等功能于一体的大型国家三级综合医院，展现了其在医疗卫生领域的深厚底蕴与卓越实力。

自改制以来，新华医院始终秉持着客观分析、精准施策的原则，深刻洞察并准确把握医院管理的核心要素、关键环节及中心任务。在第一性原理的指引下，医院展开了一系列变革举措，不仅取得了显著的进步与成就，更为民营医院探索出了一条创新发展的崭新路径。

非营利医院的经营形势分析

随着改革开放的深入发展，民营非营利医院作为一种独特的社会医疗形态应运而生。一方面，它作为由社会团体构建的经济实体，本质上隶属于非营利组织的范畴；另一方面，它并不是由政府直接主办，而是归属于民营医院的行列。这种融合了民营资本与公立非营利性质的复合状态，使得其在成长历程中面临诸多“叠加式”的困难，具体如图 2-12 所示。

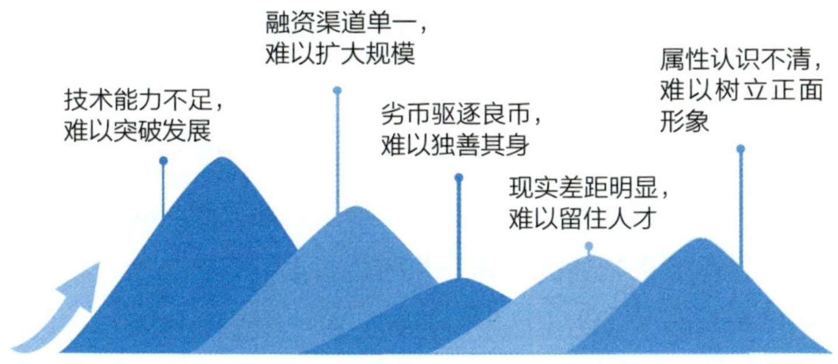

图 2-12 经营非营利医院发展中常见的困难

1. 技术能力不足，难以突破发展

作为由特大型央企职工医院改制而来的医疗机构，新华医院继承了原有职工医院的患者基础和公立医院积累的专家团队及品牌形象，拥有稳固的“基本盘”。但是，脱离公立医疗体系后，新华医院在政策优惠、人才吸纳、政府资助等方面逐渐与同级别公立医院拉开差距，特别是在人才引进方面，难以吸引具备高素质和高内驱力的专家团队，进而限制了医疗技术在广度和深度上的突破，使医院陷入了“原地踏步”的困境。

2. 融资渠道单一，难以扩大规模

由于医疗行业的独特性和相关政策规定，民营非营利医院在融资过程中遇到了诸多困难。具体而言，民营非营利医院兼具非营利性质与社会资本运营的双重属性，其非营利性特征导致医院的土地、医疗卫生设施、固定资产及设备等均被列为不可抵押资产；同时，非营利性质还决定了医院无法持有股权，从而无法进行股权转让、质押、回购等融资手段。在这种情形下，医院不仅无法获得政府的无偿资助，还需自主承担盈亏与生存责任，且难以获得资本市场的支持，使民营非营利医院在融资道路上陷入了进退维谷的境地。

3. 劣币驱逐良币，难以独善其身

虚假广告、医疗欺诈、过度治疗等恶劣行为，对整个民营医疗领域，尤其是民营医院的声誉造成了严重影响，在一定程度上破坏了人们对医疗服务功能的认知，并固化了人们对民营医疗机构整体形象的主观判断。“城门失火，殃及池鱼”，使得作为民营医院组成部分的民营非营利医院也难以幸免，无端承受了人们对整个民营医院信用不佳的误解，成为替罪羊。在短时间内，这种先入为主的主观意识难以被彻底扭转，患者的错误印象难以迅速消除。

4. 现实差距明显，难以留住人才

民营非营利医院虽然与公立医院在税收、电水气等方面享受同等待遇，但由于发展历史、学科平台、技术水准等现实差距，在职称晋升、科研成果、学术成就等方面难以与公立医院竞争。此外，民营非营利医院既无法建成与公立医院相同的成长平台和渠道，又无法像民营营利性医院一样给予股份、期权等“隐形”待遇，在招聘新员工和引进技术人才上缺乏吸引力，难以吸引人才。

5. 属性认识不清，难以树立正面形象

非营利医疗机构的创办初衷是能够全心全意地服务于患者，无须过多关注经济效益。但是，现实中存在着一部分民营非营利医院，它们表面上是“非营利性”的，实则却行“营利性”之实，形成了虚假的非营利现象。个别医院的经营者和管理者，在创办非营利医院的初始阶段，其动机就偏离了正轨，目的是规避税收、提升民营医院的社会形象，以及争取政府的支持和相关资源。在实际运营中，他们更是将公益性原则抛诸脑后，转而追求利润的最大化，甚至不惜采用极端手段。这些虚假非营利医院的行为，一方面彻底违背了国家设立民营非营利医院的原始目的；另一方面，也极大地损害了整个民营非营利医院行业的形象，导致患者对整个行业产生“天下乌鸦一般黑”的负面印象，认为所有的民营非营利医院都同样不可信。

医院经营策略选择

非营利医院当前正面临着经营上的严峻挑战，在这种背景之下，医院运营亟需找到破局之道。运用第一性原理来指导经营策略的选择，就成为医院突破困境、迎来新发展机遇的关键。仍以新华医院来说，第一性原理要求医院务必做好以下几项核心工作，具体内容如图 2-13 所示。

1. 准确定义自己的初心

医院存在的根本目的在于解决患者在生理、心理及其社会关系层面所遭遇的种种问题。基于此，新华医院将“造福百姓健康、建设百年医院”作为自己的座右铭。医院的投资方始终未将经济利益置于首位，而是坚守医院的初心，致力于回归医疗的本质，通过卓越的技术与贴心的服务来树立品牌形象，以品牌与声誉赢得生存空

准确定义自己的初心
探索并实施差异化的发展战略
坚定奉行患者至上的原则
打造具有新华特色的服务品牌
强调质量与安全并重的意识
推行关爱员工计划

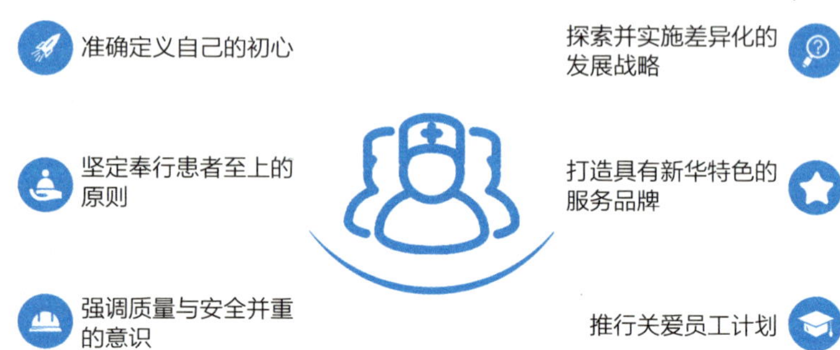

图 2-13　第一性原理要求医院务必做好的核心工作

间，以技术与质量推动持续发展。这种初心如同薪火相传，深深植根于医院管理者及全体医务工作者的心中，汇聚成推动医院不断向上的强大合力。

2. 坚定奉行患者至上的原则

患者不仅是医院服务的直接对象，更是医院服务质量的最直接体验者与评判者，他们的反馈直接塑造着医院的公众形象与品牌认知。因此，新华医院始终将患者的信任视为至高无上的追求，并在其愿景与核心价值观中反复强调这个理念。例如，新华医院的使命是“做值得信赖的医疗守护者”，而价值观则致力于实现“成为百姓信任的区域医疗中心”。在实际运营中，一旦面临患者利益与医院利益，或与医务人员利益之间的“冲突”与“矛盾”，新华医院会毫不犹豫地以“患者优先、患者第一”为首要评判标准，所有决策与行动均围绕是否有利于患者的权益、体验与感受来展开，确保这个原则不仅深入人心，更能在实践中得到切实贯彻与体现。

3. 强调质量与安全并重的意识

医疗质量与患者安全在医疗服务中如同“孪生兄弟”，相辅相成，缺一不可，共同构成了医疗服务体系的稳固基石。对此，新华医院始终将提升医疗质量和确保患者安全视为管理工作的首要任务。在医疗质量方面，新华医院持续将技术能力的提升置于核心地位，不断吸引并引进省内外顶尖医疗专家加入新华医院的专业团队，以此推动医疗技术能力的持续提升，进而实现医疗质量的飞跃性增长。在保障患者安全方面，新华医院将医患沟通、患者反馈机制、负性事件预警系统以及各项制度、规章、流程、路径的严格落实列入常态化的管理内容，作为践行“患者为中心”理念的关键措施，确保患者在享受高质量医疗技术服务的同时，其身心安全得到充分保障。

4. 探索并实施差异化的发展战略

作为一家以传统内科为核心的民营医院，结合医院周边患者群体的年龄结构特征，新华医院的病种结构已初步形成。同时，考虑到成都市医疗资源丰富的现状，特别是在外科发展方面的高竞争态势，新华医院在学科建设与发展方向上必须寻求创新路径。为此，医院将目光投向了药物临床试验领域。自 2019 年起，新华医院的 GCP 中心（药物临床试验中心）从无到有，从小规模起步，逐步发展壮大。至 2024 年 8 月，该中心成功通过了世界卫生组织的严格验收，其 I 期药物临床试验的规模与项目数量已超越四川大学华西医院，跻身四川省领先水平。特别是在 2022 年与 2023 年，中心“牵头 I 期项目总数”在四川省内位居第一（全国排名前十），这项成就已成为医院发展的一大亮点与鲜明特色。

5. 打造具有新华特色的服务品牌

医疗技术的提升是一个渐进且长期的过程，而服务质量的改善则能在较短时间内显现成效。因此，新华医院决定全面聚焦于患者体验的全流程、全过程，致力于构建一个以人性化和专业性为特色的服务品牌。“以患者诉求为中心，打造有温度的服务体系”，成为打造服务品牌的核心宗旨。新华医院选定患者满意度作为提升服务的切入点，专门成立了服务质量管理部门，并采取了一系列前瞻性的举措来优化服务质量。

具体而言，新华医院实施了免费挂号政策，成功通过了国际SGS（通用公证行）服务认证，建立了相对完善的服务标准流程和制度，强化了后勤管理的标准化建设，推行了6S标准化管理项目，并创新性地推出了“先诊疗后付费”服务以及国际医疗门诊服务，持续为患者提供更加优质且高效的服务体验。医院还在四川省内率先启动了无陪护项目，目的是减轻患者及其家属的负担。从患者踏入医院大门的那一刻起，无论是挂号、就诊、检查、住院还是手术，均有专业人员全程陪伴。

为了不断拓展服务患者的举措，医院还举办了“服务创意金点子大赛”，以此激发全院员工的创新思维和主观能动性，充分展现集体智慧。此外，医院成立了患者服务监督小组，邀请患者担任服务质量监督员，共同参与服务质量的监督与评估工作。这种创新性做法不仅增强了医院与患者之间的沟通与互动，更体现了医院对患者权益的深切尊重与关怀。监督小组将从患者的视角出发，参与“神秘客”暗访、患者满意度调查以及内部服务检查等工作，确保医院服务质量能够持续得到优化与提升。

6. 推行关爱员工计划

只有员工满意了，他们才会让患者满意。因此，新华医院始终在搭平台、稳待遇与强福利以及建文化上下足功夫，不断提升员工的满意度。

（1）搭平台。新华医院积极与医学院校、医学会及科研机构建立战略合作关系，为员工提供多元化的成长与发展舞台。例如，成为川北医学院附属医院后，医院不仅为员工提供了学历教育后盾，还搭建了通往医学院教授、副教授职称及导师资格的桥梁，为员工带教实习生、本科生及研究生创造了有利条件。此外，新华医院还鼓励员工攻读硕士及博士学位，提供全额学费资助及工资保障，并精心选派中高层管理人员参加四川大学、北京大学等高校的医院管理研修班，同时举办“北大老师进新华”系列讲座，助力员工成长。

（2）稳待遇与强福利。新华医院始终确保员工待遇处于行业中等偏上水平，并提供丰富的节日福利，让员工在社交场合中充满自豪感，真心愿意在医院工作并寻求个人发展。

（3）建文化。新华医院通过成立各类文化组织，举办丰富多彩的员工活动，并提供各类补助的方式增强员工的归属感与凝聚力。例如，举办生日会、提供亲属优惠、组织团建活动及住院慰问等，通过实实在在的举措让员工感受到医院的关怀与温暖。医院以“有心”的行动赢得员工的“有信”的承诺，员工对医院组织的认同将全面提升医院的整体能力与形象，推动医院走上快速发展的道路。

作为一家拥有六十六年辉煌历程的医疗机构，新华医院在追求高品质医疗服务与高水平医疗技术的道路上，始终从医院管理的第一性原理出发，坚持质量、服务、安全三者并重的发展策略。在健康中国战略的大背景下，我们有理由相信，新华医院的未来将更加美好。

第三章

锚定患者：重构医院的服务价值

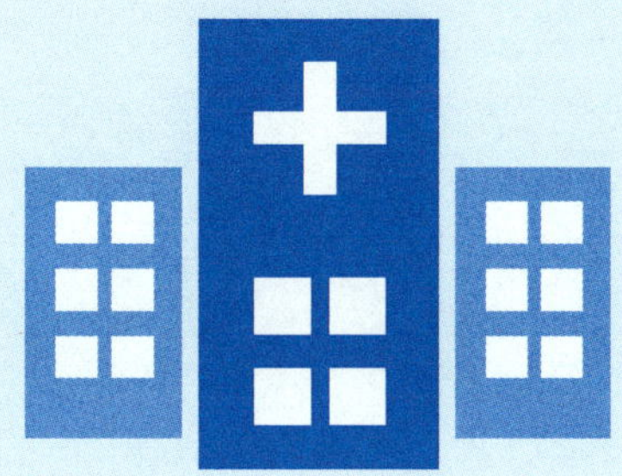

在医疗服务日益同质化的今天，如何构建差异化的服务优势，成为医院提升竞争力的关键。

第一节　价值定位：厘清服务效能的判断标准

医疗服务不仅是医院存在的核心价值，更是医院功能的直观体现。作为一种特殊的服务形式，医疗服务具有独特的价值定位，同时其服务效能的评价标准也不同于其他服务。

医疗服务效能的核心要素

效能，即在目标明确、组织有序的活动过程中所展现出的效率与效果之和，它不仅是工作成果的衡量标尺，更是效率、效果、效益的综合体现。

效能的计算公式可以简化为：效能 = 效率 × 目标

这个公式深刻揭示了一个道理：**个人或组织不应仅仅追求效率的提升，因为效率高并不意味着能够取得期望的成果。只有将效率与目标相结合，才能有效地实现预定目标，取得真正有意义的成果。**

明晰效能的定义后，我们再将视线转到医疗服务效能，进一步挖掘影响医疗服务效能的核心要素，如图 3-1 所示。

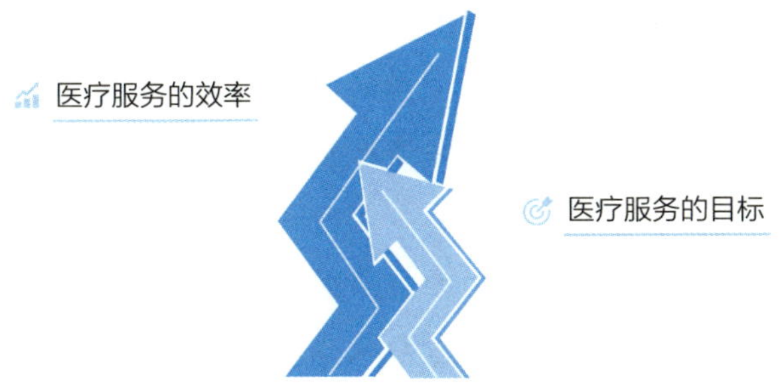

图 3-1　影响医疗服务效能的核心要素

1. 医疗服务的效率

医疗服务的效率由专业的医疗团队决定。这些团队成员通常需具备深厚的学术背景，经过严格的职业资格认证和持续的专业培训，以确保他们具备敏锐的洞察力，能够精准把握患者病情。在此基础上，他们才能运用前沿的医学技术与设备，为患者提供卓越的诊断和治疗服务。

正因医疗服务效率的核心在于医疗团队的工作表现，所以对其评价自然聚焦于团队在预防、诊断、治疗和康复等环节的表现，评价指标主要包括诊断量、手术难度与数量等。虽然这些指标往往难以标准化和量化，但正是这些细微之处，构成了医疗服务效能的关键所在。

2. 医疗服务的目标

医疗服务的目标，即患者对于整个治疗过程的全方位期望，这涵盖了疗效、关怀、体验、认同和理解等生理与心理层面的多元诉求。因此，医疗服务效能并非单纯追求效率，更在于深刻把握并满足患者的这些期望。

确定医疗服务目标应关注的两个问题

① 医务人员务必履行知情同意的职责。医务人员必须确保患者了解自身病情、治疗方案及其潜在风险与收益，从而达成目标的一致性。

② 患者需理性认识医疗服务的局限性。患者应客观地看待各种治疗措施所伴随的风险与收益，避免对医疗服务抱有过高或不切实际的期望。

确定目标是医务人员与患者达成共识的过程，它依赖于医患双方的深入沟通与相互理解。只有在这种相互理解的基础上，医患双方才能携手合作，共同实现医疗服务效能的最大化。

如何提升医疗服务效能

在第一章第三节，我们深入阐述了价值医疗的概念。价值医疗不仅要求医疗服务的提供者通过高效的临床实践和资源利用来优化患者的健康状况，还强调在提升医疗质量的同时，有效控制医疗成本。在这个过程中，患者的价值判断显得尤为重要，它涉及对时间、金钱、感受以及疗效的权衡与抉择，其核心在于评估医疗服务的性价比。

因此，提升医疗服务效能的关键在于将患者的目标设定置于首要地位。这意味着医院的运营者和管理者需要根据患者的个性化需求和期望，来评估和调整医疗提供方的效率问题。同时，我们更应关注患者的整体健康状况，坚持以患者为中心的治疗理念，确保医疗服务能够真正满足患者的需求。

1. 明确患者的目标

患者的目标具有动态性和主观性，并非一成不变或易于量化的指标，而是涵盖了多个维度。具体而言，患者的目标主要包括以下几个方面，如图 3-2 所示。

（1）患者满意度。患者满意度是评估医疗服务效能的核心指标之一。它反映了患者在接受医疗服务过程中，其需求和期望得到满足的程度。通常，通过调查、访谈等手段，我们可以收集到患者对医疗服务的反馈，了解他们的需求和期望，以便不断优化服务质量。

（2）服务公平性。患者期望医疗服务提供者能够一视同仁，为

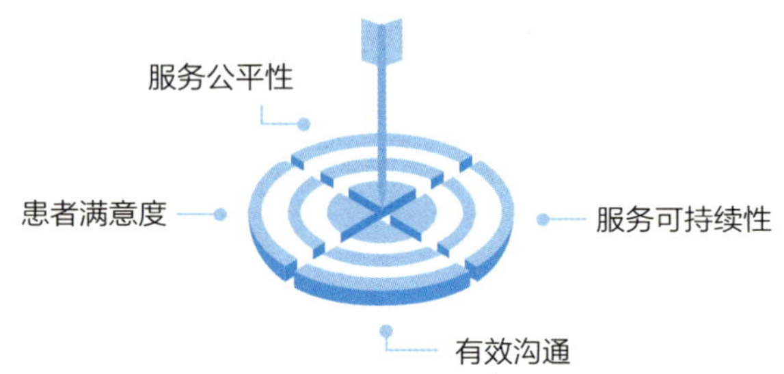

图 3-2 明确患者的目标

所有患者提供公平、无歧视的医疗服务。这包括服务热情、态度，以及设备、药品、耗材等资源的公平分配，同时要求医务人员具备相应的医学知识和能力。

（3）服务可持续性。患者在评估医疗服务提供者在满足其当前需求的同时，也关注医疗机构的可持续发展。这包括环境的改善、设备的更新、服务的提升以及人力的培养等方面，以确保医疗机构能够持续为患者提供优质的医疗服务。

（4）有效沟通。患者期望医疗服务提供者能够与他们保持有效的沟通，及时告知病情发展变化，确保双方之间的信息透明度。这样，患者和家属才能更好地了解服务内容和预期结果，从而做出更明智的决策。

2. 提升医疗服务的效率

在价值医疗的背景下，提升医疗服务效率同样聚焦于医疗服务提供者的效率方面，具体包括以下几个关键内容，如图 3-3 所示。

（1）服务效率。服务效率是医疗价值的重要体现，这要求医疗服务提供者致力于减少患者等待时间、提升诊疗速度，并通过流程优化等手段，最大化地利用有限的医疗资源。

（2）成本效益。在资源有限的情况下，如何在保证医疗质量的

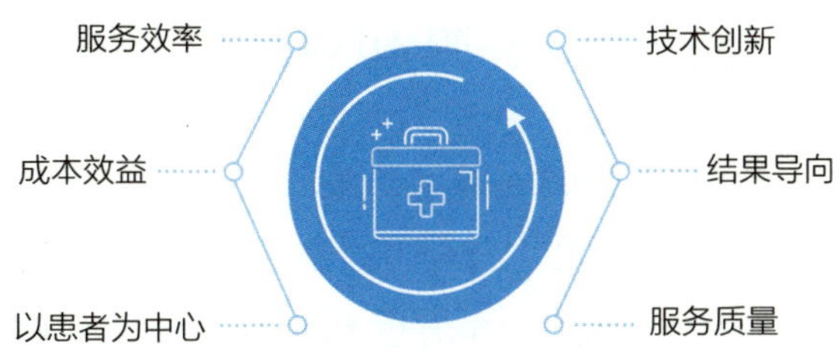

图 3-3　提升医疗服务效率的关键内容

同时实现成本的有效控制，是医疗服务价值定位的关键所在。

（3）以患者为中心。以患者为中心的医疗服务理念强调尊重患者的个性化需求和选择，致力于为患者提供量身定制的治疗方案以及温馨、人性化的服务体验。

（4）技术创新。医院的运营者和管理者应鼓励医疗服务提供者积极采用远程医疗、人工智能辅助诊断等创新技术和方法，以不断提升服务质量和效率。

（5）结果导向。将医疗服务效能的评判标准紧密围绕治愈率、住院时长、并发症发生率等实际结果，不仅能够客观衡量医疗服务提供者的实际业绩，更能激励其不断自我完善，提升整体服务水平。

（6）服务质量。服务质量始终是医疗服务的核心价值所在。医疗服务提供者应致力于提供科学、有效的医疗方法和技术，确保每一位患者都能享受到符合标准的、高质量的医疗服务，从而保障他们的安全和健康。

医疗服务效能，不仅是一个简单的评价指标，更是医疗体系人文关怀与专业技术相结合的体现。在医疗服务这条漫长而曲折的道路上，医院经营者和管理者应不断探索、不断前行，给患者带来更为高效、更为贴心的治疗体验。

第二节　服务理念：明确医疗服务的核心对象

要想深入理解医疗服务的核心对象，我们的首要任务是明晰医疗服务的独特性、多元性以及评价其效能的多维度。只有全面把握这些要素，我们才能对服务对象有更为深刻的认识和了解。

医疗服务的特殊性

服务，通常是指通过提供劳动而非实物来满足他人的特定需求，并让对方从中受益的一种活动，可能是有偿或无偿的。医疗服务正是医务人员运用智力、技能和体力，为患者治疗疾病、恢复健康的过程，同时获得患者的精神或物质回报。由此可见，医疗服务与服务行业的基本特征高度契合，无疑是服务业的一种重要形式。

然而，医疗服务具有独特之处，它兼具有形性和无形性的双重属性。

医疗服务的两大特性

① **有形性。**体现在医疗机构的环境设施、交通便利性以及医护人员的精神风貌等方面。

② **无形性。**体现在诊断流程的合理性、医生的专业素养和态度、服务效率等软性指标上。

医疗服务的无形性使得医疗服务的评价变得尤为复杂。由于医疗服务的高度专业性，患者在就医前难以有效、客观地评估其价值，无法像有形产品那样直接对比质量。因此，患者在评价医疗服务时，往往结合医疗机构的有形条件以及自身的感受做出判断。患者的性格、知识水平、疾病认知以及沟通能力等因素，都会影响评价的结果。

医疗服务的特殊性决定了每位患者的诊治方案及期望值均不同，因此服务难以完全标准化、流程化，因为它是动态变化的。评价医疗服务质量时，我们也要考虑这一动态性。医疗机构关注患者动态变化的评价，其核心在于不断优化当前服务。这就需要医疗机构要把患者动态变化的评价作为服务对象，不能沉醉于患者过去或现在的评价结果，而应把做好当前服务作为最为核心的任务。

医疗服务主体和服务对象的特点

医疗服务中，服务主体与服务对象均呈现出多元化的特点。

1. 医疗服务主体的多元性

如果将整个医疗服务体系视为一个整体，那么业务行政主管部门、行业协会以及医院内部职能部门便扮演着服务主体与客体的双重角色。它们需要时刻监督医院工作人员的服务质量、医疗技术的合规性以及服务的完善程度，从而确保医院具备卓越的医疗、服务与技术水平，为患者提供更为出色的服务。

2. 医疗服务对象的二元性

医疗服务对象的二元性主要体现在以下两个方面。

（1）对于医务人员而言，患者无疑是核心服务对象。然而，对于医疗服务质量的评价，并不仅限于患者个体，还涉及患者身边的家属、亲友、同事、同学及朋友等广泛的社会关系网络。此外，政府、行业组织和媒体等也在医疗服务质量评价中占据重要地位。当这些群体进入医院，医务人员同样需将其作为服务对象，告知病情，沟通诊疗方案。

（2）从医疗机构的角度看，员工同样是重要的服务对象。只有当全体医务人员的服务意识和理念高度统一，他们才能为患者提供更加出色的服务。

因此，医疗服务的对象应是一个包含对内与对外、内外结合的统称，涵盖了多元化的服务主体与对象，共同构成了一个复杂而丰富的医疗服务业生态体系。

总结来说，医疗服务是医务人员为患者提供诊疗、照护的服务，而要更好地服务患者就需系统支持，包括行政主管部门的政策保障、医器药方面的创新产品和多个主体的监督管理。这时候，医疗机构面对多个服务主体和服务对象，在选择上就有多样性。例如，可以把业务主管部门作为服务核心对象，期盼得到更多的政策和资金支持；把资金的回报率作为服务核心对象；甚至不排除把争名夺利作为服务核心对象，但这样的选择就偏离了医疗机构的核心服务对象——患者，以及服务患者的员工，医院的任何发展都将失去基础。

医疗服务质量的多维度评价

关于医疗服务质量的概念，国内外学者尚未形成统一看法。在国际上，1988 年美国技术评估办公室（Office of Technology Assessment，OTA）提出的定义获得了较广泛的认同。该定义指出，医疗服务质量是指在利用医学（即知识和技术），在现有条件下，医疗服务过程增加患者期望结果（恢复身心健康、令人满意）和减少患者非期望结果的程度。在这个定义中，患者和医务人员之间是相互关联的。只有当医务人员提供高效、有价值的服务时，患者才能对治疗结果感到满意。同样，患者的满意与认可也会反过来促进医疗服务提供者不断提高服务质量。

虽然双方的目标是一致的，但在评价医疗服务质量时，他们的关注点和方式却存在差异。这种差异使得对医疗服务质量的评价更加多元化和全面。

1. 医疗服务提供者对医疗机构的服务质量评价

医疗服务提供者的服务质量评价，其核心对象是医疗机构。在评价过程中，主要聚焦于以下几个关键维度，如图 3-4 所示。

完善的晋升体系
完善的后勤保障体系
合理的薪酬制度
良好的人才培养环境
YES

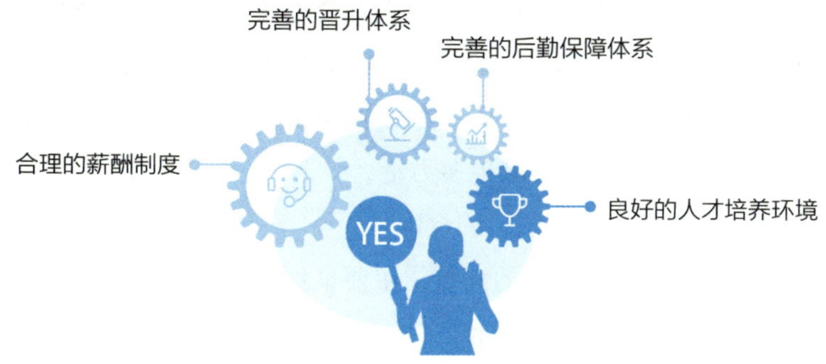

图 3-4　医疗服务提供者对医疗机构的服务质量进行评价的维度

（1）合理的薪酬制度。薪酬与医务服务提供者的工作积极性紧密相连，员工对薪酬分配的公正性和绩效激励机制尤为关注。医院应建立针对不同科室、岗位和职称的绩效分配标准，确保以绩效为依据的薪酬奖励机制得以实施。这个体系的核心在于对医务人员辛勤劳动与卓越成果的全面认可，进而激发他们的工作热情与积极性。

（2）完善的晋升体系。这包括职称晋升和职务晋升两方面。对于职称晋升，医院应建立公开、合理、科学的规章制度，明确标准和条件，让员工能够自主判断和决定自己的晋升路径；对于职务晋升，医院应基于技术能力选拔具备管理潜力和优秀品质的人才，遵循民主推荐、评议、考察等程序，结合实际工作业绩进行选拔。

（3）完善的后勤保障体系。医院应以人为本，构建完善的后勤保障体系，包括提供舒适的员工公寓、优化就餐环境、改善病房条件等，同时确保医疗设备、水电、信息等基础设施的顺畅运行。这样的环境能让医务人员感受到家一般的温暖，从而更加专注于医疗救治工作。

（4）良好的人才培养环境。医院应重视员工的临床、科研、教学等综合能力的培养，同时积极选派优秀人才出国深造、进修、访学，拓宽视野，提升水平。通过打造良好的人才培养环境，医院能够吸引和留住更多优秀人才，激发他们的创造力，提升员工满意度，进而为医院的发展贡献更多力量。

2. 患者对医疗服务质量的评价

患者对医疗服务质量的评价，主要聚焦于医院整体表现，涵盖以下几个方面，如图 3-5 所示。

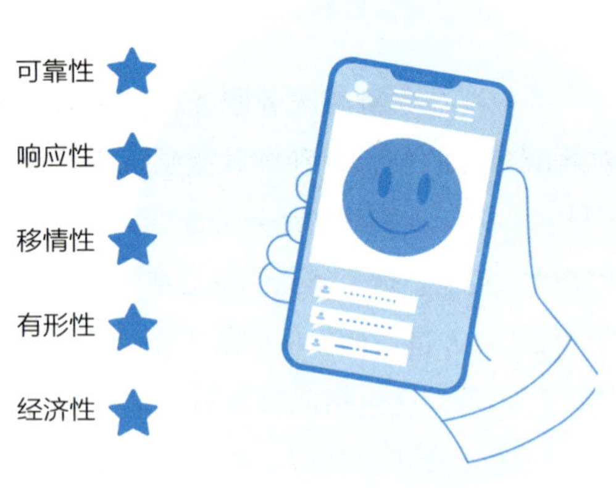

图 3-5　患者对医疗服务质量的评价

（1）可靠性。医疗服务提供者应依托先进的医疗设备，并遵循科学的质量理论，致力于满足患者的治疗需求，最大限度地治愈疾病，减轻或消除患者的痛苦，使患者的身心得以恢复。在此过程中，用药安全更是重中之重，必须得到严格保障。

（2）响应性。时间对于患者来说就是生命，因此，医护人员必须分秒必争，确保治疗的及时性。

（3）移情性。医护人员应恪守行业准则和道德规范，始终坚持以患者为中心的原则，全心全意地满足患者的实际需求。通过关爱患者，让患者感受到亲人般的温暖，使医疗机构充满人文关怀，而非冷漠和疏离。

（4）有形性。医疗应满足相关要求，为患者提供一个安静、舒适的治疗空间。医患之间应相互尊重，互敬互爱，共同营造一个文明、适宜的医患关系。

（5）经济性。在医疗过程中，医务人员应充分考虑患者的经济承受能力，尽可能降低医疗费用。对于不必要的检查项目应避免，并在药物药性相同的情况下，尽可能选择价格更为合理的药物。这样，患者才能以最小的经济负担，获得最佳的治疗效果。

由于服务对象立场和利益不同，评价维度多样，结论各异。而如何对结论本身进行评价，这就是一个选择性的问题。我们需要考虑出发点，要选择对医院外在形象和文化有利的结论。

例如，优秀的医生因为家庭琐事导致情绪不好，语气生硬，因此受到患者投诉。此时，把谁的意见放在首位就是核心对象服务的选择问题。套用“顾客就是上帝”的理论，在处理对外医患关系时，应优先考虑患者的诉求，那么事件的对错就明显了。

患者的利益高于其他群体，服务主体的利益要让位于服务客体的利益。当服务主体受损时，不能以损害服务客体为前提，而应立足在满足服务客体利益不受损的情况，最大限度地保护主体利益。

第三节　服务对象：做好医患关系的经营管理

在医院的众多社会关系中，医患关系是最为关键的一环。医院应深刻认识到医患关系在医院的运营与发展中占据举足轻重的地位，并着力做好医患关系的经营管理工作。

医患关系的三大作用

医患关系包含狭义和广义两层含义。狭义上，它专指医师与患者之间建立起的直接联系；广义上，则涵盖了医疗机构及其全体医务人员与患者、家属乃至患者背后的复杂社会关系。因此，在处理医患关系时，我们不应仅仅局限于医师与患者个体的互动，而应将其视为服务提供者与服务接受者之间的全面关系。

尽管医患关系并非医院经营管理要素中的直接经济驱动力，无法直接转化为经济收益。然而，它在医院生产关系中占据着举足轻重的地位，对医院的人力、财力、物力、技术以及信息要素的作用发挥产生深远影响。

1. 良好的医患关系是医院稳定运营的基石

良好的医患关系能够确保医院的各项诊疗工作和服务项目井然有序地进行，使全体员工能够全心全意地投入诊断、治疗、护理、临床教学和科研工作中。同时，它使得各级管理人员能够充分发挥其服务临床的保障功能，进而确保医院在道德、仁爱、法制的轨道上稳健发展。

反之，不良的医患关系不仅会分散医务人员的精力，降低其工作效率，而且医患之间的互不信任会进一步打击医务人员的积极性，增加工作失误的风险，进而加剧患者的不信任感。这种不信任感最终会波及医院的形象和声誉，破坏医院赖以生存和发展的基础。

2. 良好的医患关系是界定双方权责的基础

医院致力于为患者提供全方位的服务，解决其生理、心理和社会层面的难题，在此过程中，双方之间就形成了两个重要关系：医学关系和人文关系。医学关系关乎医务人员如何选用最合适的诊疗手段来应对患者的各类疾病；而人文关系则涉及患者对于治疗过程、投入的时间与金钱以及最终疗效的认知与价值判断。这两者并非孤立存在，而是紧密相连。

医务人员要想构建和谐的医患关系，就必须确保诊疗方案的科学性；而患者则需对所选用的诊疗方案表示认同，从而理解并接受治疗结果，避免对医务人员的服务行为产生怀疑。

当医患双方就服务过程中的权利和义务达成共识时，不仅保障了诊疗行为的顺利进行，更重要的是奠定了医患之间信任的基础。这种信任是医院运营所追求的终极目标，也是构建良好医患关系的核心所在。

3. 良好的医患关系是提升服务体验的基础

医患双方的共同目的是治好病，但由于疾病本身具有复杂性和多变性，且人类对疾病的认识还存在许多“认识盲区”。即便疾病名称上有所雷同，但个体的治疗方案是不同的，效果也不尽相同。这里借用特鲁多医生的墓志铭“有时治愈，常常帮助，总是安慰”，说明治愈只是小概率事件，更重要的是帮助患者认识疾病，在心理上同情和安慰患者。要实现这个目标，离不开双方的紧密配合和共同努力。

作为医疗服务提供者，医方应当率先迈出建立和谐医患关系的第一步，展现出深厚的同理心、同情心和医者仁心，时刻关心体贴患者，确保诊疗过程中的及时沟通，让患者及其家属享有充分的知情权和决策权。通过让患者或家属参与整个疾病诊治过程，能够增进对诊疗方案的认可和配合，从而消除不良医患关系的隐患。

当患者对医方提供的诊疗措施表示认可时，他们会更加愿意积极配合医务人员的要求。这不仅有助于患者心理层面对疾病治愈的推动作用，还能促进生理上的康复，进一步提振医务人员的信心。

医患之间的良性互动将带来多方共赢的效果，既有助于加深对疾病的认识、提升患者疾病的诊治效果，又有利于医院的稳健发展。

医患关系难经营的三大原因

良好的医患关系对于医院的经营管理至关重要，然而在实际运营过程中，医患关系却常常陷入困境。其原因主要体现在以下三个方面，如图 3-6 所示。

医患双方的心理不平衡
医方在处理医患关系中存在偏颇现象
患方对于医患关系的处理存在错误理解

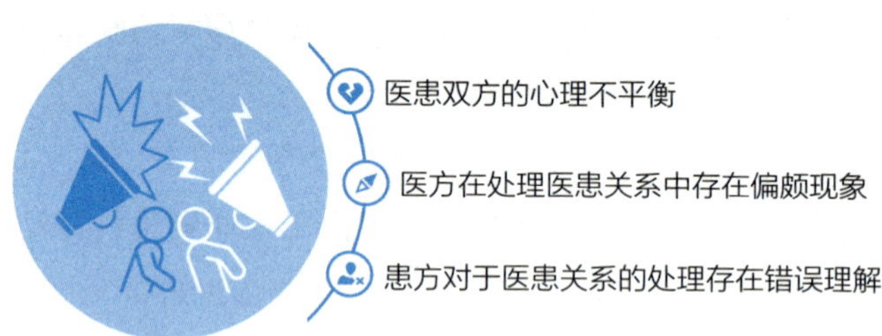

图 3-6　医患关系容易出现问题的三大原因

1. 医患双方的心理不平衡

在医院的日常运营中，医患双方的心理状态往往呈现出微妙的不平衡。

医患双方心理不平衡的具体体现

医者心理：医方通常认为，他们凭借专业知识与技术为患者服务，只要严格遵循医疗指南和规范，并履行了告知义务，患者便应给予信任与理解。

患方心理：患方视角有所不同，他们视医务人员为救死扶伤的使者，期望在付出时间和金钱后，能得到明确的疗效保证，并在就医过程中得到应有的尊重与理解。

这种医患双方心理上的不平衡在实际中常表现为，一旦医方在沟通或治疗效果上未能符合患方的期待，或态度稍显冷淡，患者往往会放大整个服务过程中的不良体验，坚持自己认为“正确”的诊疗方式。这种心理上的失衡，使得医患双方互相抱怨、指责，进而干扰医院正常的经营秩序。

2. 医方在处理医患关系中存在偏颇现象

医院在经营过程中，由于受到现有评价体系的影响，往往过分关注医疗、教学和科研等硬件条件的投入，对经济利益的追求也相对明显，而对于医患关系的建设的重视程度则明显不足。

医院在医患关系上忽视现象的具体体现

① **未改善服务流程。**服务流程未得到有效优化，导致患者需多次往返，增加了他们的负担，降低了就医体验。

② **监管不足。**对核心医疗制度的监管不足，可能直接危害到患者的身心健康，这种管理上的疏忽无疑加剧了医患关系的紧张程度。

③ **未果断处理医疗纠纷。**当医疗纠纷发生时，医方往往处理不果断，态度模糊，甚至采取拖延策略，这不仅使患者的愤怒情绪不断累积，也让医方陷入无尽的委屈之中。更为严重的是，这种处理方式有时会导致患方采取极端行为，如殴打医务人员或进行网络暴力威胁，对医院的声誉和经济造成了不可估量的损失。

3. 患方对于医患关系的处理存在错误理解

传统的就医观念中，医方常被视作拥有信息优势、能够主导医患关系的一方，而患方因医学知识、实践经验及认知水平的局限，难以在争议中发出自己的声音，往往被视为弱势的一方。这种对医患关系的片面理解，即将其视为强弱分明的社会关系，很容易导致患方在看待医疗问题时容易带有偏见。

例如，当医疗效果不如预期时，患方往往容易将正常的病例诊治不足、对疾病认识的局限或技术条件的限制，错误地归咎于医疗差错或事故。

这种误解在“幸存者偏差”效应的传播下被进一步放大，掩盖了事情的真相，误导了公众对医疗行业的认知。

尤其值得关注的是，在个别医疗纠纷发生后，患者或家属往往无法冷静处理，有时甚至会误导媒体对医方进行无端的抨击。这种不理智的行为不仅加剧了社会上的负面反响，更进一步恶化了医患关系，对医院的声誉和发展造成了极大的负面影响。

因此，医患双方都应高度重视并努力维系良好的医患关系。如果双方能时常设身处地站在对方的视角进行换位思考，就有望显著减少甚至消除潜在的纠纷。即便纠纷不幸发生，也应遵循相关法律法规，及时妥善处理，确保医院的正常运转不受影响。这样做不仅有助于维护医疗秩序，更能增进医患之间的理解与信任，共同构建和谐健康的医疗环境。

建立良好医患关系的三个关键环节

运营管理涉及对运营过程的计划、组织、实施和控制，本质上是一个资源投入、转换直至产出的循环过程。同样，这种管理思维也可巧妙应用于医患关系的管理之中。具体而言，我们需精准把握医患资源的投入、转化及产出这三个核心环节，通过精细化的管理手段，促进医患关系的和谐与健康发展。

1. 医患资源的投入

员工不仅是医院最宝贵、最核心的资源，也是医院最大的资源投入。在优化医患关系的管理中，医务人员的行为举止直接决定着医患关系的走向。

要想让医务人员的行为更好地促进医患关系的形成，我们首先要提升他们对医院的满意度。如果医务人员对医院现状不满，他们很难对医院保持高度的忠诚，只会将医院视为短暂的栖身之所，而非事业发展的平台。如果缺乏这种忠诚度，那他们在处理医患关系时便不会投入过多的精力，从而在源头上削弱了构建良好医患关系的基础。

提升医务人员对医院满意度的有效途径

① **赋能授权。**医院应积极为医务人员提供成长与提升能力的平台，为他们创造展示才华的舞台和机遇，助力他们不断

精进专业技能。同时，医院应赋予医务人员足够的权力，充分信任并依赖他们的专业知识、技能和职业操守。当医务人员既具备能力又拥有权力时，他们将更有信心解决患者的需求，维护医院的良好形象，进而产生对工作的满意度、对医院的归属感以及对单位的忠诚度。

② **构建和谐的团队关系。**医院应努力营造积极向上的文化氛围，让每位员工都能感受到如同家庭般的温暖和关怀，从而进一步增强他们对医院的认同感和满意度。

2. 医患资源的转化

当医院成功赋予员工能力与权力，并为他们营造出优越的工作与生活环境时，员工便会与医院同呼吸、共命运，形成深厚的忠诚度。这种忠诚度进而转化为对患者的全方位服务，使医院倡导的以患者为中心的服务理念得以真正落地。

医患资源转化的具体体现

① **提高治疗的依从性。**医务人员会提供详尽的医疗信息，使患者能充分了解自身病情及治疗方案，从而提高治疗的配合度。

② **减少不必要的治疗。**医务人员始终尊重患者的隐私权和知情权，避免将不必要的治疗或检查强加于患者。

③ **提高患者满意度。**医务人员以友善和耐心的态度对待每一位患者，使他们感受到关怀与温暖，从而提高患者满意度。

3. 医患资源的产出

随着员工满意度与患者满意度的持续提升，医生与患者之间逐渐建立起一种深厚而坚实的信任关系，这种关系基于相互依赖、信赖与支持。有了这种牢固的信任作为基石，医患之间的分歧和误解便能够得到有效化解，双方得以在良好沟通的基础上达成新的共识，进而推动彼此关系迈向新的默契高度。

医务人员的工作不仅限于疾病的诊治，更重要的是协助患者建立健康的心理状态，并提升他们的社会适应能力，从而全面维护和增强患者的健康。同时，医务人员还应借助互联网、人工智能、社交媒体等现代工具，帮助患者更深入地了解疾病的成因、治疗过程等相关知识。这不仅有助于他们更好地配合医务人员的治疗工作，还能促进医患之间平等、互助的新型关系的形成。

在这种新型的医患关系下，我们能够实现从“以医疗为中心”到“以患者为中心”的转变，并最终迈向以“健康为中心”的更高境界。这样的转变不仅提升了医疗服务的质量，也极大地增强了患者的获得感和满意度，为构建和谐医患关系奠定了坚实基础。

第四节　服务流程：细化服务流程的各个细节

医疗服务质量是医院品牌形象的重要支柱，而医疗服务流程作为其中的关键环节，会对整体服务质量产生决定性的影响。一个顺畅、高效的服务流程不仅有助于医者更好地完成诊疗工作，更能提升患者就医的整体体验。因此，医院运营者和管理者应对医疗服务流程进行精细化的管理。

医疗服务流程管理的特点

医疗服务流程管理，是一种依托管理理论，聚焦于医疗服务流程的构建，旨在持续提升医院运行效率的综合管理方法。它不仅是一种管理技巧，还是一种管理哲学，深入探究流程背后人的思维与体验，是对人性的深刻洞察与管理。在此过程中，患者始终处于核心地位，同时也不忽视医务人员的感受。其本质是服务价值的整合与重组，旨在优化低效环节，提升高价值部分，从而实现患者期望值的提升，增强其对医疗机构、医务人员和服务流程的信任，进而提升医院的品牌影响力。

概括来说，医疗服务管理流程有以下鲜明特点。

1. 医疗服务流程管理是一个持续动态的过程

医疗服务流程管理是一个持续动态的过程。这是因为医院始终置身于科学技术、医疗设备更新换代及患者需求变迁的浪潮之中，不断面临新的挑战。为了顺应运营环境的变迁与患者需求的演变，医院必须灵活应对，随时准备对流程进行重组或优化。

医院应通过内部流程的优化，提升运营效率；通过外部服务的改进，增强患者满意度。如果医院未能及时响应市场变化，优化流程管理，恐将落后于那些已率先实施改造的同类机构，陷入被动追随的境地，从而在竞争中失去优势。而那些已经在患者满意度方面领先一步的医院，如果想巩固并扩大这一优势，同样需要持续不断地对医院服务流程进行深度改造和优化。

2. 医疗服务流程管理是基于患者需求

医疗服务流程管理的核心在于精准把握患者的需求，不仅要洞悉其当前的需求，更要预见其未来的期望，并在技术革新与社会变迁中创新性地发掘患者的潜在需求。只有这样，服务流程的管理才能有的放矢，取得成效。

在深入理解患者需求的基础上，我们应通过流程管理，确保患者在经济上获得实惠，服务上感到满意，体验上得到满足。这不仅能降低医院的运营成本、提升医疗质量，还能使患者在心理与生理层面双重受益。满意的患者往往会成为医院的积极宣传者，向他人推荐医院的服务与医生，从而确保我们的服务不仅优于其他医疗机构，更能超越患者的期望。如果我们能持续、有效地提供更为便捷、优质、满意的服务，那么医院的信任度将不断提升，忠实患者群体将逐渐壮大，品牌影响力与知名度也将随之增强，为医疗机构注入旺盛的生命力。

3. 医疗服务流程是医院的核心竞争力

随着社会持续进步，患者群体的年代背景不断更迭，经济、文化、社会等多重因素在患者成长过程中留下深刻烙印，使得他们的就医观念和期望日趋多元。如今，患者的医学知识更为丰富，个人需求更为多样，情感需求也愈发迫切。他们对医院服务的态度已从过去的被动接受转变为如今的主动参与，不仅期待卓越的医疗效果，更对医院在效率、体验和服务质量方面提出新的要求。

因此，在医疗硬件和环境日趋同质化的今天，医院的服务流程体验已成为竞争的核心。患者内心的真实满意度是衡量医院服务质量的金标准，只有赢得患者发自内心的满意，医疗机构才能树立良好的口碑，赢得广阔的市场。

如何区分流程管理和职能管理

医疗服务流程管理作为医院管理学的一个重要分支，虽同样植根于医院管理学的基本理论与原则，却与传统职能管理有着鲜明的区别。在当前的医院管理架构中，我们还没有见到专门负责服务流程管理的部门。尽管一些医院设有运营部或客服部，但这些部门的职责多限于部分流程管理的功能，这恰恰是医院服务流程管理独特性的体现。因此，我们需要更深入地探讨和研究服务流程管理，首先要区分清楚流程管理和职能管理的不同，如图 3-7 所示。

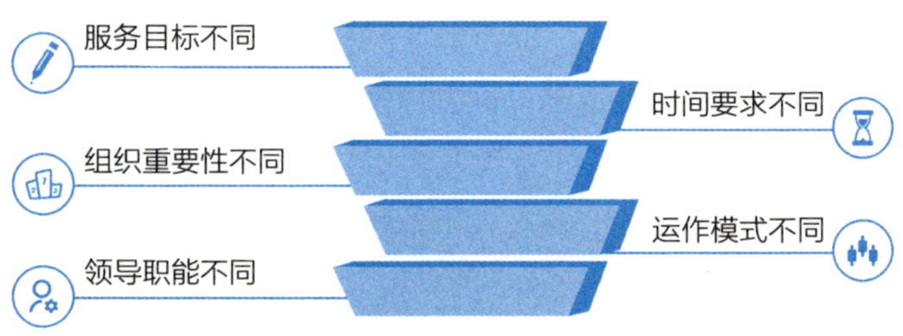

图 3-7 流程管理和职能管理的不同

1. 服务目标不同

医疗服务流程管理，其核心目标在于提升医疗机构的品牌形象。它着眼于患者在机构内接受各类医疗服务项目的先后顺序，并以此顺序形成的过程作为管理的核心对象，旨在为医院的品牌升级提供有力支撑。而传统的职能管理则聚焦于某一项具体业务的计划、执行与落实，更加注重职责与制度的规范化管理，以满足医院日常管理的需求，并紧密围绕医院的战略目标展开工作。

2. 时间要求不同

在医院服务流程管理中，看似简单的顺序和次序，实则蕴含着对时间坐标的精准把控。每一项工作、每一项服务、每一项结果的完成，其最核心的评判标准便是时间节点。流程的运行效率正是以时间效率为基准来衡量的，而传统的职能管理则不然，时间标准往往取决于决策层的主观判断，各个环节的协调配合并非以时间为唯一标准，因此存在一定的主观性，难以确保整体工作的效率得到有效保障。这种时间要求的差异，使得两种管理方式在效率把控上呈现出截然不同的特点。

3. 组织重要性不同

医疗服务流程管理模式以流程为核心，每一次流程管理的变革都意味着对服务项目或业务流程的深刻改造。这些改造的初衷在于优化患者期望值和提升员工效率，从而实现结果的精进。医疗服务机构在面临政策、形势、需求等外部变化时，可以更为灵活、有针对性地进行相关流程的调整与改造。然而，在传统职能管理模式下，外部变化对于职能部门而言，往往仅表现为业务标准、流程或是部门内部职责的微调，缺乏全局性和系统性的优化考量。因此，两种管理模式在组织重要性方面呈现出显著的差异。

4. 运作模式不同

在医疗服务流程管理模式中，每个科室或员工都是整体流程的一环，既承接上一流程，又向下一流程传递，同时还担任着整个流程的评价角色。每个流程都遵循自身独特的规则，流程本身就是制度、规章和标准的体现，只存在顺序关系，而无层级之分。此外，流程管理更便于借助信息化技术，及时发现并解决各节点存在的问题。相反，在传统职能管理模式中，各部门和科室的职能相对独立，它们之间的工作衔接需要依赖上一层级的安排、协调和组织。

5. 领导职能不同

在医疗服务流程管理模式下，医疗服务机构的领导更侧重于关注患者的需求、满意度以及医疗服务的整体质量和效率。患者的需求不仅被视为服务的终点，更是服务的起点，通过不断地循环往复，推动服务质量在螺旋上升中得以持续提升。相较之下，在传统职能管理模式中，医疗机构领导的主要职责在于协调各部门、科室之间的行动，确保各项工作能够和谐统一地推进。

医院管理模式从传统职能管理向流程管理的转变，是一场深刻的变革。这场变革的核心在于从过去的内部管理便利性导向，转变为以患者为中心，以满足患者需求、提升患者体验为首要目标。因此，医院管理的重心应聚焦于流程管理，而非传统的部门、科室和人员管理。通过优化流程，我们可以提高医疗服务机构的整体运行效率，增强其快速响应市场变化的能力，从而为患者提供更优质的服务，创造更大的价值，并进一步提升医疗服务机构的市场竞争力。

如何实施医疗服务流程管理

随着互联网技术、物联网、大数据、人工智能等前沿科技的迅猛发展，以及各类社交媒体的蓬勃兴起，加之新医疗设备、新药品耗材、新硬件设施等不断涌现，患者对于医疗机构所提供的服务及其流程抱有更高的期待。因此，提高医疗质量和服务效率、优化服务流程已成为医院刻不容缓的任务。

1. 明确医疗服务流程改进的主要内容

在医疗机构中，医疗服务流程涵盖医疗、服务与后勤三大板块，进而衍生出医疗、服务、后勤及其相互交错的复合流程体系。这些环节正是医疗服务需改进的主要内容，如图 3-8 所示。

（1）医疗流程。这涉及医疗流程及其内部子流程的优化，包括临床科室的调整、新技术的引入以及新耗材新设备的采用等。每个临床专业的操作指南与临床路径，本质上也属于流程范畴。在改进过程中，我们需并行关注员工工作流程与患者服务线，二者虽非平行，却以患者为中心，相互交织、融合。医疗流程改进部门需由

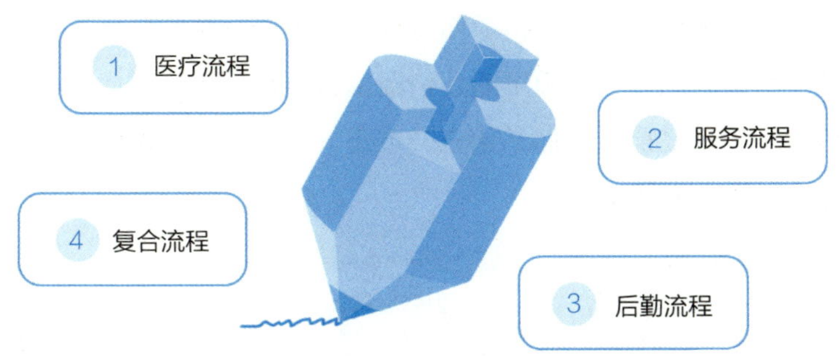

图 3-8 医疗服务流程改进的主要内容

“权力导向”转向“服务导向”，为临床科室与患者提供全方位的服务、指导与管理。

（2）服务流程。主要包括服务流程及其内部子流程的优化，旨在更好地服务患者。我们可以通过调整科室设置、改造服务程序，打破职能、区域导向的服务格局，借鉴政府“政务中心”模式，建立患者服务中心，简化服务流程，实现数据的高效流转，为患者提供全程一体化服务。

（3）后勤流程。主要包括后勤保障流程及其内部子流程的优化。我们需树立后勤为医疗、服务流程优先保障的理念，主动解决流程中的难点与痛点，引入物流、信息流、体验流等先进理念，以最低成本、最快速度、最佳技术和服务支持医疗与服务流程。

（4）复合流程。主要涉及医疗管理、服务管理与后勤保障在某一服务中的交叉与融合。例如，患者出院流程涉及医疗、服务与后勤三方面管理，而病历复印则涉及医疗与服务管理。针对这些复合流程，需进行综合考量与协同改进，确保患者体验与流程效率的双重提升。

2. 医疗服务流程管理的基本流程

医疗服务流程管理，相较于传统的职能管理模式，有其独特的复杂性。如果仅凭简单的指令而忽视流程本身的顺畅性，不仅无法有效解决流程问题，反而可能让情况变得更加棘手。因此，在着手实施流程管理之前，我们必须充分准备，细致入微地做好以下几项工作，如图 3-9 所示。

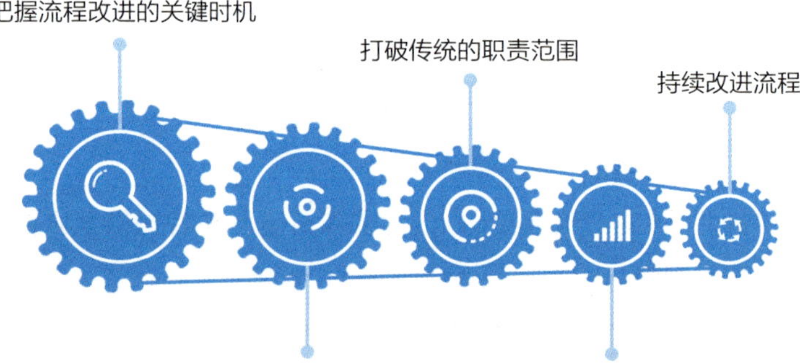

图 3-9　医疗服务流程管理的基本流程

（1）把握流程改进的关键时机。患者是流程的服务对象，如果流程的发起端出现运转不畅、效率低下等问题，或患者体验端面临手续烦琐等挑战，便需及时启动流程改进。此外，外在与内在环境的变迁，如互联网技术的崛起，为数据线上传递提供了新路径，也会成为流程改进的重要驱动力。

（2）分析现有流程的核心问题。充分培训流程各环节人员，引导其认识到流程重组或改进的重要性，以提升服务效率和患者满意度为中心，剖析流程中存在的问题，明确哪些问题可解，哪些问题难解。对可解问题进行深入探讨，明确新流程的各个环节，确保人员清楚了解流程的具体操作及意外处理方法。

（3）打破传统的职责范围。新流程确立后，我们需进行必要且充分的授权，敢于突破部门、职能的界限，根据新流程需求进行授权，避免流程中出现层层上报、等待命令或批复的现象，确保流程的高效执行。

（4）建立流程管控信息化系统。充分发挥信息化工具的功能，设计或开发流程管理软硬件，通过信息化技术监控流程的输入、输出、工作时限等，实时掌握流程运转情况，及时处理相关问题。这不仅有利于考核，更有利于流程的进一步优化和重组。

（5）持续改进流程。流程应随患者需求、卫生政策、技术发展等因素动态发展。因此，我们必须持续对流程进行改进、优化，甚至推倒重来，削减不必要的环节，合并类似流程，精减重复项，缩短处理时限，从而不断提升整个流程的效率。

3. 实行流程管理需注意的问题

医疗服务机构实行流程管理时需要注意以下几个问题，以确保流程管理的有效实施和医疗服务的持续提升，如图 3–10 所示。

注重实际结果
关注职能部门的调整
慎重选择执行人
信息化支撑手段需与流程运行相匹配

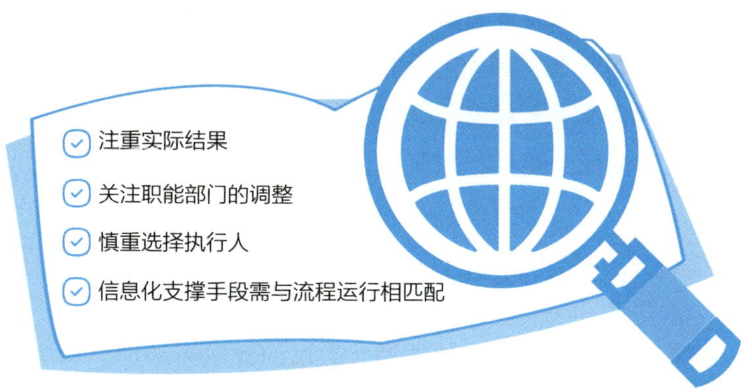

图 3–10　实行流程管理需注意的问题

（1）注重实际结果。医疗服务流程管理的核心在于追求实际效果，即流程重组的成效与改进的效率。我们应避免盲目堆积理论、方法和工具，更不应盲目跟风，而应紧密结合本单位实际，以最终改进成效为评判标准。如果流程改进后效果未达预期，甚至降低服务效率，那就应持续优化，必要时恢复旧流程，避免对新流程过度信任。

（2）关注职能部门的调整。医疗服务流程管理需关注职能部门的调整。流程管理涉及职能部门的职责划分，简单修补不足以满足需求。因此，必要时，我们应依据流程要求，通过流程重组或改进来调整职能部门，甚至设立新的“职能部门”，确保流程顺畅高效。

（3）慎重选择执行人。流程需由人执行，如果人的能力与意识与流程要求不符，那就会影响流程效果。因此，在流程执行过程中，我们应关注执行人的接受和执行程度，加强培训和教育，提升人员素质，确保人与流程完美融合。

（4）信息化支撑手段需与流程运行相匹配。信息化系统在流程改进中发挥着重要作用，但两者需相互协作、相互配合。如果设想的流程重组或改进无法在信息化系统中实现或只能部分实现，那么就需调整流程。同时，未充分利用信息化潜能也是一种资源浪费。因此，流程管理应以信息化系统为基础，深入挖掘其潜能，建立高效新流程，最大化发挥信息化系统的功能。

第五节　服务执行：强化医护人员的服务意识

随着社会经济、技术的发展，人民的健康需求也呈现出多层次、多样化的特征，对以医疗服务为主体的医院提出更高的要求。医院员工的服务意识逐步成为医院管理工作中重要的工作之一。对于一个以知识分子为主体的机构来说，强化和提升服务意识与其他行业有许多不同之处。因而，我们要深刻理解医疗服务意识的内涵特征，结合医院的工作特点，探索出一条适合医院特点的服务之路。

服务意识的作用

服务意识是指医院全体员工在与所有与医院利益相关者的交往中，自发地展现出为患者及其家属提供热情洋溢、细致入微、积极主动、温馨体贴及共情感知服务的内心愿望。这是他们自觉自愿地追求卓越服务的一种观念和渴望，源自内心深处的动力。

这种服务意识必须深深植根于医院每位员工的思维之中。只有当员工深刻领会服务的精髓，提升对服务的认知，并进一步强化服务意识时，他们才能在服务过程中充分发挥主观能动性，为优质服务的实现奠定坚实的思想基础，为医院的发展与进步注入了源源不断的活力。

具体而言，服务意识对医疗服务质量的促进作用主要体现在以下几个方面。

1. 理解和满足患者的需求

当医疗服务者具备强烈的服务意识时，他们会自觉地从患者的角度出发，思考如何为患者提供更优质、更贴心、更高效的服务。这种以患者需求为核心的服务方式，不仅能够显著提升患者的满意度，还能够为服务者带来强烈的职业成就感和自豪感。

2. 提高工作效率，塑造积极的心态

在医疗服务工作中，医务人员需要时刻保持高度的警觉与专注，确保能够精准地诊断疾病，并选择最为合适的治疗措施。这种服务意识的存在，使得服务者在工作中更加细心，对待每一个细节都倍加关注，从而大幅减少了出错的可能性，进而提升了服务的质

量和效率。

除此之外，服务意识还有助于服务者塑造积极的工作态度与心态。面对工作中的种种困难和挑战，具备服务意识的服务者能够更为深刻地理解所面临的挑战，保持乐观向上的态度。他们更倾向于积极主动地寻找解决问题的方法，而不是轻易放弃或抱怨。这种积极的心态不仅有助于服务者个人的成长与进步，更能够为整个服务团队营造一种积极向上的工作氛围，推动整个团队向更高的目标迈进。

3. 增强职业道德和责任心

医疗行业的从业者应时刻铭记自己的仁心医德，秉持白衣天使的神圣职责和使命。这种服务意识促使他们保持谦逊、诚实、守信、敬业的职业操守，从而在言行举止中更加规范，严格遵守职业道德规范，为患者提供更为专业、可靠的服务。

服务意识对医疗服务工作的帮助作用不言而喻。通过强化服务意识，我们不仅能够提升工作效率和准确性，还能够培养积极的工作态度和心态。同时，这种服务意识还能够进一步增强服务者的职业道德和责任心，使他们在工作中更加尽心尽责，为患者提供更加优质、高效的服务。最终，这种良性循环将促进个人和团队的共同成长和进步，推动整个医疗服务行业向更高水平迈进。

如何强化服务意识

强化医务人员的服务意识不仅能够提升医疗服务质量、增强患者满意度，还能够提升医疗机构的竞争力、构建和谐的医患关系。因此，我们应该高度重视并持续推动医务人员服务意识的强化工作。

1. 加强职业道德教育

通过组织定期的职业道德培训，可以使医务人员深刻领悟服务患者的深远意义与价值，并明确自身作为医疗工作者的崇高责任和使命。在此过程中，我们应积极树立“以人为本、生命至上”的服务理念，使每一位医务人员都能将患者的需求与权益置于工作的核心地位。同时，我们还应强调医务人员的职业操守，不断加强医德医风建设，确保他们能够自觉遵守医疗行业的各项规范和标准。通过这些举措，我们将能够引导医务人员以患者为中心，为患者提供更为优质、人性化的服务。

2. 不断提升沟通能力

医务人员应学会尊重并深入了解患者的需求，积极主动地与患者展开对话。在沟通过程中，医务人员应运用通俗易懂的语言来解释复杂的医学知识和治疗方案，以确保患者能够全面理解。同时，耐心倾听患者的诉说，理解其疑虑和困扰，并及时回应和解决。通过这些努力，医务人员能够帮助患者更好地认识自己的病情和治疗方案，进而增强他们对医疗服务的信任感。

3. 树立以患者为中心的服务理念

医务人员应始终将患者的需求和利益置于首位，全面关注患者的整体健康状况，并提供个性化的服务以满足其独特需求。

例如，针对老年人或行动不便的患者，我们应积极提供上门服务或安排陪同人员，以确保他们得到及时、便捷的医疗服务；对于有特殊饮食需求的患者，我们应提供个性化的饮食指导，帮助他们更好地管理健康状况。

随着医学知识和技术的日新月异，医务人员应保持持续学习的热情与态度。通过积极参与培训、学术会议以及文献综述等活动，不断更新自己的医学知识，掌握最新的治疗技术和方法。这样，我们才能为患者提供更加优质、高效的医疗服务，满足他们日益增长的健康需求。

4. 优化服务标准

为了进一步提升医疗服务质量，我们需要不断优化服务标准。

优化服务标准的有效措施

① **组织系统培训。**通过系统的培训，医院需要引导医务人员转变被动的服务意识，主动优化服务流程，使之更加合理、高效。

② **“化繁为简”。**医院要简化烦琐的手续，减少不必要的等待时间，确保患者能够迅速、顺畅地获得所需的医疗服务。

③ **建立患者满意度调查机制。**医院要定期收集患者对医疗服务的反馈和建议，以便及时了解患者需求，调整服务策略。

④ **建立患者投诉渠道。**医院要对涉及服务意识的问题进行及时、公正的处理，切实保障患者的合法权益。

5. 建立健全的激励机制

建立健全的激励机制是提升医疗服务质量的关键举措。

建立健全的激励机制应关注的要点

① **表扬优秀员工。**对于在医疗服务中表现优秀的医务人员，我们应给予恰当的表彰和奖励，以激发他们继续为患者提供优质服务的热情和动力。

② **引导服务意识淡薄的员工。**对于服务意识淡薄的医务人员，我们应及时进行提醒和教育，引导他们认识到自身的不足，

并鼓励他们积极改进，提升服务意识。

③ **将医务人员收入与服务质量和患者满意度挂钩。**医院应将医务人员的收入与服务质量和患者满意度紧密关联，通过经济激励促使他们更加积极地投入患者服务中。

④ **建立患者投诉渠道。**我们要定期收集患者对医疗服务的反馈和建议，以便及时了解患者需求，调整服务策略。

6. 善用社会监督和公众声音

医院可以通过媒体宣传、社会评价等多种途径，积极展示医务人员的辛勤付出和卓越贡献，让公众深入了解他们的努力和付出，从而增强社会对医务人员的尊重和信任。同时，医院更应敢于直面医疗服务中存在的问题，通过监督和曝光，推动医疗机构不断进行自我革新和持续改进，促进医疗服务的健康发展。

7. 积极打造服务文化

医院经营者和管理者应紧密结合医院实际发展需求，以医院文化为纽带，凝聚人心，激发服务发展的不竭动力。医院要努力营造一个尊重患者、关心员工的服务文化氛围，让每一位员工都能深刻感受到医院服务的价值和意义。

医院高层管理者应率先垂范，充分认识到医院服务的重要性，并带头践行医院的服务理念。通过他们的榜样作用，员工才能深刻认识到医院服务的必要性和重要性，从而在思想上、言行上、行动上给予充分配合和支持。这样，我们才能从上到下、从下到上形成一种共同的服务文化。

大道至简，大音希声，大象无形，皆在揭示世间万物的本质与精髓。对于医务人员而言，其服务意识的根源深深植根于医院的文化之中。要打造卓越的服务意识，其核心在于构建优质的医院服务文化。而这样的服务文化，又离不开深厚的医院文化底蕴。因此，好的医院文化不仅是服务文化的基石，更是医院文化建设不可或缺的重要组成部分。通过不断培育和发展医院文化，我们才能塑造出医务人员出色的服务意识，为患者提供更加优质、贴心的医疗服务。

第六节　服务延伸：关注患者全生命周期健康

在传统的医疗服务模式中，医疗机构一般聚焦于患者入院至出院的治疗过程，并不干预患者就诊前的生活习惯及出院后的健康行为管理。这种局限导致患者出院后常面临新病新发、旧病复发的风险，严重削弱了治疗效果，对健康成果造成了不利影响。鉴于此，我们迫切需要引入一种全新的服务理念与举措，以全方位地保障患者的健康。全生命周期管理理念的提出，正是对这一服务缺陷的有力补充，同时也有助于提升医疗机构自身的品牌影响力和市场竞争力，构筑起一道坚实的“护城河”。

全生命周期的概念及原则

医疗领域的全生命周期，是对一个生命体从诞生到消亡的完整描绘，即“从摇篮到坟墓”的连续过程。通俗地说，它涵盖了从受精卵形成、历经妊娠期、新生儿期、婴幼儿期、学龄前期、学龄期、少年期、青春期、青年期、中年期、更年期、老年期，直至临终期的整个人生旅程。这个过程详细揭示了人类在整体生命周期的健康状态在不同生命阶段的演变与变迁，即便不同个体，在同一生命阶段也展现出相似的健康行为模式。

在医疗服务领域运用全生命周期理论时，其核心目的在于深入剖析各年龄阶段的健康行为特征及其关键要素，以期找到一种综合、一体化的健康干预策略。通过这样的方式，我们能够确保在整个生命周期中，人们都能够享有高质量的健康生活，从而实现健康目标的全面达成。

全生命周期理论在医疗服务领域中应用时应遵循的原则

① **整体性原则。**全生命周期的每一个阶段都是生命整体不可或缺的一部分，它们按照时间序列紧密排列，共同构成了完整的生命历程。这些阶段之间紧密相连，不可分割，每个阶段都有其特定的时间位置和顺序性。

② **相关性原则。**全生命周期中的各个短周期并非孤立存在，而是相互影响、相互关联。前一个周期对下一个周期产生深远影响，形成了一个闭合的环形特征。这种彼此之间的因果关系使得整个生命周期呈现出相互关联的整体性。

③ **结构性原则。**尽管每个人在每个阶段的健康特征看似不同，但从大人群的角度来看，它们实际上具有共同的结构特征，每个周期所遇到的健康问题也具有相似性。

④ **动态性原则。**全生命周期是一个不断运动、变化的过程。不同的人在某一周期遇到的健康问题可能不同，但这些问题是变化的，不代表会长期存在。全生命周期的每个阶段都是动态的，包括个体规模的动态变化、认知状态的动态变化等。

在医疗服务领域应用全生命周期理论时，我们应始终坚持整体性、相关性、结构性和动态性原则，以全面、系统地理解和干预个体的健康状态，实现高质量的健康目标。

全生命周期理论在医疗服务中的作用

全生命周期理论的核心在于针对不同阶段采取个性化的健康措施，旨在围绕人的总体健康和大健康目标，综合运用医学与非医学手段，以实现整体健康水平的显著提升。这个理论主要通过以下途径发挥保障作用，如图 3-11 所示。

个体化治疗和康复 ③
④ 跨学科协作和团队医疗
早期干预和筛查 ②
⑤ 社区和家庭支持
健康教育和预防保健 ①
⑥ 构建全谱服务体系

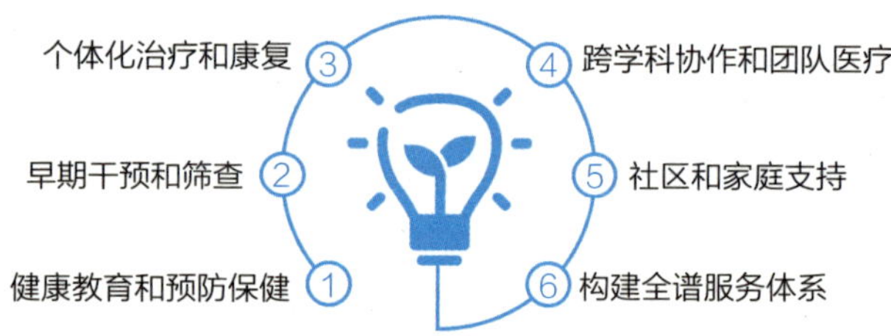

图 3-11　全生命周期在医疗服务中的作用

1. 健康教育和预防保健

全生命周期理论高度重视生命早期的健康教育和预防保健措施。这些举措旨在提升个体的健康素养和自我保健能力，进而降低疾病发生率，减少医疗资源的消耗，并显著提升生活质量。

例如，儿童时期，我们通过科学引导，可以培养孩子们良好的生活习惯，有效预防成年后可能出现的慢性疾病。

2. 早期干预和筛查

全生命周期理论深刻认识到健康影响因素的累积性和交互性，即个体的健康状况在不同生命阶段之间相互影响。因此，该理论特别强调早期干预和筛查的重要性。通过及早对疾病进行发现和干预，我们可以显著降低疾病的发展和恶化风险。

此外，针对特定年龄段或高风险人群进行定期筛查，能够及时发现潜在的健康问题，从而提高治疗效果和改善预后。

例如，针对乳腺癌、宫颈癌等癌症，早期筛查不仅可以提高治愈率，还能显著提升生存率。针对肿瘤、术后、康复和产后等疾病防治的需求，我们可以采取“关口前移”的策略，通过健康管理、健康促进和健康咨询等方式进行早期预警，从而更有效地维护个体的全生命周期健康。

3. 个体化治疗和康复

全生命周期理论充分考虑到患者之间的个体差异，因此强调根据每位患者的具体情况制定个性化的治疗方案。这种做法不仅能够提升治疗效果，减少不良反应的发生，还能有效降低医疗成本。同时，该理论还高度重视康复服务的重要性，致力于帮助患者在治疗后尽快恢复生活和工作能力，从而进一步提升他们的生活质量，使他们能够顺利回归社会和家庭。

4. 跨学科协作和团队医疗

全生命周期理论要求医疗服务提供者具备跨学科的知识和服务能力，以便为患者提供全面的医疗保障。为实现这个目标，医院应建立跨部门、跨机构、跨学科的协作机制，确保患者在各个医疗环节之间能够享受无缝衔接的连续性照护，从而避免重复检查、延误治疗等问题的发生，保障服务质量与效率。

同时，医院应通过组建多学科团队，集合医生、护士、营养师、心理医生等专业人才，为患者提供全方位、个性化的医疗服务，进而显著提升治疗效果与患者满意度。此外，随着新科学技术在医疗领域的深入应用，我们需引进先进的设备、手段和方法，为疾病的精准诊断和有效治疗提供更多选择，为患者带来更好的疗效和收益。

5. 社区和家庭支持

全生命周期理论强调社区和家庭在医疗服务体系中的重要作用。建立完善的社区医疗服务体系，能够为居民提供便捷、高效的基层医疗服务，有效满足其日常医疗需求。此外，家庭的支持与关爱对于患者的康复进程及生活质量起着至关重要的作用，因此我们必须给予充分的重视和关注。

6. 构建全谱服务体系

全生命周期理论在医疗服务领域的应用，其核心在于构建以人为主体的全谱服务体系。这个体系紧密围绕个体的生理演变和社会角色的转变，融合了预防、诊断、治疗、康复与健康促进等多个环节，形成了一体化的综合服务模式。这样的服务模式旨在更好地响应人民群众日益增长的多样化、多层次健康需求，从而全面推动全民健康水平的提升。

如何实施全生命周期患者管理

医疗机构实施的全生命周期患者管理，是一种以患者需求为核心的医疗服务模式。此模式从患者首次就诊开始，一直延续至其出院后的长期随访与健康管理，确保提供连贯、协调且高质量的医疗服务。这些出院后的医疗服务为再次入院前的早期预防和干预奠定基础。然而，伴随着患者年龄的变化、所患疾病的不同，随访内容和健康管理的方式也会发生变化。但不管如何变化，医疗机构作为患者健康的守护者，要承担起干涉患者不健康生活方式和习惯，监控慢性病的发展，促进其长期健康的责任。医务工作者要以疾病管家和健康咨询师的双重身份，在情感上与患者建立联结，提供健康情绪价值，加深患者对医疗机构“依赖”，增加患者的黏性，有效强化患者与医疗机构间的紧密联系与信任，形成一个紧密的医疗服务联合体、健康促进命运共同体。实施此模式，可遵循以下步骤，如图 3-12 所示。

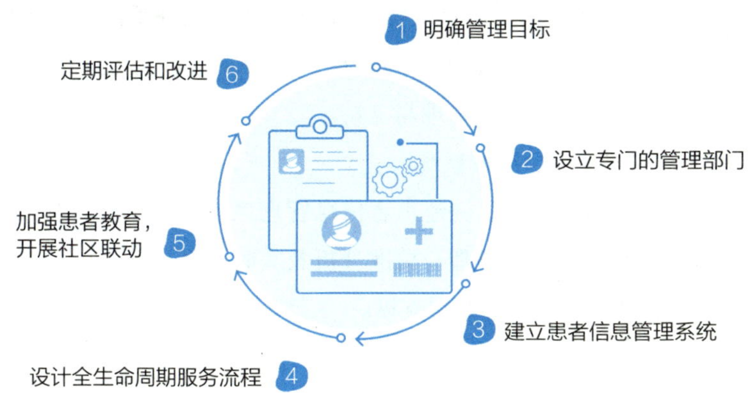

图 3-12　如何实施全生命周期患者管理的步骤

1. 明确管理目标

全生命周期患者管理的核心目标在于提升患者的整体健康水平，降低疾病发病率，强化治疗效果，有效控制医疗成本，并显著提高患者的生活质量。为此，医院必须打造一条流畅、无缝的健康管理链条，涵盖“预防—诊断—治疗—康复—再预防”的各个环节，从而实现对患者健康状况的全方位、全过程的监测与干预。

与此同时，医院还要深化对医务人员的全生命周期患者管理理念培训，强化其跨学科知识和技能的掌握，以确保医务人员能够为患者提供更加全面、细致的医疗服务，精准满足患者不同阶段的健康需求，共同推动患者健康水平的提升。

2. 设立专门的管理部门

为确保全生命周期患者管理工作的有序进行，医院应设立专门的管理部门，负责统筹协调各相关部门的工作，形成高效的工作合力。这类部门并非传统意义上的客服部门，而是由资深医疗人员组成的医疗巡诊团队。他们具备丰富的医学知识和实践经验，能够运用可穿戴技术、远程医疗及线上门诊等先进手段，为出院后的患者提供个性化的健康行为指导，确保患者能够在日常生活中得到科学、有效的健康管理与支持。

3. 建立患者信息管理系统

运用现代信息技术，构建患者信息管理系统，旨在实现对患者信息的全面收集、高效整理、精准分析及实时共享，从而为全生命周期患者管理提供坚实的数据支撑。

建立患者信息管理系统的主要内容

① **建立和完善患者电子健康档案。**通过系统地收集、整合与更新患者的健康信息，医院能够全面而精准地掌握患者的健康状况和疾病演变情况，进而实施长期、个性化的健康跟踪管理。特别是对于慢性病患者以及老年人、妇女、儿童等特殊群体，医院应制订更具针对性的健康管理方案。这些电子健康档案将详细记录患者的基本信息、就诊经历、检查结果、用药情况等方面的信息，构建起一个完整记录患者生命历程的健康信息数据库。

② **建立巡诊信息化系统。**旨在实现患者“预防—诊断—治疗—康复—再预防”全链条管理的无缝对接。该系统通过

确保患者医疗数据在线上线下自由流通，进而保障线下与线上诊疗流程的顺畅运行，不仅提升了医疗服务的效率，更增强了患者的就医体验与满意度。

4. 设计全生命周期服务流程

根据患者的不同生命周期阶段，设计相应的服务流程，包括预防保健、早期干预、诊断治疗、康复护理等环节，如图 3-13 所示。

图 3-13　全生命周期服务流程

（1）预防保健。这个环节致力于根据患者的年龄和健康状况差异，为患者制订个性化的健康管理计划，包括健康评估、疾病预防、早期诊断、治疗及康复在内的全方位管理方案。这些计划均围绕患者的具体需求与健康状况展开，旨在提供精准的健康指导和建议。

（2）早期干预。医疗机构应积极运用现代医疗技术，力求提升诊断的精准度和效率。凭借先进的诊断设备和方法，我们能够更快速地识别潜在的健康问题，为患者提供及时有效的治疗与干预措施。

（3）诊断治疗。这个环节医疗机构应依据患者的具体情况，制订科学、合理的治疗方案，包括综合运用药物治疗、手术治疗、物理治疗等手段，力求实现最佳治疗效果，同时减少并发症和不良反应的发生。对于复杂疾病或需长期管理的慢性病，医院应组织多学科团队进行协作，为患者提供全面综合的诊疗服务。

（4）康复护理。针对这个环节，医疗机构应聚焦于患者的康复成效与生活品质的提升。我们可以通过精心制订个性化的康复计划，提供全方位的康复指导和支持，助力患者尽快重返健康轨道，享受更高质量的生活。

这些服务流程的实施需要医生个体与医疗机构的共同努力。医生应树立个人品牌意识，充分利用线上线下空间，搭建患者沟通交流平台，并通过新媒体工具普及健康管理理念，实现对患者的全生命周期健康管理。医疗机构应积极支持医生转变服务理念，为医生自建的患者平台提供政策与资金支持，推动医疗服务从机构中心向医生中心的转变。

5. 加强患者教育，开展社区联动

医疗机构应深化患者教育与健康宣教工作，通过举办健康讲座、发放权威健康资料、开展即时健康咨询等多元化手段，增强患者对全生命周期管理理念的认知与理解，从而激发其自我健康管理的意识与能力。同时，借助远程医疗、互联网医院平台等现代科技工具，患者即便身处家中，也能轻松获取专业的医疗指导与服务。

对于出院患者，我们制订了详尽的康复计划与随访安排，通过电话随访、短信提醒、App 推送等多种方式，确保患者在家也能得到细致的跟踪管理与康复指导。同时，我们利用互联网技术实现远程监测、智能提醒等功能，进而提升患者用药的依从性，并助力其改善生活行为习惯。

此外，我们应积极加强与社区的联动合作。与社区卫生服务中心建立稳固的合作关系，共同推进健康筛查、预防保健、康复护理等工作，实现医疗资源的优化配置。同时，我们应深知患者心理需

求的重要性，为患者提供必要的心理咨询与支持，帮助患者改善心理健康状态，从而进一步提升其生活质量和健康管理效果。

6. 定期评估和改进

医疗机构或医生个体应建立高效的反馈与评估机制，定期对全生命周期患者管理的实施效果进行深度评估。通过综合考量患者满意度、治疗效果、服务质量等关键指标，及时获取反馈，认真总结经验教训，进而不断优化和完善管理流程与服务内容。

同时，医疗机构应致力于建立健全覆盖临床服务全过程的质量管理与控制工作制度，确保每个环节均能达到既定的服务质量标准。此外，我们还要完善以结果为导向的服务质量数据系统评估、反馈和激励机制，以保障患者管理的连续性与高效性，为患者提供更加优质、连贯的医疗服务体验。

第七节　案例解析：成都新华医院通用公证行（SGS）服务标准

下面，我们以成都新华医院为例，深入剖析其如何开展医疗服务管理，以期为大家提供学习和借鉴的宝贵经验。

医疗服务与管理

成都新华医院的医疗与服务管理主要包括医院服务战略、医院服务理念、医院服务承诺、医院信息化建设、客服组织架构、服务系列培训、管理体系建设等内容。

1. 医院服务战略

成都新华医院的服务战略是：以“百姓信任的区域医疗中心”

为愿景，以“建设有鲜明特色和值得百姓信赖的三甲医院”为总目标；规划期内，将医院发展成为成华区区域医疗中心，建设成一所集临床、科研、教学于一体的大型综合性三甲医院。

（1）学习与成长。在规划期内，医院人才队伍结构得到了显著优化，逐步构建起了稳固的“金字塔型”人才梯队；同时，企业文化氛围日益浓厚，员工的归属感和团队凝聚力显著增强；此外，医院的培养体系日臻完善，职业发展通道与晋升机制更加清晰，员工的技能水平得到了全面提升，满意度也显著提高。

（2）内部运营。医院成功构建了稳定且合理的组织结构框架，管理与决策效能得到显著提升；科研教学工作已稳步启动，成功获得住培协同单位资质，并至少承担了5项省市级科研课题；学科实力得到显著加强，至少建成了2个省市级临床重点培育专科；同时，医院的服务能力和水平也实现了明显提升，成功完成了三级甲等医院的创建工作。

（3）客户。医院明确了自身的定位，成功在患者心中树立起了相较于竞争者的差异化服务优势，赢得了患者的青睐；我们致力于提供质优价廉的医疗产品，逐步塑造出“优质服务”的品牌形象；同时，医院建立了稳固的医联体网络，市场占有率持续攀升；随着医院知名度和美誉度的显著提升，患者的满意度也得到了极大提高。

2. 医院服务理念

成都新华医院始终秉持着为患者提供便捷、优质、高效且规范服务的理念，并将其作为医院践行服务的坚定标准。

成都新华医院的服务理念

① 便捷。医院注重信息化建设和流程优化，力求为患者提供更为便捷的医疗服务体验。

② **优质。**医院重视员工培训与体系构建，强调人文关怀，并通过完善的客服管理体系、满意度调查以及神秘客户机制，确保服务质量不断提升。

③ **高效。**医院秉持服务承诺，借助信息化建设，提高服务效率，确保患者能够及时得到高效的治疗与护理。

④ **规范。**医院严格遵守医院管理制度和诊疗规范，制定详尽的岗位说明书、护理工作流程和服务标准书，同时完善应急预案和行政综合查房制度，确保医疗服务规范有序。

3. 医院服务承诺

新华医院郑重承诺，将始终坚持以患者为中心，致力于不断提升就医体验。为此，医院会对需告知公示的内容进行全面梳理，确保患者能够清晰、准确地获取所需信息，享受到更加便捷、高效的医疗服务。

下面为新华医院放射科服务承诺书。

放射科服务承诺

X 射线摄影、CT、磁共振成像（MRI）提供 24×7 的急诊检查服务

一、常规检查项目

X 射线摄影检查：检查完成 4 小时提交诊断报告，急诊患者 1 小时出报告。

…………

二、特殊检查

…………

4. 医院信息化建设

基于对医疗信息化行业政策趋势的深入分析和研判，新华医院着眼于未来的发展战略诉求，临床实际需求以及患者的期望，同时考虑到当前的信息化现状，决定启动智慧医院建设项目。新华医院的建设目标是，以"智慧医院"为整体目标，现阶段聚焦完善一体化医院信息化平台，未来逐步完善互联网医院和智能化应用，打造新型数字化医院。

5. 客服组织架构

新华医院对客服工作极为重视，为此特别建立了一套完善的客服组织架构，确保为患者提供贴心、专业的服务支持。

新华医院的客服组织架构如图 3-14 所示。

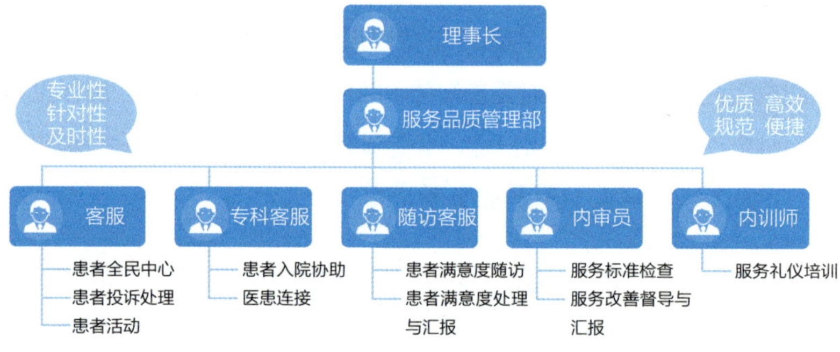

图 3-14　新华医院的客服组织架构

6. 服务系列培训

为了不断提升服务质量，新华医院会定期或不定期地组织一系列的服务培训活动，确保员工的专业能力和服务意识得到有效提升。

新华医院的服务系列培训

① 每季度 1 次新员工服务礼仪培训。

② 根据患者满意度结果进行针对性服务培训。
③ “新羽计划”（关键人才赋能）围绕服务提升进行管理赋能。
④ 关注患者体验，做“有温度”的医疗人。

7. 管理体系建设

新华医院始终致力于管理体系的完善与建设，涵盖标准作业流程（SOP）、临床诊疗指南、岗位说明书、应急预案、服务标准书以及医院管理制度等多个方面，以确保为患者提供更加优质、高效、规范的医疗服务。

服务满意度管理

新华医院的服务满意度管理主要包括患者满意度管理和员工满意度管理两项内容。

1. 患者满意度管理

患者满意管理作为服务管理的核心工作，新华医院对此给予了高度重视，并着重开展了以下几项关键工作。

（1）患者满意度规则。新华医院会在不同时机，采用多种调查方式，确保足够的调查量，以全面评价住院患者和门诊患者的满意度，从而不断提升医院的服务质量。具体内容如图 3-15 所示。

（2）患者满意度管理报告。新华医院的患者满意度报告体系丰富完善，包括满意度榜单、留言板、满意度月报、周报等多种形式。通过这一系列的报告，医院能够全面、及时地了解患者的反馈和意见，从而不断优化服务，提升患者的就医体验。

（3）患者满意度管理应用。新华医院注重满意度处理和满意度

调查时机
调查方式
调查量
门诊患者
就诊当日
二维码线上调查
抽调 15 例 / 日
次日
电话回访
抽调 10%/ 日
住院患者
住院期间
二维码线上调查
抽调 3 例 / 日
出院后 3 日内
电话回访
100% 随访

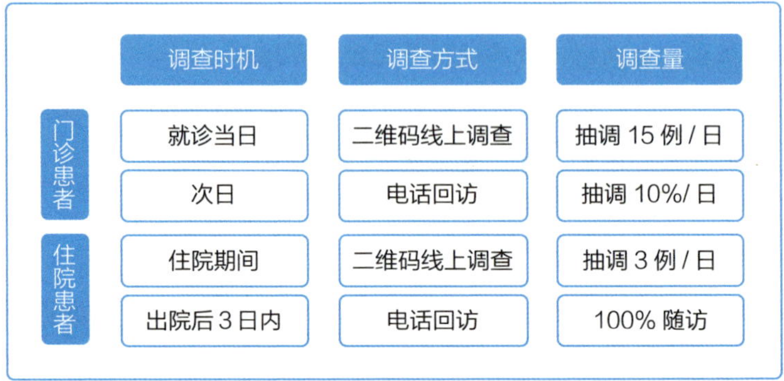

图 3-15　新华医院患者满意度规则

公布的应用。通过及时处理患者反馈的满意度信息，并公开透明地公布满意度结果，医院能够不断提升服务质量，增强患者的信任感和满意度。具体内容如图 3-16 所示。

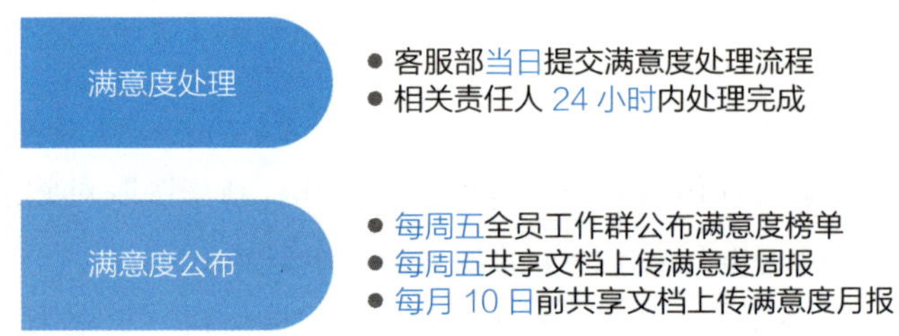

图 3-16　新华医院患者满意度应用

（4）患者满意度管理成果。新华医院会积极将患者满意度成果进行视觉化展示，包括门诊满意度、住院满意度、门诊表扬率、住院表扬率等关键指标。这个举措旨在更直观地呈现医院的服务成效，激励全体员工不断追求卓越，为患者提供更加优质的医疗服务。具体内容如图 3-17 所示。

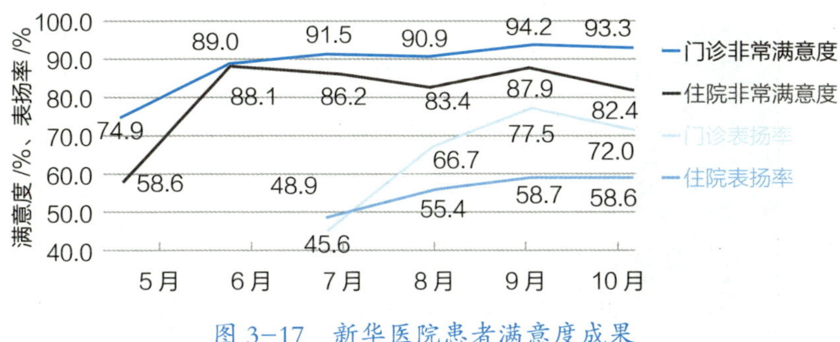

图 3-17 新华医院患者满意度成果

2. 员工满意度管理

新华医院每季度行一次线上员工满意度调查，调查内容如表 3-1 所示。

新华医院坚持会针对不同科室进行细致评价，并对总体情况做出综合评估。这个举措有助于医院更深入地了解员工的真实想法和需求，从而优化内部管理，提升员工的归属感和工作积极性。

服务稽查与改善

新华医院的服务稽查与改善内容主要包括内审稽查架构、内审管理制度建设和神秘客调研。

1. 内审稽查架构

新华医院的内审稽查办公室根据服务的 10 个面向，精心挑选了 27 名内审员，组成多个内审小组，每组人数在 2~6 人不等。这些小组负责开展内部服务稽查工作，确保医院服务的规范性和高效性。具体架构如图 3-18 所示。

2. 内审管理制度建设

新华医院全体内审员积极参与了康程医管组织的 4 次系统培训。

表 3-1　新华医院员工满意度调查表

2022 年一季度员工满意度结果									
科室	满意度结果 /%	非常满意 /%	满意 /%	一般 /%	不满意 /%	非常满意 / 人	满意 / 人	一般 / 人	不满意 / 人
质管科	86.7	28.1	58.6	12.9	0.4	78	163	36	1
护理部	85.6	34.5	51.1	12.6	1.8	96	142	35	5
财务部	85.2	23.7	61.5	13.3	1.4	66	171	37	4
医保办	84.5	25.9	58.6	14.7	0.7	72	163	41	2
感染控制部	84.2	26.3	57.9	14.7	1.1	73	161	41	3
医务部	83.8	27.3	56.5	14.4	1.8	76	157	40	5
综合管理办公室	78.4	27.3	51.1	21.2	0.4	76	142	59	1
人力资源中心	77.7	25.3	52.4	20.5	1.4	69	143	57	4
门诊部	78.4	19.4	59.0	20.5	1.1	54	164	57	3

续表

2022 年一季度员工满意度结果									
科室	满意度结果 /%	非常满意 /%	满意 /%	一般 /%	不满意 /%	非常满意 / 人	满意 / 人	一般 / 人	不满意 / 人
医学工程部	78.1	23.4	54.7	18.7	3.2	65	152	52	9
信息部	75.9	21.2	54.7	20.5	3.6	59	152	57	10
运营中心	74.1	19.4	54.7	24.5	1.4	54	152	68	4
营销中心市场部	70.8	18.3	52.5	27.0	2.2	51	146	75	6
营销中心企划部	69.4	19.8	49.6	28.1	2.5	55	138	78	7
营销中心客服部	66.9	18.3	48.6	30.2	2.9	51	135	84	8
总务部	61.9	18.0	43.9	30.6	7.6	50	122	85	21
整体满意度	77.6								

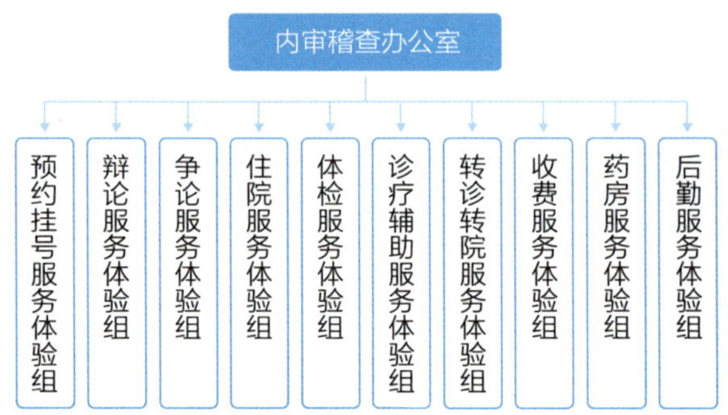

图 3-18　新华医院内审稽查架构

培训内容广泛而深入，包括顾客投诉处理与服务补救策略、满意度数据的讨论与分析、运营质量改善工具的运用、对顾客投诉与补救流程及满意度提升的对策制定，以及服务标准书的撰写技巧。通过这一系列培训，新华医院逐步打造出一支训练有素、专业化的内审队伍，为提升医院服务质量和患者满意度奠定了坚实基础。

3. 神秘客调研

新华医院积极引入第三方神秘客调研机制，并定期呈现阶段性调查整改报告，以全面审视和提升服务质量。同时，医院严格引用10个面向服务查验表，对服务标准书的执行情况进行细致核查，确保每一项服务标准都得到切实执行，为患者提供更加优质、规范的医疗服务。

服务文化建设

新华医院始终秉承“以患者为中心”的服务理念，致力于构建独具特色的服务文化。

1. “免费服务”项目

新华医院提供的“免费服务”项目包括减免停车费、减免基础检查费等。

2. “无陪护”项目

新华医院的“无陪护”项目主要体现在以下几个方面，如图 3-19 所示。

图 3-19 新华医院的“无陪护”项目

新华医院的“无陪护”项目的主要体现

① **规范服务标准。**规范医疗服务及生活护理服务内容，结合国家规范性文件制定服务标准。

② **打造优质团队。**建立完善团队管理制度，定期理论与实操考核结合，保障服务质量。

③ **精细化、标准化。**项目扁平化、精细化管理，并对医疗服务、生活服务制定标准化流程。

④ **充分沟通，优质服务。**秉承“患者至上”价值观，始终注重患者感受，为患者提供优质特色服务。

3. 开通“建言献策”通道与路径

新华医院积极开通“建言献策”通道与路径，旨在广泛征集患者与员工的意见和建议，不断完善和优化医院服务流程，提升患者就医体验，为医院的长远发展注入新的活力和动力。

新华医院积极开通“建言献策”通道与路径的措施

① 成立专项工作组，开通员工建言献策通道与路径。

② 呼吁各科室围绕医院服务、管理、营销、业务提升等工作积极建言，提出改进建议。

③ 创新管理思路，持续提升医院工作效能。

4. 优质服务改善提升

新华医院积极采取了一系列举措，致力于不断提升和优化服务品质，努力为患者提供更加优质、高效的医疗服务体验。

（1）知识竞赛。为强化护理理论知识，提升护理内涵，促进护理高质量发展，护理部主办了以“展护理魅力、秀护士智慧”为主题的护理知识竞赛活动，全院共计226名一线护理人员踊跃参赛。

（2）重点环节应急演练。为提高护理人员在临床实践中的应急反应能力，确保日常护理操作的规范性，提升专业技能水平，医院组织临床科室开展了技能大赛活动及重点环节应急演练。

（3）品管圈。医院积极开展了以“服务品质”提升为主题的品管圈活动，旨在增强全体员工的问题意识、改善意识及品质意识。活动得到了各科室的高度重视和积极参与，共收到26个科室提交的30个品管圈参赛案例，涵盖了护理、医护协作、医技及行政等多个领域。

（4）礼仪视频。为全面提升护士的职业形象，医院精心制作并拍摄了礼仪视频，并组织全院员工进行培训学习。此外，医院还拟定了护理工作各环节的标准化礼貌用语，并组织培训，确保在全院范围内推广实施，进一步提升护理品质。

（5）门诊童趣改造升级。为提高小朋友在就诊过程中的配合度，医院精心准备了卡通贴纸等趣味元素，并对门诊环境进行了童趣改造升级。

（6）标准化6S管理。包括整理（Seiri）、整顿（Seiton）、清扫（Seiso）、清洁（Seiketsu）、素养（Shitsuke）、安全（Security）6个项目，因为均以“S”开头，所以简称6S。具体内容如图3-20所示。

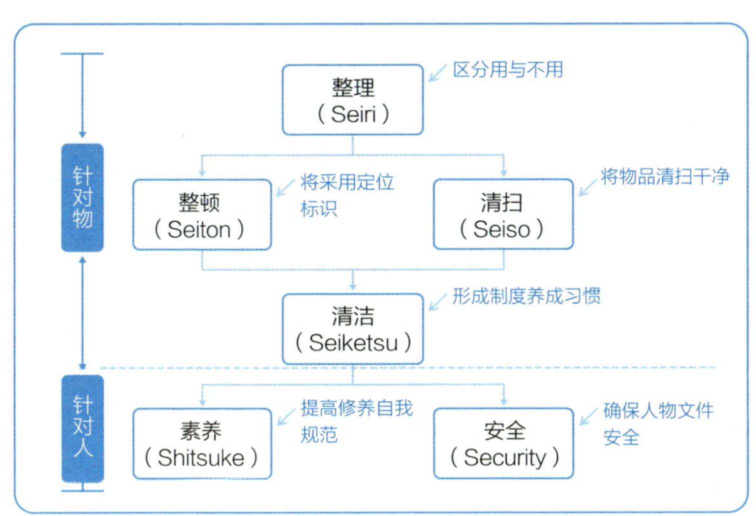

图3-20 新华医院的标准化6S管理

5. 人文关怀

新华医院深谙人文关怀的重要性，因此策划了一系列活动。其中包括为员工举办温馨的生日会，以表达对他们辛勤付出的感激与关爱；同时，也为患者策划了特别的生日会与节庆活动，让他们在治疗之余感受到家的温暖与节日的欢乐；此外，医院还设置了舒适的患者休息区，旨在为患者提供一个宁静、温馨的康复环境，让他们在身心得到放松的同时，也能感受到医院的人文关怀与温暖。

6. 服务剧本招募评选

新华医院积极发起服务剧本招募评选活动，以“新华医院的那些事”为主题，精心组织全院剧组参与拍摄。这个活动旨在通过生动鲜活的影像，传递新华医院始终坚守的“患者至上”的价值理念，展现医院在服务患者方面的真诚与用心。

以下为新华医院“新华剧组”活动方案及职责分配表（表 3-2）。

新华医院“新华剧组”活动方案

一、**主题**：新华医院那些事

二、**目的**：①通过此次新华剧组的拍摄活动，传递新华医院患者至上的价值理念，完成 SGS 的服务考核，为医院创建大型综合性三甲医院添砖加瓦；②提供展现自我风采的舞台，挖掘医院内部的服务型人才，增强新华医院自身的人才队伍的力量。

三、**时间**:2022 年 8 月 24 日至 2022 年 9 月

四、**人员**：演员、摄影师、剪辑师、灯光师

五、**地点**：拍摄所需科室，医院 31 楼会议室

表 3-2 “新华剧组”活动方案及职责分配表

组别	科室	对接人	职责
活动协调组	综合管理办公室	李 XX	1. 负责拍摄方案的拟定； 2. 负责拍摄准备过程中，与其他人对接，以及对各项拍摄工作进行督促，保证拍摄准备工作按计划实施； 3. 负责拍摄实施过程中整个拍摄流程的把控

续表

组别	科室	对接人	职责
保障服务组	SSS项目	内审员	1. 拍摄现场的布置，包括剧组开机的布置、剧组杀青的布置； 2. 拍摄现场物资的准备和购买； 3. 拍摄现场服务的执行
视频拍摄组	企划部	文XX	1. 剧组摄影及照相事宜； 2. 视频后期的剪辑

新华医院的服务理念与服务管理创新方面的实践为其他医院提供了有益的参考。然而，每家医院都有其独特性和实际情况，因此在借鉴学习时，各家医院应结合自身特点进行灵活调整和应用，只有这样，才能真正实现服务质量的提升和患者满意度的提高。

第四章

医疗质量：夯实医院的“生存线”

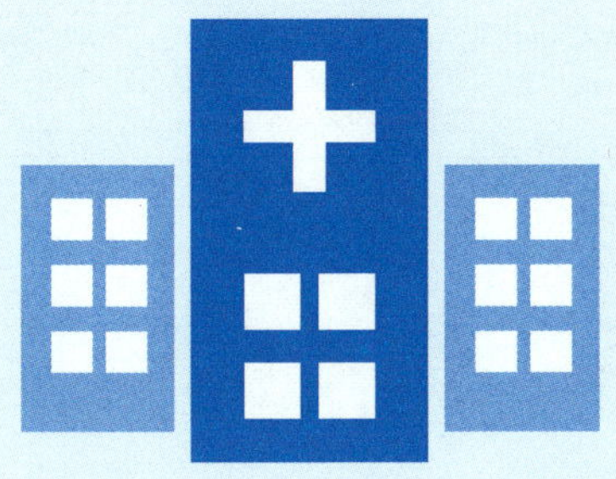

医疗质量是医院发展的“生命线”和“生存线”，是政府行政管理部门、医院领导层、患者及其家属等社会各界共同瞩目的焦点。它不仅关乎医院的技术实力与声誉形象，更是衡量医院整体管理水平和服务品质的重要标尺。医院在追求卓越发展的道路上，必须将提升医疗质量置于首要位置。

第一节　确立目标：医疗质量目标管理的趋势

为了进一步强化医疗质量安全管理并推动医疗质量水平的持续提升，从 2021 年至 2024 年，国家卫生健康委员会连续 4 年组织并制定了《国家医疗质量安全改进目标》。这个连续性的举措不仅体现了国家对医疗质量安全的重视，也让医院能够清晰地洞察到医疗质量目标管理的演进趋势。深入研究这些趋势和脉络变化，将有助于医院确立医疗质量管理目标，提前规划、预先准备，进而更加有序地应对医疗质量安全领域可能出现的各种挑战。

医疗质量目标管理面临的主要问题

尽管众多医院在国家政策的引领及相关指导框架下，已明确设立了医疗质量管理的目标，然而，在实际执行与推进的过程中，仍不可避免地遭遇了一系列挑战。具体而言，医疗质量目标管理体系的构建与实施主要面临着以下三大问题，如图 4-1 所示。

1. 与群众健康需求不匹配

随着人民的生活品质不断提升，对医疗服务的需求也随之升级，从基础的医疗救治转向了更高标准的服务质量和就医感受的追求。然而，一个不容忽视的现实是，当前医疗服务的供给质量与民众日益增长且多元化的健康需求之间，存在着显著的差距，表现为民众健康需求的不断提升与医疗服务发展步伐的相对滞后。

探究其根源，宏观层面的卫生资源配置不均衡、基层医疗卫生服务能力不足以及优质医疗资源过度集中等，都是造成上述问题的重要因素，但更为核心的因素在于医院内部的医疗质量管理。

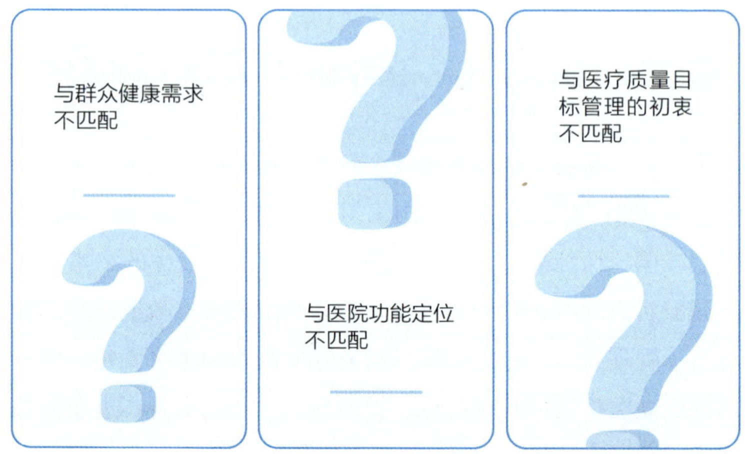

图 4-1　医疗质量目标管理面临的三大问题

医疗质量管理与群众健康需求不匹配的根源

① **管理方法单一。**当前医疗质量管理模式局限于院科两级，方法单一且缺乏创新，加之职能部门存在懒政、怠政现象，难以有效应对复杂多变的医疗环境需求。

② **质量管理意识薄弱。**医务人员对医疗质量管理的认识不足，普遍存在意识淡薄、理解偏差的问题，错误地将之视为职能部门的额外负担，而非提升医疗服务质量的必要手段，导致核心制度执行不力。

③ **推卸责任。**在面临医疗质量缺陷时，部分医院不是积极面对、深入剖析原因并寻求解决方案，而是采取回避态度，相互推卸责任，这严重阻碍了问题的及时解决与服务质量的持续改进。

④ **医疗纠纷处理不妥当。**对于部分本与医疗质量无直接关联

的医患纠纷，由于处理机制的不健全或处理过程的延误与不当，最终使得医疗质量成为众矢之的，承担了不应有的负面责任，进一步加剧了医疗质量与群众健康需求之间的不匹配。

2. 与医院功能定位不匹配

当患者到医院就医时，他们实质上是在将自身生命健康的重责大任交付给了医院，这背后蕴含的是对医院的信赖与期待。他们相信在医疗过程中，医院能够彻底避免那些因人为因素导致的差错和事故，因为这不仅是医疗质量管理的核心，更是对患者权益的最基本保障。然而，令人担忧的是，一些典型的医疗差错事故频发，尤其是在医疗美容领域和消费性医疗服务中，这无疑给患者的信任和医院的声誉带来了严重冲击。

医疗差错事故存在的主要原因

① **技术能力不够。**核心在于医疗诊断与治疗领域的持续探索性，它要求医务人员紧跟医学前沿知识的步伐，并辅以丰富的临床实践。然而，部分医务人员对专业学习的懈怠，导致其诊疗技能停滞不前，难以满足日益复杂的医疗需求。

② **规章制度落实不到位。**根源在于医务人员对规章制度的轻视，缺乏应有的制度意识与执行力。

③ **违规诊疗，乱开处方。**这种现象直接关联医务人员的职业道德与职业操守。个别医生因医德医风失范，出现违规诊疗及过度开具处方的行为。

④ **医疗纠纷和医疗事故频发。**深层原因在于相关职能部门的监管失职与责任缺失，未能有效保障医疗质量与患者安全。

⑤ **患者满意度不高。**部分医生仅注重技术服务，忽视了对患者的人文关怀，具体表现为病情观察不细致、沟通不充分及信息告知不到位，从而降低了患者的整体满意度。

这些事故严重影响了医院的形象，降低了医院的服务质量，与医院自身的属性不相符。

3. 与医疗质量目标管理的初衷不匹配

在我国，医疗质量管理的指标体系主要依托于等级医院评审标准，各级医院均根据自身实际情况，量身定制属于本级医院的相应指标。然而，由于不同医院在区位、规模、性质、实力和能力等方面存在差异，一些医院在制定医疗质量目标时，往往倾向于选择自己较易达成的目标。在执行过程中，部分指标甚至可能因医院的经营发展需求而被“边缘化”。

此外，值得注意的是，部分医疗管理者过于关注目标管理的结果，却忽视了对其全过程的监控与管理。他们往往未能抓住医疗管理的关键环节，即“牛鼻子”，导致目标管理的实施过程偏离了其初衷，变成了单纯追求结果而忽视过程的“形式主义”，从而丧失了目标管理的真正价值和意义。

医疗质量目标管理变化的趋势

医疗质量目标是一个持续演变、精益求精的动态调整过程。自2021年至2025年，国家卫生健康委员会陆续颁布的《国家医疗质量安全改进目标》系列文件，为我们提供了医疗质量目标管理演变趋势的明确视角。洞悉这些趋势，即是在为医院前行的道路导航。

医疗质量目标管理具体的变化趋势如图 4-2 所示。

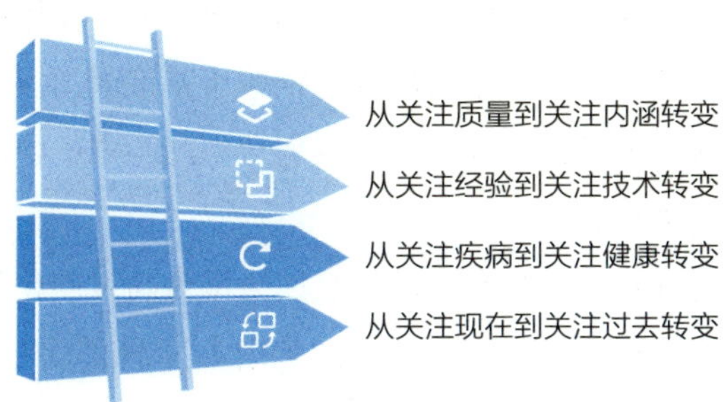

图 4-2 医疗质量目标管理具体的变化趋势

1. 从关注质量到关注内涵转变

从 2015 年至 2020 年，国家卫生健康委员会连续 6 年编制了《国家医疗服务与质量安全报告》。6 年的报告显示，我国的医疗服务质量可及性和安全性持续提升。6 年的报告主要从医疗资源供给持续、医疗服务能力和医疗服务效率、医疗质量安全水平等方面进行评价，各项指标多聚焦在医疗服务能力、住院患者总死亡率、抗菌药物使用率、使用强度、平均住院日等。

2021 年，国家卫生健康委员会发布《关于印发 2021 年国家医疗质量安全改进目标的通知》，标志着医疗质量管理的深化转型。该通知确立了十项改进目标，广泛覆盖心脑血管疾病、肿瘤等重大疾病防控，病案质量、医院获得性事件等管理强化，以及静脉输液率等诊疗行为优化三大领域。这些目标虽看似偏离传统“核心指标”，实则深入医疗质量管理的精髓地带，预示着从单纯的质量追求向更深层次内涵发展的跨越。

2. 从关注经验到关注技术转变

从 2021 年开始，国家卫生健康委员会在每年《国家医疗质量安全改进目标》的通知中，高频出现的关键词是“率”，涵盖治疗率、评估率、送检率、预防率、正确率、报告率、使用率及发生率等多个维度。这些“率”的精准计算依赖于基准值与实际值的精确获取，而这些数据的搜集与分析，仅凭传统经验式、粗放化的管理模式显然力不从心。

要实现这种转变，强有力的信息网络平台与智能化的医疗管理信息系统成为不可或缺的基石。这些先进工具不仅能支撑数据的全面收集与实时监控，更能促使医疗管理方式发生根本性变革——从依赖主观经验的决策迈向依托技术驱动的精准管理。

3. 从关注疾病到关注健康转变

每年国家医疗质量安全改进目标都紧贴医疗质量安全的共性问题和重点、难点，反映出对医疗行为监管方向的变化。

然而，这个变化在医疗管理者的视角里，实则蕴含深意：“十大改进目标”虽不直接涉及具体的诊疗操作，如检查项目、药物选择或手术类型，却与提升治愈率、好转率等核心医疗质量指标紧密相连。表面看来，这“十大改进目标”似乎局限于“小众”范畴，实则深刻触及了医疗质量领域的“大众”关切；它们虽初看之下处于疾病诊治的边缘地带，但实际上正引领医疗服务向更为宽广、综合的诊疗模式转变。这标志着医疗界正积极追求并实践一种更为宏观、全面的大医疗质量观念。

4. 从关注现在到关注过去转变

国家医疗质量安全改进目标与日常反复强调的诊断符合率、药物耗材使用率、医疗文书合格率等核心指标，看似有些偏离，实际上标志着监管策略的前瞻性调整，将重心前移到疾病诊疗行为的前端。

例如，提升医疗质量安全不良事件的报告率，可以消除潜在医疗风险，使墨菲定律（即凡事只要有可能出错，就会出错）在医疗领域失去其负面效应的土壤；而提高住院患者抗菌药物治疗前的病原学送检率，则能精准指导用药决策，有效遏制药物滥用，减轻患者不必要的生理负担。同时，降低血管内导管相关血流感染的发生率，不仅是技术层面的优化，更是对患者生存质量与治疗效果的双重保障。

将监管视线转向诊疗主体行为之前的预备阶段，将成为未来医疗质量提升的一个重要方向，体现了从“事后补救”向“事前预防”的深刻转变。

如何做好医疗质量管理

面对当前医院在医疗质量管理中遭遇的种种挑战，如何精准把握管理问题的症结，并紧随医疗质量管理目标的发展趋势，成为医院亟须聚焦并深入探索的关键问题。

从宏观视角审视，医院在致力于提升医疗质量管理水平的过程中，不仅需紧密追踪并积极响应国家相关政策导向，更需在实施过程中关注以下关键要素，如图 4-3 所示。

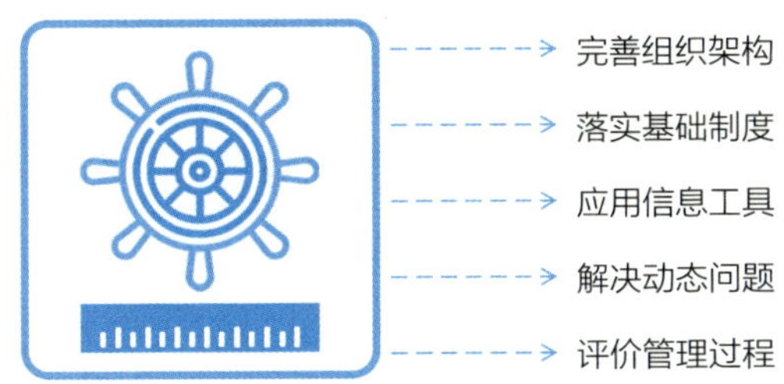

图 4-3　做好医疗质量管理应关注的关键要素

1. 完善组织架构

各级医院已普遍建立了围绕医疗质量核心指标的组织架构与多元化管理机构，包括医疗质量与安全委员会、药事管理委员会、病案管理委员会及用血管理委员会等，构建了自院级至个人层级的精细化管理体系。但是，这个体系并不能满足国家医疗质量安全目标的不断变化和新的要求。

因此，各医院亟须对现有组织架构进行全面审视与重构，通过整合、新建专业技术管理团队，形成由院级领导亲自挂帅，汇聚职能部门、科室负责人、医疗小组长及资深专家教授等核心力量的专项工作组。这样做能够进一步拓宽专项管理团队的职责范畴，确保各项任务得以细致分解，并精准落实到具体的组织架构与责任人身上，从而实现管理效能的提升。

2. 落实基础制度

医疗规章制度、操作流程及应急预案是医疗行为的对标物。因此，要落实“十大改进目标”，首要任务是构建一套科学、规范且具备高度可执行性的管理框架，涵盖规章制度、应急响应预案、标准化操作流程以及全面的培训考核机制。

这个体系的构建需由职能机关携手科室管理者与专家团队，紧密参照国内外权威指南与标准，协同完成。同时，医院加大宣传教育力度，确保一线医务人员全面理解并掌握目标管理的要求、实施路径及评判标准，从而在日常工作中严格遵循，促进制度的有效落地与执行。

3. 应用信息工具

一些可操作、紧密贴合实际且成效显著的医疗质量管理措施未能达成预期目标，根源在于其实施的彻底性。显然，100% 的全面贯彻与50%的部分执行，产生的效果截然不同。其中，既有执行者对标准制度认知与执行意愿的不足，又有执行手段与方法上的局限与滞后。例如，一些数据仍依赖手工录入，评价过程倾向于主观定性，甚至定量指标也是用定性指标来赋值的。

因此，医院应强化医疗质量管理的信息化基础设施建设，推行质量目标的实时追踪、全程留痕与精准化科学管理。通过这种“一键式”高效统计、智能化深度分析以及多维度综合评判，能够将管理技术转化为推动质量持续改进的强劲动力，从而提升医疗质量管理的整体效能。

4. 解决动态问题

医疗质量管理是一场持久战，绝非一蹴而就或一劳永逸的任务。医院需将质量管理的重心聚焦于一个持续循环的闭环上：从捕捉问题，剖析其根源，到制定针对性整改措施，并坚决执行整改计划，随后紧密追踪整改效果，直至新一轮问题的浮现。这个循环往复、永不停歇的过程，才能更加高效地推动医疗质量实现螺旋式上升，不断迈向新的高度。

5. 评价管理过程

在医疗质量管理的实践中，即便制度、技术、监管、追踪乃至效果评价体系一应俱全，仍有一些问题未能得到解决。这个时候，医院运营者和管理者就需超越单一事件的管理视角，将“十大改进目标”管理机制本身置于管理核心，聚焦于体制架构、执行力度、安全文化等深层次因素，深入剖析，精准评估管理效能。只有通过追根溯源，构建既治标又治本的管理策略与思维模式，才能为医疗质量的持续提升奠定坚实且持久的内在驱动力。

每年国家医疗质量安全改进目标的发布，标志着医疗质量进入了“深水区”，迈入了一个更为严苛与精细化的新阶段，预示着监管重心将转向体系化、全面化的医疗质量目标构建。各级业务主管部门将聚焦于这个目标体系的实现情况，要求各医院从细微处着手，强化基础，紧跟医疗质量改革的步伐，方能在新时代的医疗质量管理浪潮中稳健前行。

第二节　转变思路：医疗质量管理中的运营思维

医疗质量是医院生存发展的“生命线”。各大医院应当紧密贴合自身实际状况与独特优势，积极探索并实践一条个性化、高效的医疗质量管理路径，以确保在激烈的医疗市场中稳健前行，持续提升服务品质与患者信任度。

医疗质量是医院运营管理的重点

不少医院，尤其是民营医院，普遍将资金、人力、设备、药品、耗材、场地等视为有形投入，而将患者对医疗服务效果的满意度单纯视作这些有形投入管理后的直接产出结果，视其为一个线性的，从资源输出到输入的简单过程。然而，这种运营理念忽视了医疗质量本身所蕴含的“质量”价值。它作为一种无形资产，能在额外不增加有形投入的前提下，显著提升有形资源产出的效益，并触发一种正向增强的循环机制，如图 4-4 所示。

实际上，医疗质量既是医院运营的最终产出成果，又是推动医院持续改进的输入资源。其内在效能足以打破传统线性、单向的投入产出模式，构建起一个闭环、生态化的运营体系。该体系不仅能够实现资源的循环利用，还具备自我驱动与优化功能。

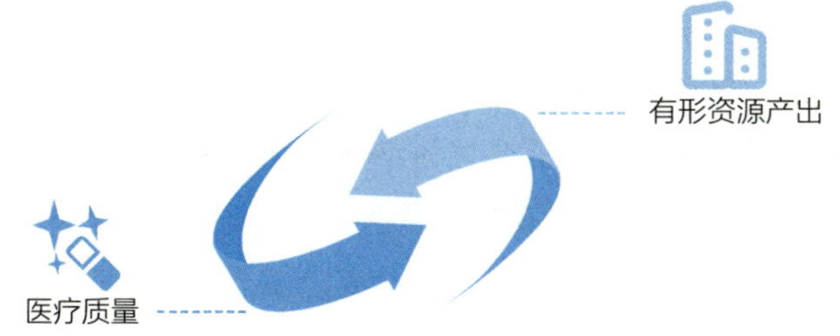

图 4-4　医疗质量与有形资源产出之间的正向增强循环机制

所以，如果医院重视医疗质量，并将医疗质量提升至战略资源的高度，作为医院运营的无形投入，那么就能够深刻回答医院发展的根本性问题，如“为何办医”与“如何办好医医”，从而明确医院的初心。这种转变有效化解了一些医院在医疗质量管理与生存发展之间面临的“二元对立”困境，转而确立了以医疗质量为核心竞争力的“一元”生存哲学——通过不断提升医疗质量来确保医院的持续繁荣与发展。

医疗质量管理给医院运营带来的压力

随着医疗改革的不断深化，部分医院，特别是民营医院，在医疗质量管理领域遭遇了诸多新兴挑战，这些挑战对医院的日常运营构成了显著压力。这些压力主要表现在以下五大方面，如图 4-5 所示。

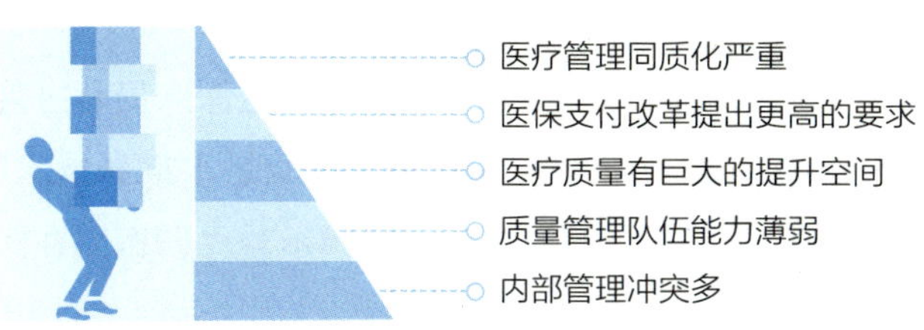

图 4-5　医疗质量管理给医院运营带来的压力

1. 医疗管理同质化严重

近年来，从国家层面的部委到地方各级卫生主管部门，都不约而同地将民营医院的质量管理体系纳入了国家整体的质量控制框架之中，实现了与公立医院在质量管理上的同质化要求。例如，“三医”监管平台的全面接入、日常年度医疗服务质量的严格督查，以及医疗质量关键指标的公开排名等方面。这些措施无疑对部分社会医院机构提出了更高的要求，迫使其必须正视并迅速解决过去在医疗质量管理上累积的“历史遗留问题”。这意味着民营医院要重视在医疗质量管理方面的资金配置、人才引进与培养，以及设备更新与升级等关键投入。

2. 医保支付改革提出更高的要求

在医保支付领域，随着 DRG/DIP 支付方式改革三年行动计划的深入推行，民营医院与公立医院之间的界限已被打破，大家在同一个“屋檐”下生活，在同一个“锅”里吃饭。在此情境下，医疗质量管理的精细化程度直接决定了各医院能否在医保支付体系中“吃得好、吃得饱”，即实现高效益与高质量的双重目标。这也意味着医院运营管理中的成本效益理念必须深度融入医疗质量管理之中，要求管理者不仅要具备精细的成本控制能力，还需将综合分析能力提升至新高度。

3. 医疗质量有巨大的提升空间

无论是从政府层面的宏观数据分析，还是深入民营医院内部的质量评估报告，都揭示了民营医院在医疗质量水准和技术能力上，相较于公立医院尚存在一定的差距。这预示着民营医院在医疗质量方面拥有巨大的提升潜力与空间。

然而，追赶过程绝非易事，它需要社会医院投入更多的精力、体力和财力，这就变相地增加了医院在医疗质量管理上的运营成本。

4. 质量管理队伍能力薄弱

医疗质量管理部门作为不直接产生经济效益且持续消耗成本的部门，其日常投入往往面临被“压缩”的境地。该部门的人员构成中，不乏因临床岗位无法胜任或营销领域不适应而被转岗的“非首选”人员，真正具备丰富经验与专业知识的医疗质量管理人才却相对匮乏。

这种人员结构的不合理，直接导致了医疗质量管理能力的难以提升，进而影响了管理效果的有效实现。因此，运营管理层在规划医疗质量管理板块时，需要给予人员配置、人才引进及绩效分配等方面以充分的重视与倾斜。

5. 内部管理冲突多

在医院的日常运营中，时常会遭遇多重挑战，如新增医疗项目与后期收益不确定性的权衡难题、医疗质量指标管理与医疗收入分配之间的潜在冲突，以及追求医疗收入与遵守医疗法规制度之间的微妙矛盾。面对这些问题，解决的关键在于在医疗质量管理与医院运营收入管理之间寻求一种平衡点。

这就要求运营管理层面适时做出必要的让步与牺牲。具体而言，医院可能需要接受短期内利润率的适度下调，容忍医疗收入增长速度的放缓，以及延长投资回报的周期，以此作为顺应医疗行业内在发展规律、强化医疗质量管理的代价。

如何用运营思维管理医疗质量

医院运营管理模式在显著提升医院运营效率与经济效益的同时，也推动了医疗质量的发展。同样，医疗质量的提升也能巧妙借鉴运营管理中的理念与方法。具体体现在以下几个关键维度，如图 4-6 所示。

运用运营的效益分析定位医疗质量的功能作用
1
2
运用运营的目标管理确认医疗质量的管理路径
3
运用运营的成本管理优化医疗管理人才效率
4
运用运营的流程管理健全完善质量制度体系
5
运用运营的效益分析实现医疗质量管理目标
6
运用运营中的项目管理落实质量持续改进措施

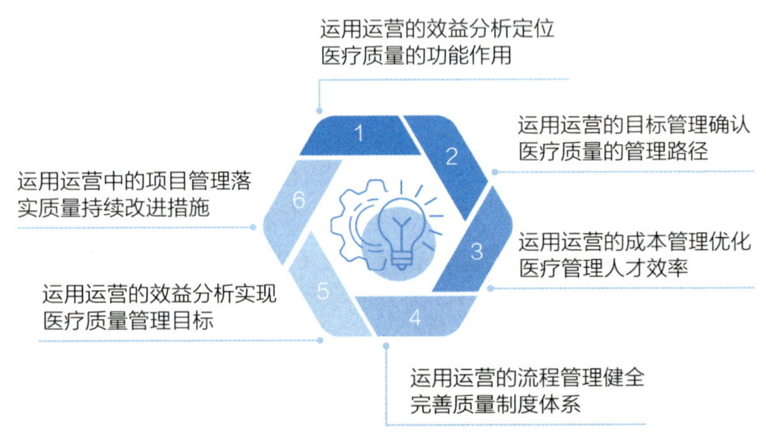

图 4-6　用运营思维管理医疗质量

1. 运用运营的效益分析定位医疗质量的功能作用

医院的声誉与品牌形象由质量决定，特别是医疗质量。鉴于此，医院运营者和管理者的视角必须进一步拓宽，将医疗质量视为不可或缺的生产要素与核心战略资源，并构建一个由质量驱动的良性循环系统：高质量的医疗服务吸引患者信赖，而持续的质量保证则进一步巩固了这份信任，最终促使医院不断优化服务，实现质量提升与市场拓展的相互促进，如图 4-7 所示。

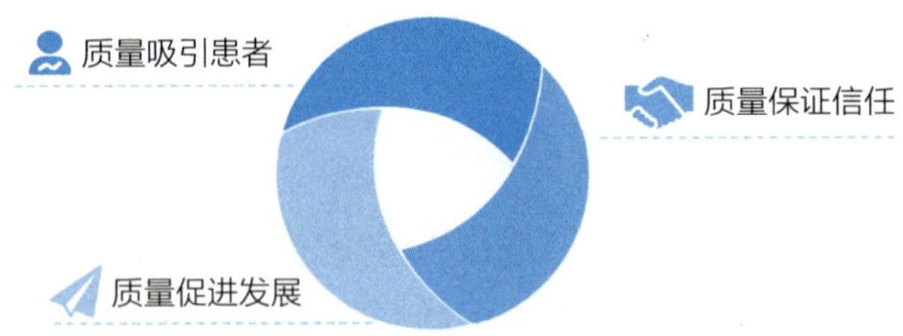

图 4-7 “质量吸引患者—质量保证信任—质量促进发展”的正向循环

在这种正向循环机制下，医疗质量的持续改进不仅是提升患者满意度的关键，还是医院塑造强大品牌、赢得市场竞争的必由之路。

2. 运用运营的目标管理确认医疗质量的管理路径

医院的质量体系构建是多维度的，涵盖了诊疗质量、服务质量、护理质量以及医院感染质量。而将这些质量融入一体评价的，只有等级医院评审。因此，医院要想牵住“质量管理”的牛鼻子，就要以等级医院晋升或复审的条目、标准与核心内容为蓝本，进行全面而深入的对标建设与自我提升。

3. 运用运营的成本管理优化医疗管理人才效率

成本核算是每一个经济实体需要重点关注的核心要素，尤其在民营医院领域，精准高效的成本管理更是确保其持续健康发展的核心要素。鉴于医院的双重属性——知识密集性和人力密集性，其中，知识性人才是推动医院发展的核心力量。因此，医院在计算成本时，必须探究成本背后的效率价值，构建一套科学严谨的绩效管理体系，确保每位员工都能在适宜的岗位上发挥最大效用。

4. 运用运营的流程管理健全完善质量制度体系

医院运营管理中的服务流程管理与医疗质量管理中的诊疗流程管理的出发点一致，两者的核心目标均聚焦于优化服务效率与提升服务质量。然而，尽管两者在目标上高度一致，实际执行过程中却不可避免地会遇到一些交织的矛盾与潜在的冲突，这就要求医院确立一套明确的矛盾调解与平衡机制。

5. 运用运营的效益分析实现医疗质量管理目标

目标牵引作为管理领域的通用方法，通常将运营的经济目标达成分析与医疗质量目标实现分析视为两个相对独立的领域。然而，实际上，如果将这两者融合，即在深入分析质量目标时兼顾经济考量，同时在追求经济目标达成的过程中不忽视质量标准的维护，恰恰能够实现双赢。

6. 运用运营中的项目管理落实质量持续改进措施

在医院运营管理中，项目管理作为一种高效手段被广泛应用，通过其系统化的方法和工具，推动既定目标的高效达成。值得注意的是，项目管理的方法同样可以迁移至质量管理领域，通过设定明确的标准值与警戒线，并借助边际效应等理论工具，深入剖析质量管理过程中浮现的各类问题。遵循项目管理的方法，我们能够精准定位问题的根源，将其归类于不同的问题类型，并据此量身定制解决方案与策略，实现医疗质量的持续改进。

医疗质量的精进，离不开运营管理的坚实支撑与积极助力；同时，运营管理本身也应将医疗质量管理置于核心位置，两者之间相互依存、相互促进，形成一种良性循环，共同铸就医院的卓越品牌与良好声誉。

第三节　质量评价："幸存者偏差"的表现与预防

医疗服务质量是指利用现有的医学知识和技术，增加患者期望结果和减少非期望结果的程度。医疗服务质量的好坏取决于患者实际感知的医疗服务水平（即体验的服务质量）与他们对服务质量的期望（即期望的服务质量）之间的匹配程度。可见，医疗服务质量的评价由患者说了算，但患者在评价过程中，往往常常容易出现"幸存者偏差"现象。这种医疗服务质量评价的结论是偏颇的，需要进行理性分析和科学批判，才能拨开迷雾见真相。

“幸存者偏差”在医疗服务中引发的偏差

“幸存者偏差”强调的是，我们不应仅从成功案例中提炼事实与经验，因为这些可能仅仅是缺乏普遍代表性的“个别经验”或“幸存者故事”，它们在统计学上并无显著意义。相反，我们应当采取一种更为全面、广泛且深入的视角来审视问题，进行逻辑推理，看到真相。

在医疗服务质量评价领域，“幸存者偏差”所引发的偏差尤为明显，具体体现在以下 3 个方面，如图 4-8 所示。

图 4-8 “幸存者偏差”对医疗服务质量服务评价引发的偏差

1. 相信疗效

在医疗服务质量评价中，稍不注意就会出现幸存者偏差的问题。

例如，人们往往被那些源自亲友或间接熟识的生动案例所吸引，他们满怀感激地分享着在不知名医院或“陌生”医生那里，通过特定药物或治疗手段成功战胜疾病的经历。这些故事不仅姓名、事迹真实可考，非个例，而且是一个小范围群体共同的见证，其感染力之强，足以让众多听众深信不疑于所提及疗法或药物的神奇疗效。

实际上，这种评价结论颇为片面，缺乏严谨的统计学数据作为支撑，其本质上是一种典型的幸存者偏差现象，极易误导公众对实际效用与质量的客观认知。

2. 相信结论

在医疗服务质量的日常评估中，一个常见现象是，某科室因患者的表扬信与锦旗而被理所当然地认为服务质量较好，深得患者信赖。然而，这种直观印象往往掩盖了评价的真实全貌。实际上，服务质量的好坏隐藏在没有写表扬信和送锦旗的患者评价中。

那些主动表达感谢的患者，可能是医院品牌的忠实患者，他们或许对服务中的细微不足持宽容态度，或是因治疗效果远超预期而心怀感激，又或是被某个温暖人心的医疗服务瞬间触动。相反，那些选择“沉默”的患者群体，他们的声音往往被忽视或“代表”，他们对医疗服务质量的一些“见解”未被倾听。然而，恰恰这些“沉默者”的声音才能揭开医疗服务质量的真实面纱。

3. 相信方法

当前，医疗服务质量评价领域内，各类赋能、经验分享与方法论的培训、进修与考察活动屡见不鲜，从揭秘梅奥、长庚、华西等顶尖医院服务质量的书籍，到学术论坛中民营医院医疗标杆的管理智慧，无一不彰显着行业对卓越的追求与学习的热情。诚然，站在巨人的肩膀上能拓宽视野，借鉴前人的智慧能稳健前行，复制成功模式能加速发展，但关键在于避免机械复制、盲目模仿，而应注重创新与适应性。

从幸存者偏差的视角审视，行业标杆的成功往往根植于特定政治经济背景、领导者的独特才能与性格，以及不可预见的偶发事件。这些成功案例虽耀眼，却是个案而非普遍规律，背后隐藏着无数未被公众关注的失败尝试。世界聚光灯常聚焦于少数幸运的成功者，却忽略了数量庞大的失败者群体。

因此，在研习医疗服务质量管理理论与成功案例时，我们应着眼于培养批判性思维、创新思想、灵活思路，以及勇于探索的胆识、深厚的知识底蕴与无畏的勇气。学习的目标不应是简单地复制解决方案，而是学会如何面对问题、分析问题，并最终创造性地解决问题。

“幸存者偏差”对医疗质量评价造成偏差的原因

幸存者偏差对医疗质量评价造成的偏差，其根源错综复杂，主要可归结为以下几个错误认知，如图 4-9 所示。

图 4-9 “幸存者偏差”对医疗质量评价造成偏差的原因

1. 逻辑错误

“幸存者偏差”是一种常见的逻辑谬误，其核心在于错误地将逻辑起点局限于特定的“幸存者”群体，即那些如疾病康复者、服务满意客户或技术受益者等“既得利益者”，而忽视了“未幸存者”——如治疗无效者、服务不满者及利益受损者的声音。这种偏差在于，它仅聚焦于筛选后的正面结果，而忽视了筛选过程中被剔除的关键信息与广大沉默群体的真实诉求。

例如，对神医与偏方认识，这个逻辑谬误尤为显著。完全无效的治疗或偏方，其体验者往往不会主动传播其失败经历；而一旦有些许成效，哪怕微不足道，也会因口碑效应而广泛传播，从而营造出神医医术高超、偏方疗效显著的虚幻印象。

2. 统计学偏差

幸存者偏差的另一重要成因是统计分析的偏差。在进行统计时，如果仅聚焦于经过特定选择或筛选的样本与数据，而有意或无意地忽视了样本的随机性与广泛代表性，便会导致统计过程偏离正轨。这种选择性的偏差，会扩散至最终结果，造成关键信息的遗漏与扭曲，使研究成果的精确性大打折扣，甚至得出截然相反的结论。究其本质，是统计方法的选择与应用不当所致，有时，越是细致观察眼前的局部现象，反而越易偏离全局的真相。

3. 期望值过高

俗语说:“好事不出门，坏事传千里。”这个道理同样适用于医院的服务质量评价。在医疗领域，一个负面事件往往能迅速对医院形象造成重创，其影响之深，有时足以致命。这是因为患者群体普遍存在的医学知识局限，对人体复杂机制、疾病特殊性以及心理变化缺乏深刻理解，从而对医疗效果抱有过高期望。患者普遍认为，既然支付了费用，医院就应当提供无可挑剔的服务与治疗效果。

然而，现实却常常是，当治疗成功，满足乃至超越患者期望时，这些正面经历却往往“沉默”于私下，未能广泛传播；相反，一旦治疗效果未达预期，患者便会积极表达不满与失望，成为负面事件的“活跃传播者”。这种“沉默的多数”与“喧嚣的少数”之间的不对称，极易误导其他患者对医院服务质量的评价，形成偏差结论。

4. 人性的弱点

你所看见的，其实是你想看见的，这是人的本性。每个人都渴望在社交中提升自我价值感，这种渴望驱使人们寻求并传播那些能彰显自身独特见解与价值的信息。所以，无论是正向“幸存者”如偏方受益者，还是负向“幸存者”如病情恶化者，他们讲述的故事往往经过自我筛选，是为了展现对自己无害且有益的一面。我们不自觉地在这些故事中寻找共鸣与解释，以强化自我认知与理解他人的框架。

在这个过程中，多数人遵循着“前景理论”的逻辑：谈及收获时，倾向于淡化风险；面临损失，则对风险视而不见。个体差异导致大脑理性程度不一，如果过分放大规避危险的机制，就可能暂时性地让理性遁形，陷入“幸存者偏差”的迷雾。从概率视角审视，每位“幸存者”的故事均为小概率事件，但人性的偏好却使之凌驾于那些虽不起眼却至关重要的广泛样本之上。

如何有效预防“幸存者偏差”

医院运营者和管理者运用以下几种方法可以有效预防“幸存者偏差”，如图 4-10 所示。

以科学的方法评价
以正向的功能运用
以批判的眼光审视
以逆向思维剖析

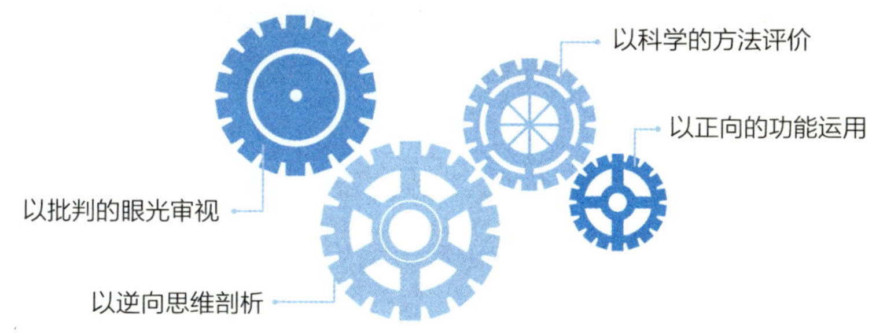

图 4-10　有效预防“幸存者偏差”的方法

1. 以批判的眼光审视

在评估医疗服务质量时，我们需秉持批判性思维，深入剖析结果对服务质量优劣的全面反映，避免盲目乐观或全盘否定的极端态度。“好”的质量背后一定有“坏”的隐患，而“坏”的质量背后一定有“好”的收获。因此，唯有透彻分析，全面考量，才能制定出精准有效的改进措施，实现事半功倍的效果。

例如，分析患者满意度不足85%这个问题时，我们首先应庆幸能够收集到15%的不满意反馈；随后，应避免简单地将不满意情绪归咎于医疗质量或服务态度，而应通过系统性分析，拆解不满意的具体内容与深层原因，尤其要倾听并理解这15%背后的真实声音与需求。最终，在优化服务流程与沟通机制时，我们还需仔细评估流程变革可能对医疗质量产生的直接或间接影响，确保改进措施既能提升患者满意度，又不以牺牲医疗质量为代价。

2. 以逆向的思维剖析

逆向思维是一种对既定事物或观念进行反向审视的思维方式。在研习医疗服务质量评价的经典案例与卓越技术时，我们要敢于“反其道而思之”，引导思维向传统观念的反方向延伸，深入剖析问题的另一面。这些“成功”背后，是否隐藏着沉默者的声音，是否存在着“亡者”无法发声的现象？要知道，耳听不一定是真，眼见也不一定为实。

总而言之，我们需摒弃惯性思维的桎梏，不局限于表面显而易见的证据，而是运用逆向思维，穿透表象，挖掘那些隐匿于暗处的关键信息。

3. 以科学的方法评价

产生幸存者偏差的主要原因是数据筛选的偏颇，即忽视沉默的大多数。因此，在医疗服务质量的评价过程中，首先，要全面汇总服务质量评价所需的资料，而这一切的基础在于对全样本范围的清晰界定。其次，在实施评价的过程中，我们应超越既有的研究样本界限，将那些潜藏于质量评价暗角的隐性群体纳入考量，鼓励并引导沉默的声音发声，让他们表达自己的观点。最后，运用严谨的科学统计手段对这些数据进行处理与分析，确保评价过程的客观性与准确性。这样得出来的结论才兼具普遍适用性与科学严谨性。

4. 以正向的功能运用

当神医与偏方落入幸存者偏差的陷阱，并与“死马当作活马医”的民间信仰交织时，往往能激发强大的品牌宣传效应。这个现象，完全可以加以改造运用于医疗机构的品牌营销中。

在医疗领域，名医对疑难杂症的诊断，新技术、新项目对疑难杂症的治疗，两者都能够产生类似于幸存者偏差的传播效应，且这一结论有科学的统计方法提供支持，结果是可信的。因此，医院可以巧妙地利用幸存者偏差的正向宣传效应，提升医疗机构的形象。

第四节　心理措施：用“真心”实现患者心理契约

美国技术评估办公室于 1988 年提出“医疗服务质量”的定义，即利用医学即知识和技术，在现有条件下，医疗服务过程增加患者期望结果和减少非期望结果的程度。基于这个定义来分析，患者对于医疗服务结果的期望与实际结果之间的偏差，构成了衡量医疗服务质量高低的度量衡。这种衡量标准触及心理层面，体现了医患双方在责任、义务以及各自感受与认知上的交互作用，符合心理契约的定义。

由此，服务质量的评价与心理契约的建立、维护乃至可能的破裂与重建过程紧密相连，形成了一个有机的整体。患者心理契约的状态，因此成为透视并映射医院服务质量水平的一面重要镜子，同时也为医院在提升服务质量方面开辟了新的视角，强调了在服务优化中应更加注重患者心理预期的满足与超越。

心理契约与患者心理契约

“心理契约”这个概念，可追溯至20世纪60年代的学术探索，由美国心理学家克里斯·阿吉里斯（Chris Argyris）在其所著的《理解组织行为》中率先提出：如果工头尊重工人非正式文化规范，工人工作效率则会提高。随后，1962年，英国学者莱文逊（Levinson）等人深化了这个概念，正式提出了“心理契约”的理论框架。“心理契约”指的是员工与组织双方对交换关系的主观理解，是一种隐性的非正式契约，即员工和组织间有关责任和义务相互期望的总和。

尽管学界对“心理契约”的概念存在广义与狭义的多种解读，但核心共识在于，心理契约根植于组织与个体两个主体间，是双方对彼此期待的主观反映，是对责任与义务内在理解的外化表现。

心理契约产生的社会基础是交换。这是人类社会得以发展和进步的原动力，是维持人际关系和社会稳定的基础。交换能够持续的条件是，双方均能提供符合对方期待的回报，这些回报不仅限于物质层面，更涵盖了情感、尊重、荣誉等精神层面的价值。当双方的报答性响应达到或超越彼此的预期时，心理契约就会被履行，交换行为因此受到正面激励并持续进行；反之，如果未能满足双方的期望，那么心理契约将会遭到破坏，进而可能导致交换关系的破裂。

将“心理契约”这个理论框架应用于医疗服务领域，患者心理契约的概念应运而生。患者作为服务接受者，投入金钱、时间与信任，期望获得高质量的诊疗服务与身心的康复；而医务人员与医院则通过提供专业的医疗服务，赢得患者的认可与医院品牌的提升，双方之间形成了一个基于社会交换的互动过程。如果医院能够满足患者的治疗需求与心理期待，那么心理契约便得以履行，患者满意交换，后续的交换行为才会继续发生。相反，如果患者的期望未能得到满足，那么后续的交换行为就存在不确实性，易交叉甚至终止。

综上所述，患者心理契约是患者对于医务人员及医院信任关系的总和，它不仅是对医疗服务实体内容的评价，还是对医患双方情感交流、心理支持等非物质层面互动的深刻感知与综合评价。

基于患者心理契约的服务质量认知

患者心理契约体现了患者的心理特质与期望，构成了医院全体成员心理契约体系中的核心与重点，其重要性在提升医疗服务体验、确保患者满意度方面显而易见，不容忽视。

1. 患者心理契约是医院服务质量的评价维度

医疗服务本身不同于产品服务，具有无形性、易逝性以及不易定量评估等特性。这些特性决定了医疗服务评价机制的独特性：往往依赖于服务接收者——患者，依据服务体验的实际成果与过程，进行主观的评判。

这个评判过程实质上是对患者内心期望值与实际感受值之间差异的衡量。当患者的实际感受远超其初始期待时，代表患者对医院服务质量的高度认可，而这种正面评价往往会激发患者再次选择该医院服务的意愿。反之，如果患者的实际感受未能满足甚至低于其预期，则会对服务质量产生负面评价，进而影响其未来选择该医院就医的意愿，极端情况下还可能引发医疗纠纷的产生。

2. 患者心理契约随着环境的变化而变化

医疗行业的特殊性决定了患者心理契约不同于其他领域的心理契约，具有差异性和特殊性，具体体现在以下 4 个方面，如图 4-11 所示。

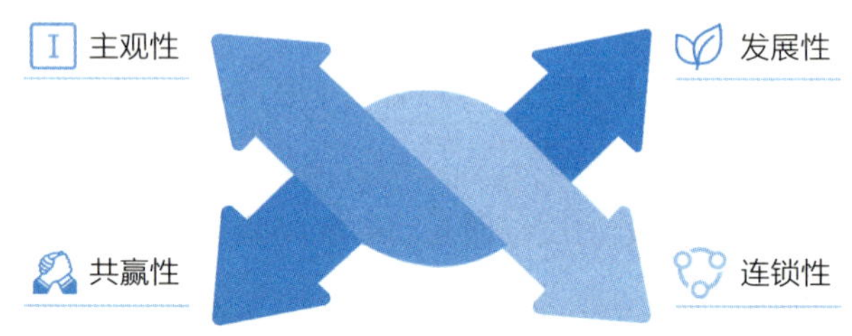

图 4-11　患者心理契约的差异性和特殊性

（1）主观性。患者心理契约是患者依据自己大脑中已有的疾病原因、医学知识、就医经验和体会而形成的认知模式，是人脑对外界信息进行选择性加工与整合的结果。因此，患者的个体差异，包括但不限于其社会身份、岗位角色、知识储备、认知结构、文化背景，乃至个性特征、即时情绪状态等，都影响着其心理契约。

（2）发展性。随着社会环境、经济条件、技术水平的不断变化，患者心理契约的内容也随之发生根本性的变化。20 世纪七八十年代，患者的就医选择相对局限，往往受限于特定的社群环境：村民看村医，工人看厂医，老师看校医。然而，时至今日，患者不再局限于传统的就医圈层，而是纷纷涌向大城市中的知名三甲医院。这个转变不仅是对更高质量医疗服务追求的体现，还是患者心理契约在时代背景下不断发展的直接映射。

（3）共赢性。患者到医院就医，期望得到好的治疗效果和温馨的关怀。医生通过诊治患者，提升医疗技术，攻克疑难杂症，获得同行认同，实现人生价值。医院从医生为患者服务的过程中，获得了品牌和声誉，确保了机构的正常运营，实现社会功能。多方形成了对彼此的非书面契约，成为各自的心理契约。

（4）连锁性。患者心理契约，作为一种非正式的内心约定，虽未成文，却深刻影响着医院及医务人员的组织行为和运行状态。如果患者对服务质量评价不高，易引发医患纠纷，损害医院声誉与品牌，导致诊治量减少，运营困难，进而挫伤医务人员工作积极性，形成恶性循环，最终可能威胁到医院的生存，这也是部分医院面临困境的原因之一。

3. 患者心理契约影响服务质量的作用机制

患者心理契约影响服务质量的作用机制主要体现在患者的直观感受，以及患者和医务人员容易出现理解歧义两个方面。

（1）患者的直观感受。患者对医疗质量的判断常常是基于他们对医疗服务的直观感受，核心聚焦于医疗服务如何影响其健康恢复与生命安全，以及在诊疗过程中所获得的待遇与尊重。患者在就医前，往往会通过各类媒介预先了解医院及医务人员的信息，如公立医院挂号难、服务差、技术好，而民营医院挂号易、服务好、技术中等。此外，交通便利性和诊疗环境的舒适度也是患者考量的重要因素。在对这些信息进行阅读和判断时，患者已经对预期的治疗效果和服务质量形成预期。

随着就诊流程的推进，患者的心理预期将在实际体验中得到逐一验证，而最终的“得分”将直接反映医院的服务质量。因此，医院尤其是民营医院的运营者和管理者需深刻认识到，在初期的公共宣传策略、品牌形象的塑造以及经营焦点的设定上，应高度重视并精准把握患者的“预先印象”塑造。

（2）患者和医务人员容易出现理解歧义。在评价治疗效果时，患者与医务人员之间常存在理解上的鸿沟。医务人员主观认为自己已尽其责，患者却可能因心理预期中治疗效果的过高设定，而将没有达到理想结果的“责任”归咎于服务质量。反之，患者也可能将治疗效果视为理所当然，进而将服务质量评价聚焦于服务过程中的细节。例如，当医生过度依赖检测数据而忽略与患者的有效沟通，导致患者感到被忽视，这种参与感的缺失便会引发误解，从而降低患者对服务质量的评价。

实际上，患者的心理契约是对医患双方责任与义务的一种主观构想，其中既有基于现实的合理推测，又不乏主观色彩的臆断。正是这些主观假设构成了患者评价服务质量的重要标尺。

当患者的这些主观假定得到实际反馈的验证，即感受到预期的满足时，心理契约便得以巩固，进而促使患者对服务质量给予高度评价，并可能自发地为医院正面宣传，从而推动医患之间交换的良性循环，最终塑造出医院的良好口碑。相反，当主观假设出现不匹配、不一致或偏差，并且缺乏足够的“熵增”效应以中和这些差异时，如果患者不愿接受期望的变化或调整其认知评价，坚持原有的心理契约，便会引发心理契约违背的现象。这会直接导致服务质量的下降，进而阻碍了良好口碑的建立。

在对比民营医院与公立医院时，患者的心理契约内容显著不同：患者往往对民营医院的就医环境和服务流程抱有更高的主观期待，而对公立医院的医疗技术水平则寄予厚望。这种差异不仅体现在心理契约的具体内容上，还影响着患者对服务质量关注的焦点及评价标准，从而间接揭示了民营医院与公立医院在竞争策略上的差异化路径。

医院实现患者心理契约的对策

分析患者心理契约的独特性，我们可以清晰地认识到，服务质量的高低紧密关联于患者的心理预期与医院实际医疗行为之间的契合度。患者的心理期望，其理解、顺应与合理引导，与医院在技术服务与功能服务两方面的表现，共同构成了提升服务质量的双轮驱动力。这两方面相辅相成，缺一不可，尤其对于依赖服务质量赢得市场的民营医院而言，更是其持续发展的基石。

1. 回归公益性，确保医疗救治的属性不偏移

在之前的医疗改革中，由于过分相信市场的力量，忽略了政府的管控，使得整个医疗服务体系的发展方向偏离了改革的初衷。这个偏差不仅体现在一些公立医院，还蔓延至市场经济催生的民营医院领域。其中大处方、重复检查及不必要手术的过度医疗现象屡禁不止，频繁上演，严重扰乱了医疗市场的健康秩序，加剧了“看病难、看病贵”的社会难题，成为民众心中的怨言。尤为值得注意的是，民营医院在发展历程中更是背负了诸多负面标签，其内部部分机构的“污迹”行为，使得整个新兴医疗市场的整体形象“臭名昭著”。

这主要是因为民营医院的发展是从“江湖名医”和“电线杆广告”开始的。这种发展路径及其后期行为深刻影响了患者对民营医院的先入为主印象，固化了其心理契约，使得患者在民营医院就医时，心态趋于戒备与防范，主观预期偏离理性轨道，服务质量评价难以保持客观公正。

民营医院如果要重塑患者心理契约，那就必须回归医疗公益本质，将自身定位为公共医疗服务体系的重要一环，坚决杜绝医护人员因经济利益诱导需求、滥用高新技术等违背职业道德的逐利行

为。同时，民营医院要积极寻求与公立医院的差异化发展路径，以特色化服务、卓越的就医体验为突破口，展现自身独特优势，逐步赢得患者的信任与好评。

2. 加强口碑建设，确保患者心理契约不被破坏

患者心理契约的本质是在交换过程中情感的寄托、心理的信任、预期的希望。有时治愈、常常帮助、总是安慰。希望是治愈、信任是帮助、寄托是安慰。这是医者的仁心、医院的医责，不分公立和民营，是放之天下皆准的普遍规律，更是实现患者心理契约的基本条件。医院实现良好口碑有以下方法，如图 4-12 所示。

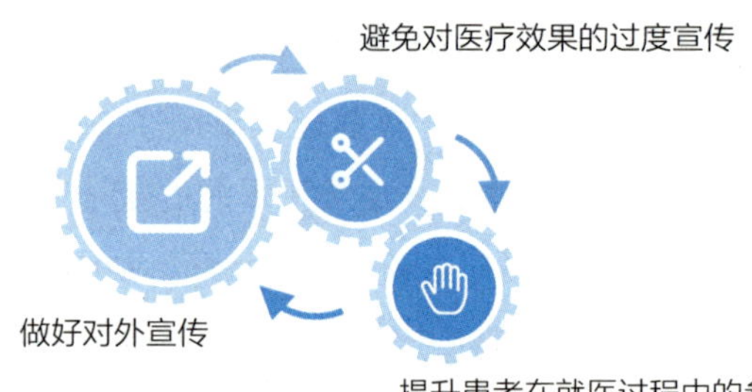

图 4-12　医院实现良好口碑的方法

（1）做好对外宣传。在对外宣传广告、市场营销、义诊讲座等过程中，要以普及疾病的有关知识，讲清医疗技术的优缺点、讲明医疗的法律制度、剖析错误的疾病认识、宣扬医者的职业道德和人文关怀等为重点。尤为关键的是，需积极介入并有效回应网络媒体上关于疾病信息的误导性言论，通过专业视角缩小医患间的信息差，避免错误信息导致的认知偏差，使患者能够理性认识医学的精确性、局限性及其不断进步的特性，从而调整并管理自身合理的期望值。

（2）避免对医疗效果的过度宣传。一些民营医院常以“先进的

设备、优秀的医生、极佳的疗效”为卖点，吸引患者前来就诊。然而，一旦患者的心理预期建立在此类过度承诺之上，实际效果往往难以达到患者的预期，进而可能触发“报复式”的服务评价，即放大缺点，掩盖优点。这种“一锤子买卖”的做法无疑是“饮鸩止渴”。

（3）提升患者在就医过程中的参与感。医务人员应用通俗的语言，借助模型、图画及多媒体等辅助工具，向患者清晰阐述病情。在介绍治疗方案时，医务人员要秉持实事求是的态度，全面阐述每种方案的潜在益处及可能伴随的风险，赋予患者充分的选择权与决策参与权。在这个过程中，医务人员既不可为追求经济利益而夸大治疗效果，又不能因惧怕疾病风险而推诿患者，从而构建起基于信任与尊重的医患关系。

3. 做好沟通服务，确保心理契约发展不走偏

患者在医疗活动中的心理契约不是一成不变的，有时候一句温馨的问候、一个关切的举动或一声真诚的安慰，都能悄然转变患者既有的心理预期。

“疾病形成—来院表达—医生感知—医生处置—疾病治愈 / 疾病缓解 / 疾病未治愈”。链条的起始点是相同的，结果却有三条分支。无论结果如何，医患之间的有效沟通贯穿始终，医院的服务无时不在。因此，在诊治过程中不仅需要医生技术精湛、医德高尚，还需要医生与患者进行理解、安慰等信息交流和反馈。

医院应全方位以患者为核心，时刻关注患者需求，持续强化其心理预期中的正面评价，同时有效引导并减轻负面印象的累积。即便在治疗结果未能完全符合预期时，通过医生耐心细致的沟通带来的安慰与理解，以及医疗服务中无处不在的舒适感与信任感，患者依然能够给予高度评价。这样不仅为医生赢得了良好的口碑，还为

医院树立了卓越的品牌形象。

从患者的心理出发，研究患者心理变化作用于服务质量的机制，并从“心”的角度建立针对。这种“真心”的行动定会带来“贴心”的服务，从而赢得“忠心”的患者。

第五节　纠纷管控：医患纠纷的预防和处理

医疗纠纷的防范与处理，已成为横亘在医院品牌建设道路上的一大挑战，要求医院运营者与管理层深刻剖析其根源与深层次诱因，进而构建出一套行之有效的预防与应对机制，以确保医院品牌的稳健发展。

医疗纠纷的定义和根源

医疗纠纷是什么？哪些情形构成了医疗纠纷的范畴？反之，又有哪些情况被排除在外，不属于医疗纠纷？明确界定医疗纠纷的定义，是我们在探讨与剖析具体问题时不可或缺的指引，确保我们的分析与讨论建立在清晰、一致的基础上。

纠纷，简而言之，即争执不下的事情、不易解决的问题。当双方就某一事项在限定时间内达成共识，或争执的问题在短时间内得以顺利解决，则此情形便不构成纠纷。将这个概念延伸至医疗服务领域，**医疗纠纷特指医院（涵盖医生、护士及医技部门）与患者（含患者本人、家属及代理的第三方）之间，围绕医疗服务产生的持续争议与难以即刻解决的问题。这些争执往往聚焦于诊疗流程、操作规范、服务过程及诊治效果等多个维度。**

医疗纠纷是医院与患者之间最核心的“冲突”，更是医院自身实力、品牌影响力和患者信任度的反映，一定程度上是医院医疗质量的“晴雨表”。

1. 医疗纠纷的本质

医疗纠纷本质上属于医疗服务范畴内的冲突，其核心直指医疗质量的优劣，是患者诊疗过程中实际感受与心理预期之间差距所触发的连锁反应。正如古人云：“天下熙熙，皆为利来；天下攘攘，皆为利往。”医疗纠纷的根源同样深植于“利”字之中。这里的“利”，广泛涵盖了物质与精神两个层面，既包括对金钱、权势等物质利益的追求，又涉及情感寄托、荣誉加冕、自尊维护、名声远播及社会地位提升等精神层面的满足，以及这些满足所带来的心灵愉悦与成就感。

2. 医疗纠纷的表现

具体到医疗纠纷的患者端，医疗纠纷主要表现在金钱欲望、认知争议和展现自己这 3 个方面。

医疗纠纷患者端的主要表现

① **金钱欲望。**患者对诊疗的后续提出一定数量经济补偿要求，这是绝大多数医疗纠纷的诉求。

② **认知争议。**患者以自己的理解、旁人的经验或者他人的建议，甚至是个别专家的结论向医院求证诊疗规范、操作指导和服务流程的“正确性”结论，以证明医院的“错误”，来反证自己的“正确”，继而再提出后续物质和其他需求。

③ **展现自己。**一些患者或家属，尤其是一些不在“现场”的家属，会以旁听或眼观的医疗服务“事实”为由，向医院“兴师问罪”。这样做，一方面向亲属证明自己的“专业性”，另

一方面展示出自己在大家庭中的“担当”和“责任”。

3. 医疗纠纷的诉求

对于医疗端来说，医疗纠纷的诉求主要聚焦在给回报、给道歉、给证明 3 个方面。

对于医疗端来说，医疗纠纷的诉求

① **给回报。**医务人员用专业知识和时间堆积出来的劳动付出应该及时兑现，不应该拖欠医疗费用。

② **给道歉。**患者及家属对医务人员诊疗过程的误解应该及时得到解除，对医务人员的伤害要给予道歉和补偿。

③ **给证明。**利用医疗纠纷的处理过程，证明医院自身的公正、公平和合理性，杜绝对医院和医务人员的污名化行为。

医疗纠纷产生的深层原因

医疗纠纷的本质表现是争执，是双方认识不统一、意见不统一、期望不统一的争吵。那么，到底是什么导致了“不统一”？

从医疗服务行业的属性来看,“不统一”是一种心理认知的不同。具体而言，医疗服务的质量评价，根本上取决于患者对于诊疗过程及结果的预防期望值与实际体验值之间的落差。当医护人员的表现远远低于患者的预期时，医疗纠纷就容易产生。反之，如果医护人员的表现远超患者预期，则医院的良好声誉就容易形成。

“差值”的大小不同，直接映射出患者对医院或人员的情感态度——不满、中立或满意。而患者对诊疗结果的“差评”“不评”或“好评”，不仅是对当前服务的直接反馈，更深刻影响着患者的后续行为选择，对医院的口碑传播及患者忠诚度构建具有深远影响。

1. 患者个人因素

患者的个人背景，包括其学识水平、社会地位及身份认同，会影响其对同一医疗服务行为的感知与体验。

例如，农民工、工人群体与大学教授、政府官员，在面对相同的医院、服务流程及诊疗过程时，往往会因各自独特的视角与期待而产生不同的感受与评价。

此外，医院的性质，特别是民营医院的“民营”属性，也可能成为影响患者感知与诉求的额外变量。即便是相同的人与事，在不同性质的医院背景下，也可能激发不同的期望与纠纷。

2. 外在因素

除了受到个人因素的影响外，医疗纠纷还受到其他外在因素影响。

影响医疗纠纷的外在因素

① **社会因素。**医务人员社会地位的不高、患者群体中存在的认知偏差，以及社会对弱势群体的普遍保护倾向，共同构成了滋生医疗纠纷的社会土壤。

② **法律因素。**法律在医疗事故鉴定、赔偿范围及金额等方面的规定常存争议，这种不确定性为医疗纠纷的处理带来了挑战。

③ **医疗保险因素。**医疗保险体制的不健全与支付机制的不合理，不仅影响了医疗服务的可及性，还加剧了医疗纠纷的

复杂性和解决难度。

④ **行业因素。**在医疗行业内部，医患双方对治疗效果的直接认知差异明显，加之医疗规章制度尚待完善、医生职业素养的参差不齐，共同促成了医疗纠纷的高发态势。

⑤ **医方因素。**部分医务人员的素质有待提高，责任心不足，缺乏职业道德的坚守，过度关注疾病本身而忽视患者整体感受，是医方引发医疗纠纷的重要原因。

⑥ **患方因素。**患者对医疗质量的高期望与现实医疗技术、能力之间的差距，以及信息不对称导致的误解，构成了患方因素，增加了医疗纠纷的风险。

⑦ **媒体因素。**媒体在报道医疗纠纷时，有时会将医患关系简化为商业消费关系，过度强调患者的弱势地位，并放大部分医生的不当行为，这种倾向性报道对医疗纠纷的公正解决构成了外部压力。

医疗纠纷的成因并非孤立或简单叠加，而是构成了一个错综复杂的系统。这个系统既涵盖了外在的经济环境、社会文化背景、媒体舆论导向等宏观因素，也深入医院内部的管理效能、技术实力、服务流程优化及细节把控等微观层面。同时，患者的疾病认知水平、个性化的健康需求以及对治疗效果的期望差异，也在其中扮演了不可或缺的角色。

因此，针对医疗纠纷的预防与处理策略，不应拘泥于固定的模式或方法，而应秉持灵活应变的原则，根据具体情况的变化进行动态调整与优化。

如何处理医疗纠纷

公立医院和民营医院在预防医疗纠纷方面所采取的措施本质上具有共通性，这些措施主要包括：提高医务人员的医疗技术；改善医务人员的服务态度；提高医务人员医疗文书的书写质量；提高医疗机构的实力、社会影响及活动能力；增强医疗机构的“预防”实力。尤为重要的是最后一点：增强医院的“预防”实力。这具体指的是通过构建与政府业务主管部门、医院所在区域政府部门及公安部门之间的和谐关系，以及依托医院自身的地位、规模与品牌影响力所形成的一种“软实力”，这种力量在预防纠纷中发挥着不可忽视的作用。

在实际应对医疗纠纷的过程中，医院运营者与管理者应紧密遵循一系列核心原则，如图 4-13 所示。

患者第一
诊疗救治优先
高效应对
熟悉处理流程
洞悉需求
准确把握患者心声
谨言慎行
恪守法律法规
维护利益
敢于据理力争
终结纠纷
善用法律手段

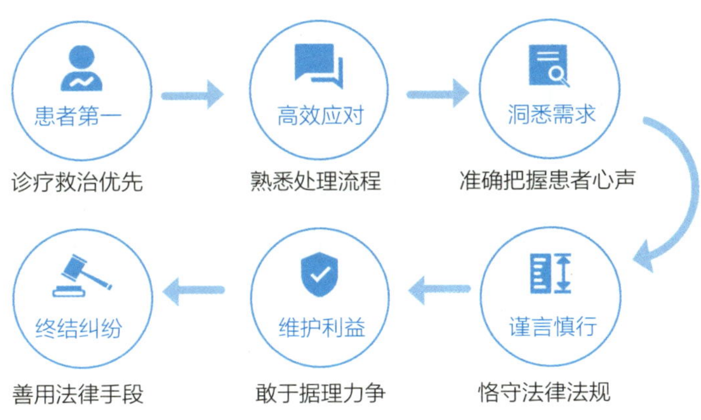

图 4-13　处理医疗纠纷应遵循的原则

1. 患者第一：诊疗救治优先

面对任何医疗纠纷的情境，一旦患者健康受到超乎常规或既定事实的危害（如病情未得到控制甚至恶化），医院应即刻秉承患者第一的原则，迅速调集医疗资源，全力投入患者的进一步救治之中。医院可以组织院内多学科会诊，积极邀请当地知名医师或上级医院的专家参与诊断、手术及治疗方案的制定，以确保诊疗决策的科学性与有效性。在条件允许的情况下，医院还应考虑转诊或转院的可行性，力求为患者争取到最佳的治疗机会。

2. 高效应对：熟悉处理流程

医疗纠纷往往起始于科室，其后续发展是任由患者不满情绪蔓延，还是迅速有效平息；是采取耐心沟通、就地解决，还是推诿责任、上升层级；是力求化解矛盾、缩小影响，还是因处理不当而激化事态，这一切都依赖于明确而高效的处理流程及其适时的触发机制。因此，医院内所有参与医疗纠纷接待与处理流程的人员，无论身处何职何岗，包括后勤支持人员及安保、保洁等“三保”团队，都要对处理流程了如指掌。

只有这样，我们才能确保在医疗纠纷突发之时，有专人即时接待、耐心解释、妥善处置并适时上报，为患者提供明确、畅通的诉求渠道。这样一来，患者的合理需求得以被及时听见与回应，从而有效减少因沟通不畅或处理不当而引发的过激行为，维护医院秩序与患者权益。

3. 洞悉需求：准确把握患者心声

医疗纠纷的核心在于患者的诉求，无诉求则纠纷就不成立。这些诉求纷繁复杂，既有物质层面的补偿要求，又不乏精神层面的慰藉渴望，甚至二者兼而有之。因此，处理医疗纠纷的首要任务，就是深入了解患者的具体诉求，细致区分其类型，并洞察其背后的真正诉求。值得注意的是，部分患者可能以医务人员失职或过错为由提出初步诉求，但一旦获得对方的“认错”回应，往往又会衍生出新的需求。

在了解患者需求、倾听患者描述纠纷经过的过程中，实际上是给予了他们一个情绪宣泄的出口。因此，接待处理人员应保持耐心，避免频繁打断或即时反驳，而是应让患者充分表达，直至其情绪得以释放。随后，再进行针对性的解释与回应。

所以，了解患者需求后，我们应避免立即给出现场答复（除非个人具备充分的专业知识与判断力）。相反，我们应着手调查纠纷的根源与事实真相，对己方可能存在的过错进行客观评估（必要时可请专家协助判断），并预估纠纷处理的可能结果。这个步骤对于后续引导患者提出合理诉求、选择合规途径、利用合法渠道解决纠纷至关重要。

4. 谨言慎行：恪守法律法规

由于社交媒体的发达、智能通信工具的普及以及公众维权意识的增强，医疗纠纷处理过程中的每一句话语、每一个举动乃至细微的表情都可能成为激化矛盾的导火索。因此，参与医疗纠纷处理的工作人员需秉持对患者、个人及医院极端负责的态度，时刻意识到自身言行可能会被录音、录像，并作为后续法律程序中的证据。

为此，处理医疗纠纷的工作人员，在处理过程中应主动邀请患者或其代表进行录音、录像，甚至可安排第三方协助记录，以此实现纠纷处理过程的“数据化”与透明化。在此基础上，我们要坚持以事实为依据，以法律法规为准则，秉持公平、公开的原则，勇于将处理过程置于阳光之下，接受医患双方乃至社会各界的监督。通过这种方式，我们可以确保医疗纠纷处理的每一步都合法合规，不留任何可资利用的漏洞或把柄。

5. 维护利益：敢于据理力争

部分患者常常将医疗服务简化为商品交易，认为治疗必然达到痊愈效果；或将治疗过程中的并发症、合并症误判为医疗差错，质疑医疗行为的正当性；更有甚者，通过对比患者入院前后的健康状态，质疑诊疗措施的充分性。这些现象源于对人体生理心理复杂性的认识不足、疾病诊治经验性的忽视以及医疗服务本质特性的误解，导致医患双方在知识层面存在“偏差”与信息不对等，进而产生对诊疗过程或结果的不同解读，引发不和谐的声音。

面对涉及科学性、规范性、原则性的争议，我们不应一味妥协退让，而应勇于坚持立场，积极斗争。我们鼓励患者寻求专业机构及人员的意见，推荐其通过医疗纠纷调解委员会等正规渠道解决争议。同时，在医院内部，可灵活采用“红黑脸”策略，一方面正面解答患者疑虑，普及诊疗过程中的科学常识；另一方面，坚决回应不合理要求，引导患者正确理解医疗服务的性质与局限，消除其将医院视为要挟对象、提出过分诉求的念头。

6. 终结纠纷：善用法律手段

医疗纠纷如果处理不当，非但不能平息既有矛盾，反而可能催化更多纠纷的滋生，这是处理医疗纠纷之大忌。因此，力求一次性彻底解决医疗纠纷乃为上策，除非遇到治疗尚未终结或医患双方分歧难以调和的特殊情况。一旦医患双方就初步解决方案达成共识，务必及时签署正式协议，以明确双方权利与义务。

协议的签订需依据医疗纠纷的具体诉求及补偿额度，灵活选择在医院内部完成或经由当地医疗纠纷调解委员会协助进行。在签署过程中，应确保有第三方见证，必要时可邀请法律专业人士参与，拟定协议条款，力求详尽无遗，避免留下任何法律漏洞或后患。

尤为重要的是，协议一旦签订，医院必须恪守承诺，严格履行协议内容，以诚信为本，维护医疗行业的良好形象与信誉，彻底终结纷争，实现医患双方的和谐共处。

虽然每家医院在处理医疗纠纷时都面临不一样的挑战，但如果从医院本质与实际情况出发，分析纠纷根源、患者核心诉求及解决之道，则会发现共通之处。这就要求相关人员既需具备敏锐的洞察力，如同“鹰眼”般洞悉问题本质；又需怀揣广博的仁爱之心，以“仁者天下”的胸怀去理解和包容，从而有效应对并妥善处理医疗纠纷。

第六节　案例解析：医疗美容医院医疗安全管理

近年来，伴随着经济的高速增长与民众生活质量的稳步提升，消费观念实现了从基本生存向发展享受型的深刻转变，其中，通过整形美容技术追求个人美学理想逐渐成为社会广泛接受的现象，促使医疗美容市场迅速扩张，竞争态势愈发激烈。然而，这种繁荣景象之下，医疗安全问题却日益凸显。

以上海市长宁区人民法院发布的《2015—2019 年医疗美容纠纷案件司法审判白皮书》为镜鉴，该报告揭示了在这 5 年间，长宁区人民法院共受理了 94 起医疗美容相关的纠纷案件，自 2017 年起，此类案件数量呈现显著增长趋势。案件类型主要集中于医疗损害责任纠纷、医疗服务合同纠纷及健康权纠纷，尤为引人关注的是，医疗损害责任纠纷占据了高达 82.28% 的比例，成为医疗美容领域的重灾区。

尤为严重的是，这 5 年间发生的 94 起案件中，无一例外地涉及民营医院的医疗美容医院，充分暴露了该行业内部在快速扩张过程中累积的深刻医疗安全隐患。这种现象不仅损害了消费者的合法权益，也对医疗美容行业的整体健康发展构成了严峻挑战。因此，深入剖析问题根源，制定并实施具有针对性的改进措施显得尤为迫切。

影响医疗美容医院医疗安全的主要因素

影响民营医院医疗美容医院医疗安全的因素错综复杂，主要因素体现在以下 3 个方面，如图 4-14 所示。

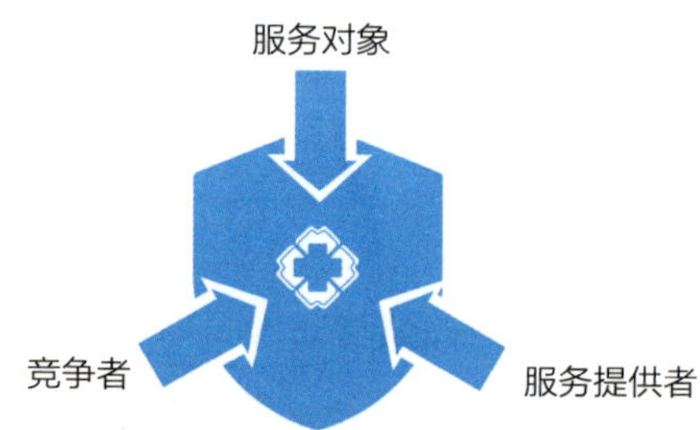

图 4-14　影响民营医院医疗美容医院医疗安全的主要因素

1. 服务对象

医疗美容的核心服务对象是“爱美”的健康个体，其需求往往超越基本生存需求，呈现出高度的非必需性与多样性。每位求美者的独特性，包括年龄、容貌、体质、体型的自然差异以及在社会层面如求职、恋爱、婚姻、社交等场景中寻求优势的动机，都影响着他们对美容效果的心理预期与期待。这些心理层面的因素，连同对美容部位改造后效果的设想，共同构成了影响医疗安全不可忽视的关键因素。

2. 服务提供者

提供医疗美容服务的机构都是经官方严格审批的正规医院，所有美容项目都由具备相应执业资质与专业技能的医护人员负责实施。然而，医疗美容医院因其独特的运营模式与市场定位，在履行美容医疗服务职责时，往往面临以下挑战与问题。

（1）手术学科不完整。民营医院的医疗美容医院普遍面临手术相关学科构建不完整的困境。具体表现为检验科功能受限，医学影像检查多依赖外部合作，缺乏自主性与全面性。此外，从术前准备到术后恢复的各个环节，高度依赖于麻醉医生的专业能力，而由于院内缺乏其他临床专科医生的协同支持，麻醉医生的专业素养与实战经验便成为手术安全的核心保障。遗憾的是，民营医院的医疗美容医院在麻醉医师队伍建设上普遍存在数量不足、质量参差不齐的问题，这无疑进一步加剧了医疗安全的风险敞口。

（2）术前检查不到位。术前检查是一项繁杂、耗时的工作，且需要患者的高度配合。然而，部分求美者出于隐私顾虑或时间、工作等因素的考量，可能故意隐瞒病史，为术前检查的有效实施增设了障碍。此外，因为民营医院的医疗美容医院特有的市场环境与运营成本，个别机构在客户维护与风险规避的考量下，倾向于将术前检查简化为一种形式化的流程，其出发点更多的是建立在对患者健康的乐观假设之上，而非严谨的疾病筛查。这种心态导向下的术前检查，往往流于形式，难以全面揭示潜在的健康风险，最终可能导致个别求美者在手术过程中遭遇不测，严重损害了整个行业的声誉与公信力。

（3）制度执行有差距。在医院所确立的核心制度中，手术安全相关条目如手术安全核查、查对、手术分级管理，以及围手术期与围麻醉期的综合管理等，均为保障手术顺利与安全的重要基石。然而，在具体实施环节，我们不难发现制度执行上的明显落差。术前“三方核查”机制未能得到严格遵循，术中各岗位职责履行不力，如术前准备阶段，因疏忽而将布比卡因误用为利多卡因配制肿胀液，即为一例。此外，部分手术操作者未能恪守操作规范，对局麻药物的使用剂量、浓度及其代谢规律缺乏精准把控，随意增加用量，从而诱发局麻药中毒，导致呼吸、心搏骤停等严重后果。更有甚者，在面对突发状况时，拒绝暂停手术以评估风险，这个决策失误也是医疗安全隐患的主要诱因。

（4）手术流程管理欠佳。首要问题在于，部分民营医院的医疗美容医院尚没有构建稳定的专职手术团队，往往临时组建团队，其成员学科背景、职业归属及年龄结构多样，导致初期合作中默契度不足，团队协作易现摩擦与混乱。再者，手术室内个别医护人员存在职业纪律松懈现象，如过度依赖设备而忽视个人职责，手术过程中分心于手机娱乐或闲聊，术后则疏于细致观察，面对监测数据缺乏严谨分析，依赖仪器而忽视对受术者的直接观察，错失了及时干预病情变化的最佳时机。此外，手术室设备采购渠道的非正规性，以及日常维护保养的缺失，加之耗材不匹配或质量不达标，不仅直接制约了手术医生的技术发挥，还可能影响医生的心理状态，最终对手术效果造成不利影响。

3. 竞争者

据《2019 医美行业白皮书》权威数据揭示，中国医疗美容市场已跃居全球消费量榜首，超越美国、巴西、日本、韩国等医美强国，展现出近万亿规模的巨大市场潜力。然而，在这一片繁荣景象之下，医疗行业内却暗流涌动，“四黑”——黑医生、黑培训、黑诊所、黑药品器械现象持续蔓延，成为不容忽视的阴霾。

尤为值得关注的是，黑诊所以其隐蔽性与低成本，竟占据了市场的主导地位，其手术量竟是正规诊所的 2.5 倍，高达 2500 万例以上。这一惊人数字背后，隐藏着每年约 4 万起医疗事故的沉重代价，手术感染、严重疤痕等问题频发，患者权益受损，社会影响恶劣。

更为严峻的是，合规医生与非法执业者之间的数据对比触目惊心。据统计，正规医美执业者数量仅约 17 000 名，而非法执业者却膨胀至超过 150 000 名，十倍之差的悬殊比例，凸显了行业监管的严峻挑战。

在非良性竞争环境的裹挟下，市场出现了“劣币驱逐良币”的扭曲现象。众多医疗美容机构，尤其是部分原本秉持质量为本、信誉至上的正规民营医院，也不得不面对“囚徒困境”的艰难抉择。在生存压力与利益诱惑的双重夹击下，部分医院最终选择了妥协，放弃了原有的高标准与严要求，“随波逐流”于市场乱象之中，从受害者转变为“获益者”的扭曲身份。这一切的代价则是医疗安全隐患的急剧上升，严重威胁着消费者的健康与安全。

医疗美容医院如何做好医疗安全管理

医疗美容医院要做好医疗安全管理，首要之务是树立并强化全员安全意识，将医疗安全视为医院发展的生命线。具体应做好以下 5 项工作，如图 4-15 所示。

明确医疗属性
深化工作人员责任意识
加强职业化能力培养
优化手术流程
完善应急预案和演练

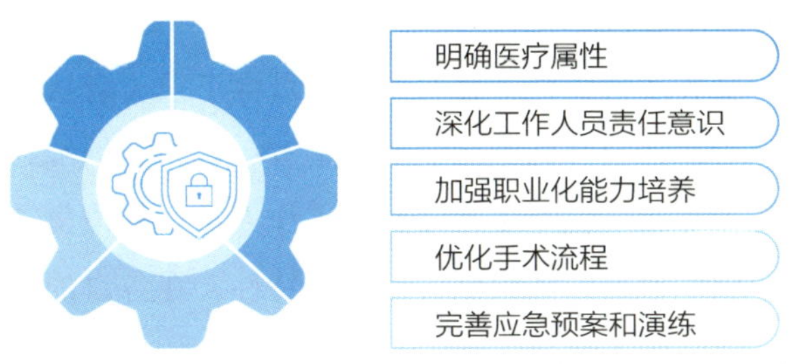

图 4-15　医疗美容医院做好医疗安全管理具体应做好的 5 项工作

1. 明确医疗属性

医疗美容作为医疗领域的一个专项分支，其核心在于通过手术、药物及医疗器械等专业技术手段对人体进行干预，其本质属性无疑归属于医疗行为范畴，且这一行为的性质并不因作用对象的差异而有所改变。因此，民营医院的医疗美容医院亟须摒弃将自身视为轻医疗单位的误区，而应明确自身作为正规医院的身份定位。

这样一来，医院需全面遵循医疗行为的本质规律与原则，构建以规章制度为基石的基础质量管理体系。这要求医院不仅要在制度建设上狠下功夫，更要注重流程控制的精细化，确保每一环节均符合医疗安全与质量的标准。同时，医院还应设立明确的量化目标，以终末质量为导向，不断优化医疗服务的全链条管理，不断提升医疗服务的整体水平与质量。

2. 深化工作人员责任意识

医疗美容作为消费性医疗服务的特性，患者往往寄予厚望并抱有高度期待，这自然增加了患者不满情绪产生的风险。因此，民营医院的医疗美容医院必须将提升医疗质量与服务品质置于首要位置。医疗质量的保障，关键在于手术医师、护理人员、手术室团队及麻醉专家的专业素养与责任心，任何一环的疏忽都可能对整体医疗效果造成不良影响。

同时，服务质量同样不容忽视，它贯穿于求美者从踏入医院至离开的全过程，涉及咨询顾问的专业解答、清洁工的细致服务、保安的周到安保等每一位与患者接触的工作人员。每位员工都承载着维护医院形象的职责，需根据各自岗位特性，在各自的工作周期内尽职尽责，确保任务的高质量完成。

只有当每位员工都能深刻理解并践行自身职责，形成合力，才能构建起坚不可摧的医疗安全防线。反之，任何环节的疏漏都可能成为引发医疗纠纷的导火索，进而损害整个医院的信誉与形象，其后果不堪设想。

3. 加强职业化能力培养

美容成效的优劣，直接映射出美容医师的专业技能与审美层次。美容医师的角色超越了一般医疗救治中的医生范畴，他们不仅需关注手术效果的实现，还需确保“美丽”的达成，这要求他们具备独到的审美能力，而审美修养的积淀需经年累月，非一蹴而就。

对于麻醉医师而言，民营医院医疗美容医院的环境尤为考验其综合素质。缺乏综合医院其他临床学科的支撑，麻醉医师需展现出更为全面的能力，不仅要精通麻醉操作技巧与深厚的理论知识，还需跨学科掌握设备操作、诊断分析、药理知识及急救技能，以显著降低医疗美容过程中的不良安全事件风险。

此外，医疗美容行为中的护理人员同样扮演着不可或缺的角色。他们不仅需要具备专业的护理服务能力，还需展现出高度的亲和力与沟通技巧，确保求美者在每一个服务环节都能感受到专业与温馨并存的体验，从而在享受美丽蜕变的同时，也收获心灵的慰藉。

4. 优化手术流程

民营医疗美容医院的安全基石，在于对手术安全的严密把控。鉴于大型综合医院在此领域已积累的丰富经验，我们应积极借鉴，构建一套规范、可执行的手术安全管理体系。首要任务是建立严谨的规章制度，如设立三级手术安全“防火墙”：前期由前台与咨询师基于体检结果实施初步筛选，对异常报告及特殊病史立即启动医生会诊预约机制；治疗方案确定后，进行第二阶段详尽病史复核；最终，在护士、术者及麻醉医生的共同努力下，实施术前最终检查。

术后监护也不容忽视，需持续跟踪患者状况，以防意外发生。在此基础上，我们需不断迭代优化流程，将其细化、固化，形成详尽的工作指引与标准，并配套以严格的奖惩机制，确保每项制度与流程得以有效贯彻。通过这一持续性的严格管理实践，我们不仅能巩固手术安全，还能从中提炼出独具特色的医院安全文化，为求美者提供更加安心、可靠的美丽之旅。

5. 完善应急预案和演练

没有完美无缺的规章制度，没有永不犯错的医务人员。因此，民营医院医疗美容医院应未雨绸缪，确保应急资源充足，配备先进的应急设施与硬件，构建高效应急抢救体系。这包括加强医疗仪器、耗材、药品及应急设备的储备，如口罩、防护服等关键物资，并持续完善各类应急预案，以应对可能发生的突发状况。

更为重要的是，医院需将应急预案的培训与演练纳入常态化工作，通过定期、高频次的训练，提升全员应急响应能力，力求实现人员间的多岗位、多职能兼容，以便在紧急情况下迅速调配资源，有效应对。这些举措旨在将潜在或已发生的安全隐患扼杀于萌芽，或将其影响控制在最小范围内，最大限度地减轻不良安全事件对医院日常运营、品牌形象及长远发展的负面影响。

医疗安全是一项高度集成的系统工程，其稳固与高效依赖于系统内各安全要素的紧密协作与均衡发展，任何环节的薄弱都可能导致整体效能的折损，即“短板效应”必须避免。因此，民营医院的医疗美容行业的投资者与经营管理者需达成高度共识，将这个核心理念深植于心，并贯穿于经营管理的每一个环节之中。在此过程中，安全应被视为不可动摇的基石，质量则需提升至战略核心地位，只有这样，才能凭借卓越的质量与贴心的服务，在竞争激烈的医美市场中脱颖而出，抢占先机。

第五章

创新赋能：深化医院的内涵建设

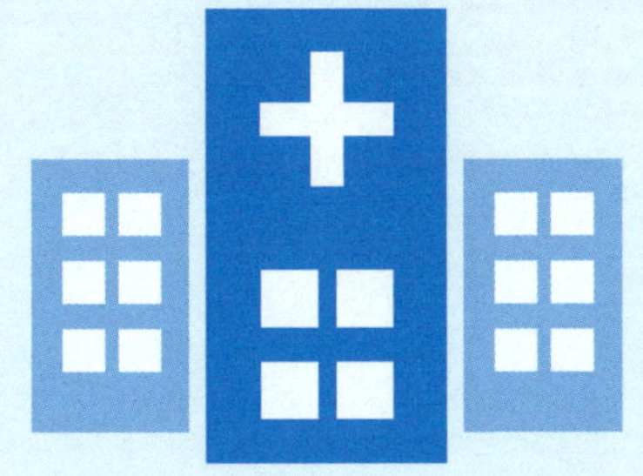

创新是引领医院发展的第一动力。医院应当从人才、文化、制度、科技、政策等多个维度出发，积极探讨医院创新发展的路径与策略。

第一节　人才赋能：重视人才队伍的引进培养

作为智力密集、知识密集型的医院，人才无疑是医院最为宝贵的资源和核心竞争力。因此，能否构建一支高素质、高水平的医疗团队，直接关系到医院的发展质量与未来发展潜力。基于此，医院经营者和管理者应当深入调研当前人才队伍的建设现状，剖析其中存在的具体问题，并结合医院的实际情况，量身定制人才发展战略。这个战略应着重于人才的引进与培养两大方面，力求打造一支能够紧密贴合医院发展需求，持续为医院发展注入智慧动力的高效能人才梯队，从而为医院的持续繁荣提供坚实的人才保障与不竭的智力源泉。

医院人才的定义、评判与选择

明确医院人才的定义，深入洞悉医院人才评判与选择的核心理念，是医院运营者与管理者构建高素质人才队伍的基石。

1. 医院人才的定义

“医院人才”是一个相对概念，既可在广义层面被视作医院内整体技能与素质卓越的高水平团队，也能在狭义范畴内特指那些占据核心岗位、肩负关键职责的工作人员，乃至个别拥有非凡才能或专业技能的杰出个体。简而言之，医院所处的地域环境、机构的独特性质以及医院的等级层次，都会对“医院人才”的具体定义产生深远影响，从而导致不同医院在人才评判标准上呈现出显著的差异性。以华西医院与某县级医院为例，两者在人才识别与认可的标准上，无疑存在着巨大的差异。

虽然“医院人才”的定义具有相对性，但是在医疗领域，人才都具有相似的特点，是指那些掌握深厚的医疗知识、丰富经验及精湛技能的医务人员。

医院人才的五大特点

① **胜任力。**他们具备某一岗位所需要的特定的知识、技能与能力，能够胜任某项工作或任务。

② **内驱力。**他们对自我价值实现有一定的期望，能够付出行动，而且有很强的道德伦理观念。

③ **创新性。**他们具备敏锐的洞察力，能够主动发现问题，并在诊疗方法、流程优化乃至医疗技术创新上提出独到见解和解决方案。

④ **领导力。**他们不仅能够独当一面，还擅长凝聚团队力量，激发成员潜能，以卓越的领导力引领团队向既定目标稳步前行。

⑤ **价值观。**其个人价值观与组织、社会价值观高度契合，不仅致力于个人成就，还积极投身公司发展与社会发展，贡献自己的力量。

2. 医院人才的评判

医院人才的评判机制是一个动态的过程，它紧密依托医院现阶段的基础状况，并随着医院发展目标与战略方向的调整而变动。通俗来说，医院的运营者和管理者在对医院人才进行评判时，应明白一个道理“今天的人才不一定能成为明天的人才”，同样，“今天的非人才也很有可能是明日之星”。

人才的概念，本质上具有环境依赖性，其评判标准随环境而异。例如，一名在省级名院中表现平平的医生，如果置于县级医院的背景下，很可能被视为不可多得的人才资源。

3. 医院人才的选择

医院人才的选择，事实上基于实际情况的精准决策。医院在不同的发展阶段，对人才的需求不同；而每家医院当前的基础条件，也直接影响了其对人才的吸引力，形成了差异化的引才环境。同时，人才个体对于成长平台的要求也是多元化且个性化的。

因此，**医院在确立人才标准时，应秉持务实态度，既不能盲目追求高远目标，也不能满足于现状停滞不前，而应该遵循“跳一跳能够得着”的原则，不单纯追求最优，而是精准匹配，选择最适合医院当前及未来发展需求的人才。**

医院人才的作用机制

人才作为医院发展的核心驱动力，堪称医院进步的“引擎”，直接关乎医院发展的质量高低与效率快慢。那么，人才究竟是如何在医院内部发挥其不可替代的作用的呢？具体如图 5-1 所示。

推动医院科技创新
提升综合医疗水平
提升整体服务质量
改善组织效能

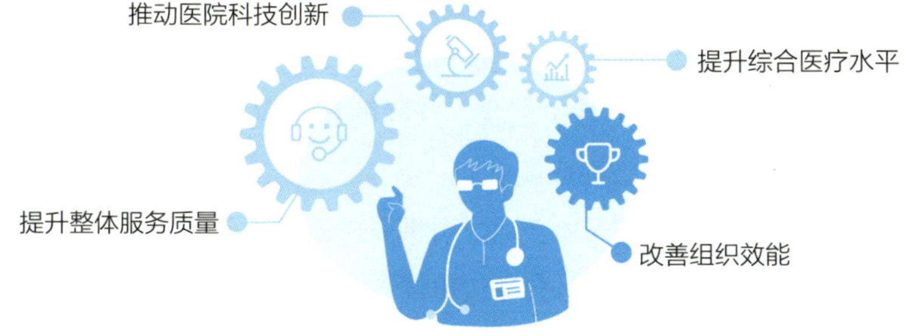

图 5-1　医院人才的作用机制

1. 提升整体服务质量

医院人才是医疗服务的技术核心，在提升医院服务质量方面扮演着举足轻重的角色。

（1）以专业能力确保医疗服务的质量和效率。一支高素质的医疗团队能够精准把握病情，量身定制科学合理的治疗方案，并高效实施，确保每位患者都能获得最优化的治疗效果。

（2）用服务态度和沟通技巧提升患者满意度。医院人才在服务态度与沟通技巧上的持续优化，成为提升患者满意度与信任感的有效方法。他们以亲和友善的态度和有效的沟通方式，帮助患者缓解紧张情绪，促进医患间的理解与协作，从而全面提升医疗服务的人文关怀与质量感知。

（3）用持续学习和创新能力促进服务质量提升。医院人才对于持续学习与创新的执着追求，是推动其服务质量跃升的关键动力。面对医学科技的日新月异与医疗服务的不断革新，他们积极更新知识结构、掌握最新技术，同时勇于探索、敢于创新，不断为医院注入新的活力与竞争力，引领医疗服务迈向更高水平。

2. 推动医院科技创新

创新来源于人才，离不开人才。在医学领域，人才是推动科技创新、增强技术实力的核心力量。他们往往具备敢于探索未知、敢于超越常规的勇气，不甘于现状，这样的精神风貌注定了他们会在科技创新方面取得突破性成就。

通常来说，医院的人才会通过引进先进设备、研发新技术、启动创新项目等多元路径，同时会通过申请专利保护、承担科研项目、积极参与国内外学术交流以及投身重大医疗研发项目等实际行动，有力地推动医院的科技创新，提升医院的诊疗能力与服务水平。

最终，这些由人才引领的创新成果，会直接惠及广大患者，不仅能够改善他们的健康状况，还能进一步树立医院在行业内的良好形象与声誉，实现了患者健康、幸福与医院品牌价值的双重提升。

3. 提升综合医疗水平

人才一般都具有超过本地区同岗位人员的知识体系、智能技能以及自我革新能力。有了一支这样的人才队伍，医院就能够确保为患者提供更加专业的诊疗服务，有效减少医疗差错、提升治愈率，从而增加患者的信任感和对医院的忠诚度，提升医院的综合医疗水平。

尤为值得一提的是，顶尖人才、骨干人才及支柱人才，他们是医院发展的中流砥柱，掌握着核心能力与关键技术，对医院战略目标的实现起着不可或缺的作用。这些人才不仅具备深厚的医学知识，还具备丰富的临床经验和创新能力，能够引领医院在医疗服务质量、科研创新成果及教学培训等多个维度实现跨越式发展。他们的存在，无疑能够提升医院的整体竞争力和影响力，使得医院能够持续提供更高品质、更加安全的医疗服务。

4. 改善组织效能

医院人才队伍中不仅有医疗专业的技术人才，还包括运营管理、医疗管理和后勤管理等相关岗位人才。这些人才不仅具有丰富的管理学知识、扎实的岗位胜任能力，还具备强大的创新能力。他们进行了一系列管理创新行动，全方位推动医院运营效率的提升，增强学科的社会影响力，改善组织效能。

（1）通过新的管理要素提升管理效率。管理创新通过引入新的管理要素或组合要素，如融合新颖的管理方法、工具和模式，精准对接组织目标。这样不仅能够实现管理效能的提升，更为医院构筑了难以复制的核心竞争力，使医院在激烈的行业竞争中能够脱颖而出。

（2）通过优化资源配置提升服务体验。管理创新致力于医院资源的深度整合与优化配置，依托科学的规划、组织、领导、协调、控制及反馈机制，确保生物资产、非生物资产、资本投入、信息流通及能量利用等要素均能达到最佳效能，为患者提供超越期待的医疗服务体验。

（3）通过建立团队文化提升竞争力。管理创新通过建立积极向上的团队文化，引入团队协作平台与项目管理策略，促进医护人员间的紧密协作与高效沟通。这不仅可以提高工作效率和管理质量，还可以提升医院的凝聚力和整体竞争力。

医院人才不仅是医院发展的基石，更是医疗行业进步的缩影。其承载着医院对未来的期许与梦想，引领着医疗行业向着更加光明、更加辉煌的明天迈进。

医院人才队伍的建设策略

医院人才作为医院最为宝贵的资源之一，本身具备巨大的投资价值，是医院实现长期稳定收益不可或缺的关键资本。因此，医院要想走上可持续发展的征途，就必须掌握人才队伍建设策略，致力于构建一支高效能的精英团队。

1. 科学规划人才队伍建设路径

医院在构建人才队伍时应遵循“规划先行”的原则，确保每一步发展都在前瞻性的战略布局中。科学规划人才队伍的具体步骤如图 5-2 所示。

（1）确立人才引进、培养的策略和方案。医院经营者和管理者首先要明确医院中长期发展目标和行业定位；其次对医院现有的人才队伍进行全面分析；最后，紧密围绕学科发展核心，精心设计并

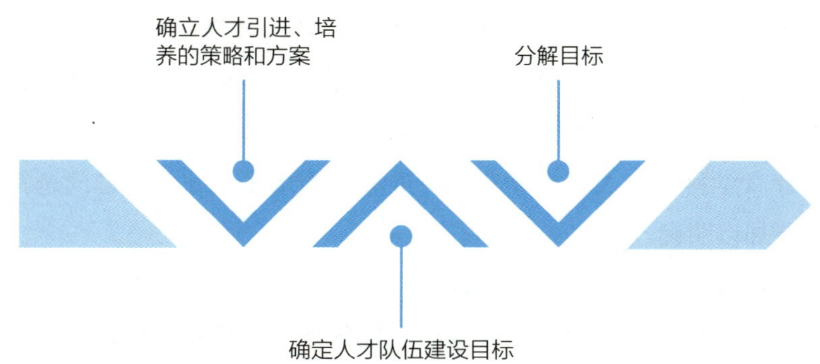

图 5-2　科学规划人才队伍建设的步骤

实施高层次人才引进策略、系统性建设规划及个性化培养方案。

在这个过程中，医院运营者和管理者尤其要把工作的重点放在顶尖人才的引进、培养上，要确立既符合医院实际又具前瞻性的高层次人才评价体系。同时，要确保标准设定“向上”和“向下”都有一个尺度，不能不切实际、求大求全，而是要精准对接医院发展需求。

例如，某地市医院在人才队伍发展规划中引进诺贝尔奖、院士的激励条款，这几乎是不可能完成的任务。

（2）确定人才队伍建设目标。确立并明晰人才引进和培养的标准后，我们可以基于此，深入分析当前人才队伍的构成，掌握高水平人才的存量、缺口规模及流失比率，从而确定人才队伍建设目标。针对这个规划，我们需要开展详尽的论证与广泛的调研工作，既要紧密贴合现实需求，又要前瞻性地预见未来趋势，确保规划既具科学性、前瞻性，又能在实践中有效落地，兼具可执行性与可操作性。

（3）分解目标。人才队伍建设规划应全面涵盖长期目标、年度目标、数量目标、结构目标，并明确队伍建设原则、具体措施、保障条件、激励条款等要素。医院在完成人才队伍建设规划后，需要严格遵循规划内设定的时间与步骤，稳步推进各项工作，通过逐层分解目标，确保规划内容能够精准落地。例如，每年要发展什么学科、投入多少经费、引进多少高水平人才等关键问题都需要加以明确。

在执行人才发展战略的过程中，至关重要的是保持规划的连续性与稳定性，避免朝令夕改或“一任领导一个思路”的现象，以防对人才队伍的建设速度与质量造成不利影响。坚持规划的连贯执行，是确保人才队伍稳健成长、医院持续发展的关键所在。

2. 加大人才引进力度

人才引进是医院人才队伍建设工作中的重中之重。由于多数医院非医学院校附属医院或高级别教学医院，内部培养顶尖人才的机制相对薄弱，因此，迅速扩充高水平人才队伍的关键在于外部引进。

（1）满足人才的需求，解决人才的后顾之忧。医院要想吸引、留住人才，除了提供具有竞争力的薪酬待遇、良好的发展空间以及环境外，还应周全考虑并解决人才在户口落户、住房保障、医疗保障、子女教育等方面的后顾之忧，尽量满足人才个性化需求。这样才能体现医院对高水平人才的深切重视与珍视，从而吸引高水平人才。这就要求医院善于利用政府出台的高层次人才引进政策，与政府部门紧密协作，共同为高层次人才解决后顾之忧，创造更加有利的发展环境。

（2）拓展人才引进渠道。为拓宽人才引进的视野与渠道，医院不应局限于从同行医院中挖掘人才，而应放眼于医学院校、科研机构、生物制药等多元领域，积极寻求并引进符合医院发展需求的高水平人才。在特定情况下，甚至可考虑跨行业引进能发挥“鲶鱼效应”的特殊人才，以激发医院内部的创新活力与竞争力，推动医院人才队伍的整体跃升。

在人才招聘渠道上，医院可采用网络招聘、内部推荐、单线联系等方式。在必要时，医院可以加强与猎头公司、行业协会等机构的沟通合作，积极探寻并引进各类高水平人才。同时，医院应构建灵活多样的人才引进模式，不仅吸纳全职精英，还欢迎兼职专家的加入；既可以是个别医生的引进，又能探索与医生集团的深度合作，秉持“不求所有，但求所用”的理念，持续壮大医院的高水平人才队伍。

当然，医院不仅要引进高层次人才，同时还需重视基础性人才的引进与培养，如实施住院医生硕士培养计划、科研人员博士引进项目等。这些人才工程将为医院的长远发展奠定坚实的智力支撑与人才基础，确保医院在人才梯队建设上既有高峰引领，又有坚实根基。

3. 创造人才发展平台

医院的核心竞争力在于其为人才所能提供的发展平台，平台越大，越能够吸引高水平或拔尖人才的加入。因此，医院应致力于打造一个能够充分释放高水平人才智慧与潜能，助力其实现职业价值与自我超越的平台，以此增强人才的归属感与稳定性，促进人才队伍的稳健成长。

鉴于高水平人才往往在医疗、教学、科研领域全面发展，因此医院需配套以充足的资金、优秀的人才资源、尖端的设备设施以及完善的管理制度，全方位支持其职业发展。具体而言，包括投资购买先进医疗设备、组建精英团队、集中力量申报科研项目与成果、深化与科研院所及兄弟医院的合作，共同推进医疗技术创新与突破。

医院应深刻认识到高层次人才的成就需要，积极构建满足其职业发展需求的多维度平台。例如，医院可以通过设立专属医疗小组或医疗中心，提升对高水平人才所在学科的宣传与推广，赋予其在专业领域内更广阔的施展空间。同时运用物质奖励与精神激励的双重机制，确保人才在获得职业成就的同时，也能感受到来自医院的尊重与认可。

4. 创新人才培养方案

在培养高水平人才这个宏伟目标上，医院需要展现出持之以恒的毅力与决心，进行长期不懈的努力与持续投入。这个过程中，尤为关键的是摒弃急于求成、急功近利的心态，以及避免任何拔苗助长的培养误区，确保人才成长遵循自然与科学规律。

同时，医院应当积极投身于高水平人才培养模式的探索之中，不仅要在理论与实践层面不断突破，更要勇于尝试新的教育理念与方法。同时，为了拓宽视野、加速进步，医院应广泛借鉴国内外先进医院的人才培养经验，特别是那些已取得显著成效的大型医院，通过交流与合作，学习其成功之道，为己所用。

此外，医院运营者和管理者应明确，医院的战略目标越清晰，配套的人才培养措施越具体，人才培养方案的设计越详尽周密，人才培养的效果才能得到保障。在构建内部培养体系时，医院可以采用传统而行之有效的方案，如导师带徒方式、集中培训方式、委托培养方式、岗位锻炼方式、任务受领方式等。

然而，创新不息，医院也应勇于探索，将联合培养的理念融入其中，通过跨机构、跨领域的合作，拓宽人才成长的边界。同时，依托具体项目实施的培养路径，以及围绕专病诊疗深化专业知识的培养方向，也是值得尝试的新思路。这些方式既可单独实施，又可灵活组合，以最大化地适应不同人才的成长需求。

总而言之，医院人才队伍建设是一项至关重要且核心的基础性工程，其意义深远，直接关系到医院的可持续发展与核心竞争力的塑造。为此，医院应将更多的人力、物力、财力资源聚焦于这个战略任务，以医院的长远发展目标为引领，旨在打造医院的核心竞争优势，并在学科领域构筑起坚实的高地。在此过程中，医院应秉持适度超前的原则，加速推进高水平人才队伍建设的步伐，不仅注重人才的引进与培养，更要确保人才能够顺利融入、扎根医院，实现其个人价值与医院发展的双赢。

但是，由于各医院在实际情况上存在显著差异，因此，在人才队伍建设策略的制定与执行上，医院必须紧密结合自身特色与实际情况进行管理措施的创新与优化。通过科学规划与管理，以构建一支数量上满足需求、结构上科学合理、能力上出类拔萃、发展潜力强劲的人才队伍。这样的队伍将成为医院发展的中流砥柱，为医院的持续繁荣与更高质量的发展提供坚不可摧的人才保障与支撑。

第二节　文化赋能：坚持以人为本的医院文化

文化是一种精神、一种信念、一种力量。在医院的运营管理中，医院的文化建设占据着举足轻重的地位。它不仅是优化管理的精髓，还是推动医院发展的不二法门。因此，对于医院运营者和管理者来说，面临的挑战在于如何整合价值观念、凝聚普遍共识、强化职工认同、统一外在行动。这既是医院文化管理的核心难点，又是其工作重心之所在。

为此，医院运营者和管理者应立足医院实际情况，对医院文化进行整理、总结、凝练、提升、传承和发展，将潜藏于医院深处的文化因子，转化为医院核心竞争力的坚实基石，助力医院在医疗服务的征途上行稳致远。

什么是医院文化

对于一家医院而言，其独特的医院文化直接映射出医院未来的面貌与走向。因此，在深入探究医院未来发展趋势之前，我们先要透彻理解并把握医院文化的深刻内涵。

1. 医院文化的定义和由来

医院文化具体是指医院在长期医疗活动中逐渐形成的，并为全体员工所认同、遵守、践行，并带有本院特色的价值体系。这个体系融合了医院的愿景追求、经营准则、经营作风、精神风貌、道德准则及发展目标，构成了一个全面的集合。医院文化作为一种以人为本的管理理念，不仅体现在医院日常运营中对人的高度重视，还在于它构建了一套围绕人的文化框架，包括价值取向、生活方式及行为规范等，这成为医院赖以发展的精神脊梁和内在驱动力。同时，它也是医院品牌塑造与形象树立的核心要素，深刻影响着外界对医院的认知与评价。

医院文化是伴随着医院的诞生而诞生的，它是现代医院管理体系中不可或缺的产物，顺应了管理科学化的时代需求。最初，医院文化的建设深受企业文化先进管理理念的启迪，通过借鉴与融合，将企业文化的精髓与医院文化的独特属性巧妙结合，逐步孕育出以人文关怀为导向、以人为本为核心的鲜明文化特质。鉴于医院服务的直接对象是人，医院文化必然聚焦于“以患者为中心”的核心理念，构建了“以人为本”的文化基石。

2. 医院文化的内容

医院文化博大精深，不同医院的文化特点不同，但共同秉持着以人为本的核心价值理念，其精髓可凝练为以下几个核心方面，如图 5-3 所示。

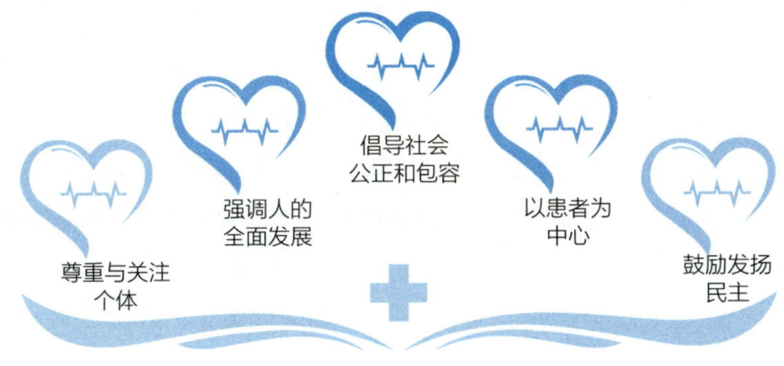

图 5-3　医院文化的内容

（1）尊重与关注个体。“以人为本”的医院文化强调尊重每个人的权利、尊严及多样性。在这种文化理念下，医院在运营中，既聚焦于员工的成长、幸福与福祉，确保他们获得全面发展与心理满足；又紧密关注患者的实际需求、内心感受及宝贵评价，致力于营造医患间平等相待、互助共进的良好氛围。

（2）强调人的全面发展。“以人为本”的医院文化追求的是每位成员的全面发展，包括员工身体健康、专业技能的成长与职业进阶，以及其精神层面的充实与愉悦。医院高度重视激发每位员工的工作热情与潜能，通过设计的培训与发展项目，为员工铺设成长阶梯，让他们在医院的温馨大家庭中持续茁壮成长，实现个人价值。

（3）倡导社会公正和包容。“以人为本”的医院文化，深刻践行公开、公平、包容与平等的医学服务理念，将“医者仁心”作为不可动摇的职业信仰，坚决贯彻“疾病面前人人平等”的基本原则。医院特别关注社会弱势群体的健康需求，致力于构建坚实的基本医疗保障体系，确保每位患者都能享有应有的医疗权益与利益。这些努力不仅是对个体生命尊严的尊重，还推动着社会向着更加公正、包容方向发展。

（4）以患者为中心。“以人为本”的医院文化首先体现在以患者为核心的管理理念上。医院上下全员应时刻牢记，患者不仅是医疗服务的核心对象，还是医院存在价值与自我实现不可或缺的根基。患者的满意度，直接反映了医院服务质量的优劣与自身发展的步伐。因此，医院必须致力于提升医疗质量和技术水平，同时不断优化服务态度，力求全方位满足患者的多元化需求。

（5）鼓励发扬民主。“以人为本”的医院文化，鼓励员工与患者及其家属参与到医院的管理与决策中。这种文化的核心理念在于倡导由这两大群体共同参与医院内部权力结构的分配与平衡，鼓励开放沟通，让每一种声音都能成为推动服务品质跃升的力量。

医院文化作为医院运作的深层底蕴，囊括了价值观、道德规范、规章制度及人文环境等多元要素，它既是医院过往行为的忠实记录，又是其未来行为优化与进步的催化剂。医院文化的核心，凝聚为医院独特的价值观与精神风貌，指引着医院全体成员的行为准则与发展方向，共同塑造着医院的独特风貌与使命担当。

3. 医院文化的特征

通常来说，医院文化具有六大特征，如图 5-4 所示。

1
健康性
3
人文性
5
传承性
2
时代性
4
公益性
6
螺旋性

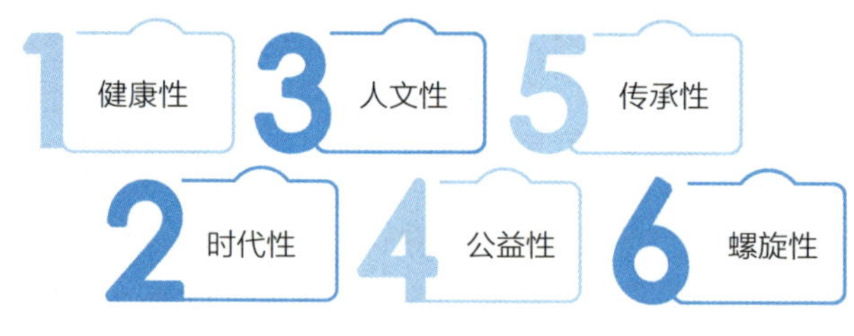

图 5-4　医院文化的特征

（1）健康性。救死扶伤、治病救人是医院的职责，也是医院存续的根基。因此，医院必须将人民群众的生命安全与健康放在第一位。基于此，医院文化的核心理念与终极追求，就在于坚定不移地将救死扶伤、预防疾病、患者至上及秉承医德仁心作为其核心价值与不懈追求。

（2）时代性。医院的发展会受到时代进度和社会变化的影响。每个时代都有自己的特点和要求，医院也随之变化，担起不同的使命。新时代，我国正朝着中华民族伟大复兴的目标迈进，医疗改革也进行得如火如荼。这就给医院文化提出了新的要求：要跟上时代的步伐，就要把提高医疗服务能力、水平和效率作为工作重点。同时，还要想办法把医疗资源分配得更公平，让好的医疗资源能够下到基层，让每个人都能享受到健康的福祉，实现真正的全民健康。

（3）人文性。医院文化应坚持"以人为本""以患者为中心"的理念，将人文关怀贯穿于诊疗的全过程。具体而言，医院应致力于为患者提供贴心、细心、关心、精心及富有爱心的医疗服务，营造和谐温馨的文化氛围，让患者在生理上得到有效治疗，同时在心理上也能获得安宁与满足。

（4）公益性。医疗服务既是一种经济活动，又是一种公益活动。这种双重属性塑造了医院文化：一方面，它引导医院遵循经济规律，稳健前行；另一方面，医院更应担当起社会公益的使命，传承公益精神。

（5）传承性。医院文化的建设与发展，始终紧扣中华民族悠久历史中"德、善、仁"的文化精髓。以此为基石，融合各家医院独有的历史脉络，形成了各具特色的医院文化。这些文化不仅承载着历史的厚重，更如同精神火炬般，代代相传，成为推动其发展的核心灵魂与不竭动力。

（6）螺旋性。医院文化的发展之路，并非一蹴而就的坦途，而是一场漫长的、螺旋式上升的过程。它起始于最初的探索，或许并不被所有人看好；随后，逐渐获得部分员工的认同；进而，汇聚成全体员工共同的信念与追求；再进一步，这份信念升华为引领医院前行的精神纲领；最终，它深深植根于每位员工的心中，成为一种坚定不移、绝对忠诚的信仰。其每个阶段都是对前一阶段的超越与升华，共同铸就了医院文化不可撼动的精神基石。

医院文化对医院管理的作用

医院文化之所以能在医院管理中发挥关键作用，主要是因为其具有独有的价值和功能。这些价值与功能，虽不同于卫生政策、制度流程对医院管理的直接干预作用，却以软实力的姿态，潜移默化地渗透到医院管理的各个层面，产生着深远而持久的影响。

1. 医院文化具有导向功能

医院文化为全体成员指明了行为的价值方向。其核心在于构建对医院共同利益的广泛共识，以及在复杂情境中指引大家做出正确的行为抉择与取舍。

例如，“患者第一”的医院文化，使得每位员工在面临个人利益与患者利益的冲突时，都能毫不犹豫地站在患者一边，甘愿放弃小我，成就大我，确保患者利益得到最大程度的保障。

正是这种强大的导向作用，让医院文化的精髓能够通过员工们的具体行动得以展现，使得每位员工的行为都能与医院的发展目标和理念紧密相连，形成强大的合力。

医院文化不仅为员工指明了工作方向，还帮助他们深刻理解个人职责与医院大局的紧密联系，激励他们在日常工作中更加有的放矢，为共同的目标贡献智慧和力量。

2. 医院文化具有约束功能

医院文化里包含的行为规范和道德准则，就像是给员工的行动指南。当遇到复杂情况时，这些规范和准则能帮助员工按照医院的价值观来做决定。这样做，医院就能更好地保持正常运营，减少不好的行为，提高医疗的质量和安全。

例如，医院文化中的制度部分会明确要求员工怎么做，这样就能保证医院的秩序和稳定，让医疗活动能够顺利进行。

3. 医院文化具有凝聚功能

医院文化代表了医院特有的价值观和运营理念。它促使每位员工深刻理解和认同医院的目标、基本原则及核心理念，从而激发出强烈的使命感和责任感，让员工真正感受到自己是医院大家庭中不可或缺的一员，产生深厚的归属感。

这种由医院文化所激发的凝聚力与向心力，能够将医务人员紧密地团结在一起，促进了医院内部环境的和谐与稳定。在这样的氛围下，员工之间的协作会更加顺畅，医院的整体运作效率也能得以显著提升。

4. 医院文化具有管理效能

良好的医院文化可以营造出一个充满尊重、信任与支持的工作环境。在这样的氛围中，医务人员得以减轻工作压力，提升工作满意度，形成医院管理的良性循环。这种积极的变化能极大地激发医务人员的工作热情与积极性，促使他们更加关注患者的每个细微需求与感受，进而推动医疗服务质量和效率的提升。

更为深远的是，医院文化对医院管理的影响是全局性、战略性的。它能够将医院管理的方方面面紧密相连，助力优化管理流程、提升管理效率、降低管理成本等关键措施的顺利实施。这一系列正面效应的综合作用，能够显著提高医院的管理效能，为医院的整体运营注入强大的动力。

5. 医院文化具有品牌效能

医院文化强调以患者为中心的服务理念，强调人文关怀与医患之间的有效沟通。通过不断深化医院文化建设，医院能够潜移默化地引导医务人员树立正确的服务意识与职业道德，激励他们主动提高医疗服务质量。在这个过程中，医患之间的矛盾与冲突得以有效缓解，医患关系因此变得更加和谐，能够有效提升患者的就医体验。随着时间的推移，这种以患者满意为导向的服务模式将逐渐累积成为医院独有的品牌效应。

6. 医院文化具有调节功能

在医院内部，由于员工的年龄、性格、家庭背景以及文化水平等各方面的差异，不可避免地会在日常工作中产生矛盾与冲突。然而，在共同的医院文化力量的引导下，员工们学会了“求大同存小异”，以医院的核心价值观为指引，采用最有利于医院整体发展的方式，巧妙地化解工作中的矛盾与冲突。

此外，在构建和谐医患关系的过程中，医院文化同样发挥着不可或缺的调节作用。它促使员工在处理医患问题时，能够兼顾集体与个人的利益平衡，同时也充分考虑到医院与患者之间的共赢。这种高度的协调与平衡能力，为医院内部营造了一个和谐稳定的工作氛围，为医院的可持续发展奠定了坚实的基础。

7. 医院文化具有传播功能

医院文化是医院品牌形象的重要组成部分，不仅能够塑造医院独一无二的形象风貌，还极大地增强了品牌的吸引力以及患者对医院的忠诚度。因此，医院文化吸引着患者前来就医，同时也为医院吸引了众多优秀人才的加入。

更为重要的是，医院文化通过患者间的口碑相传、媒体的广泛传播等多元化渠道，进一步扩大了医院的社会影响力与行业地位。在这样一个良性循环中，医院的品牌竞争力和市场影响力不断得到巩固与提升，为医院的持续繁荣与发展注入了不竭的动力。

如何建设高质量医院文化

医院文化在医院管理中的核心作用显而易见，它不仅是医院精神的集中体现，更是推动医院持续前行的强大动力。因此，医院运营者和管理者应高度重视医院文化建设，加强医院文化的培育和传播，为医院的可持续发展提供有力的文化支撑。

医院可以从以下几个方面着手建设高质量医院文化，如图 5-5 所示。

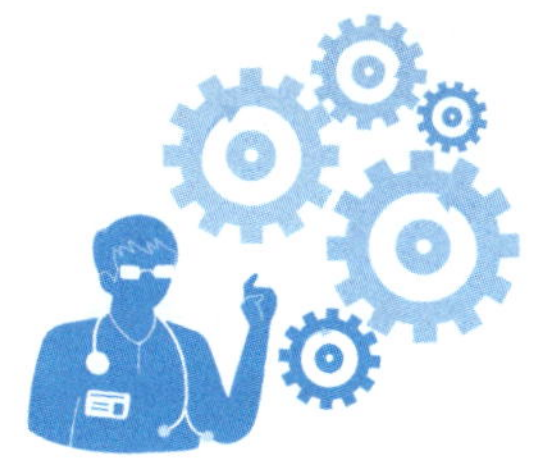

- 树立文化意识，强调特色发展
- 完善体系建设，培养文化氛围
- 创新传播工具，同步社会趋势
- 加强日常培训，强化理解与认同
- 聚焦员工幸福，塑造服务文化

图 5-5　建设高质量医院文化的方法

1. 树立文化意识，强调特色发展

医院文化的起源是落实“以人为本、以患者为中心”的服务理念，建立良好的医院特色品牌和促进医院高质量发展。鉴于每家医

院的历史、位置、规模、人才、服务对象等不同，医院文化的建设路径与内容也应不同，应百花齐放，各具特色。切忌盲目模仿，生搬硬套，复制其他医院文化建设的内容，以免丧失自身特色与活力。

因此，医院应深入挖掘自身历史，紧密结合当前服务能力与长远战略规划，在全员广泛参与的基础上，分析并精准提炼医院的独特之处；并在此基础上，提炼医院的院训、愿景、使命，以作为品牌建设的指南针和方向舵。

2. 完善体系建设，培养文化氛围

医院高层管理者必须深刻认识到，医院文化建设是医院发展的强劲引擎。因此，管理者必须高瞻远瞩，为医院文化建设设定清晰的长远目标，明确当前与未来的发展方向，绘制一幅既鼓舞人心又切实可行的蓝图。在这个过程中，管理者要积极吸纳职工的智慧与心声，使之成为医院文化建设的共同愿景，进一步增强团队凝聚力。

为确保文化理念深入人心，医院应编纂文化理念手册，用以指导员工的日常行为，使每位员工都能成为医院文化的传播者和践行者，营造浓厚的文化氛围。

3. 创新传播工具，同步社会趋势

人类社会已经进入新媒体时代，信息传播方式正经历着前所未有的变革：从纸质媒体转向线上媒体，从精英媒体转向大众媒体，从文字媒体转向视频媒体。医院文化建设作为连接医者与患者的桥梁，也应顺应时代的趋势，积极探索文化传播的新航道。

医院可以依托新型媒介形态，把医院的核心理念和服务故事讲给更多人听。例如，医院可以在自媒体平台发布一系列经典患者服务案例的视频内容，用生动鲜活的故事诠释医院文化的精神内涵。

这样不仅能吸引患者群体的关注，还能在无形中传递着医院“以患者为中心”的服务宗旨。

4. 加强日常培训，强化理解与认同

医院应加强对高学历人才及青年员工的日常培训，充分利用他们思维活跃、精力充沛、勇于表达的特点，使之成为医院文化传播与创新的主力军。通过培训，不仅加深他们对医院文化的理解和认同，还鼓励他们提出新见解、新想法，为医院文化不断注入新鲜血液，推动医院文化持续完善与深化。

5. 聚焦员工幸福，塑造服务文化

员工的幸福感受，是其为患者提供优质服务、赢得患者满意与信任的内在动力，是医院文化发展的基础。只有当员工真正认可医院、信任医院时，他们才能在日常工作中自然而然地流露出对患者的关爱与尊重，才能提升患者满意度。因此，医院应致力于营造一个让员工感到幸福、自豪的工作环境，激发他们的工作热情与创造力，共同塑造以患者为中心、充满人文关怀的服务文化。

第三节　制度赋能：建立科学管理的制度体系

2017 年,《国务院办公厅关于建立现代医院管理制度的指导意见》等文件明确指出，需要建立权责清晰、管理科学、治理完善、运行高效、监督有力的现代医院管理制度，以推动各级各类医院管理的规范化、精细化、科学化。三级医院评审中也明确要求，医院应根据法律法规、规章规范及相关标准，结合本院实际情况，制定并不断完善各项规章制度和岗位职责。

这些国家级文件多次强调了医院管理制度的重要性。“凡事预则立，不预则废”，医院管理也是如此，没有健全的管理制度，就难以保证有效的管理和效能。因此，作为一项核心的基础性工作，医院管理制度必须被置于医院管理的核心位置。

医院制度的分类

医院制度是医院的基本管理理念和管理制度，是指医院内部为了确保医疗质量、提升服务效率、规范工作流程及维护良好的医疗环境而制定的一系列规则、规定和程序，是医院建立和运行的重要法规和规范文件。它涵盖了医院的章程、规章制度、应急预案、管理流程等，覆盖了医院管理、医疗服务、人员职责、质量安全、感染控制等方面，旨在构建一个高效运作且安全可靠的医疗服务体系，确保医院各项工作的有序开展，维护医院的正常运营，并保障医务人员的合法权益。

医院制度的类别

① **基本制度。**这是医院运营的基础框架，包括法人制度、组织结构、人事管理制度、经济管理制度等，决定了医院的性质和基本原则。不同性质的医院，其基本制度在具体内容上也不同，依据医院的属性来确定。

② **管理制度。**这类制度涉及医院管理的各个方面，如行政管理、人力资源管理、财务管理、信息管理、物资管理等，用于约束集体行为，既包括外部法律法规的要求，又涵盖内部管理规范。

③ **责任制度。**这类制度明确了医院内部各级组织和人员的职

责与义务，比如各级领导责任制、科室岗位责任制以及考核奖惩制度，确保每项工作都有人负责，每个岗位都有明确的职责描述，每项任务都有相应的奖惩条款。

④ **医疗质量管理体系。**这类制度专注于提升医疗服务质量和安全，包括四级质控体系的构成、医疗诊疗规范、操作指南、临床路径，以及医疗项目管理、医疗质量监控及持续改进措施等。

⑤ **感染防控制度。**这类制度确保医院内感染控制达到标准，保护患者和医护人员免受医院获得性感染。

⑥ **聘用与考核制度。**涉及人员的招聘、培训、绩效考核及聘用管理，如全员聘任制、职工绩效考核制度等，以激励和维持高素质的医疗团队。

⑦ **安全管理。**包括药品管理、设备管理、紧急应对措施等，确保医院运行的安全性。

⑧ **制度完善。**包括对各类制度建立、修订流程等制度。

医院管理制度强调以患者健康为中心，坚持医院的公益性质，实行政事分开、管办分开，推动医院治理体系和管理能力的现代化，同时注重社会效益，实现所有权与经营权的有效分离。

医院制度的功能与作用

医院制度的管理功能是多方面的，旨在确保医院能够高效、安全、有序地提供医疗服务，主要功能包括但不限于以下几个方面，如图 5-6 所示。

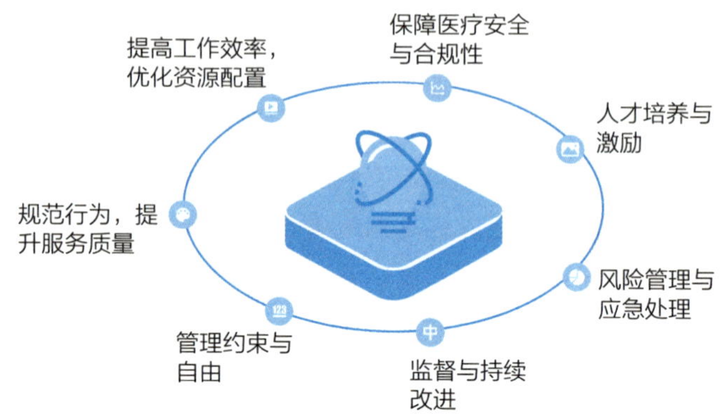

图 5-6　医院制度的功能与作用

1. 规范行为，提升服务质量

制度是组织内部每位成员必须遵循的行为准则，它清晰地划定了行为的界限，既指明了应当做什么，又明确了哪些行为是禁止的。这样的界定有效地引导并规范了组织成员的日常行为，确保了各项工作有序进行。

此外，制度中明确的行为准则与操作规范，为医务人员提供了明确的行为指南。这不仅促使医疗行为更加专业化、标准化，还极大地增强了医疗服务的规范性和可靠性，从而提升医疗服务质量，使患者得到安全、有效的治疗。

2. 提高工作效率，优化资源配置

医院制度在提升工作效率与优化资源配置上的作用体现在多个维度，它构成了医院高效运行与可持续发展的基石。

（1）提高工作效率。科学的制度设计能够优化工作流程，减少不必要的重复劳动，为医务人员量身定制合理的工作安排，确保医疗资源的最大化利用，有效遏制浪费现象，提升医院整体的工作

效率。同时，制度能够协调医院内部各部门、各岗位之间的工作关系，明确各自的职责与权利，促进各部门之间的合作与沟通，使医院整体工作能够有序、高效地运转。

（2）优化资源配置。在资金管理方面，相关制度详细规定了医院资金的使用原则与流程，确保每一笔资金都能被合法合规地投入使用，并追求最优化的配置，为医院的稳健发展奠定坚实的经济基础。

此外，制度还扮演着监督者的角色，对医院内部各项工作的执行情况进行严格的监督与检查，及时发现并纠正任何偏离轨道的行为或错误，确保医院的发展始终按照既定的目标和计划进行。

3. 保障医疗安全与合规性

制度明确界定了每个岗位和成员的责任与权力，详细规定了各个环节的任务目标，并指出了各流程中可能存在的风险点。这样，每位员工都能清楚自己应该做什么，如何去做，以及需要承担什么后果，从而有意识地避免对自己和患者不利的行为。

概括而言，制度能够确保医院的所有活动都符合国家法律法规、行业标准及内部规章制度，包括药品管理、医疗设备使用、病历记录等方面，以减少医疗差错，保障医疗安全，防止违规操作的发生。

4. 人才培养与激励

医院制度能够保障医务人员的合法权益，明确他们的权利和责任，为他们提供必要的工作条件和保障，从而增强医务人员的归属感和责任感，对医院的稳定和发展起到促进作用。

同时，医院制度建立激励机制，规范并引导医务人员的行为，鼓励他们遵守规章、积极创新、提升服务质量，从而激发他们的工作积极性和创造力。在保证医疗服务质量和安全的前提下，医务人员可尝试新的诊疗方法和思路，推动医院医疗能力的提升。这些制度的实施让医务人员在实践中成长，同时医院也伴随人才的成长而发展。

5. 风险管理与应急处理

制度管理能够协助医院精准识别潜在的风险与问题，特别是对医疗风险进行细致入微的辨析。基于这些识别结果，医院能够有针对性地制定预防措施和应对策略，从而显著降低运营中可能遭遇的风险。

同时，通过制度管理，医院能够提前并系统地建立健全风险预警机制，在风险初现端倪时即刻发出警报。这样的预警系统对于突发事件的迅速响应和应急预案的高效制定至关重要，它极大地提升了医院的应急处理能力。

6. 监督与持续改进

医院建立临床调查和监督反馈机制，以及持续的质量改进体系，这些机制用于定期评估医院管理制度的执行效果，以便及时发现并解决问题。通过不断优化管理制度，医院能够致力于推动其内部管理的现代化进程。

7. 管理约束与自由

医院管理制度从表面上看，似乎是对员工行为的一种外在约束与限制，实则在深层次上，它是对员工与患者双方权益的坚实保障，是医院服务理念的具体体现与传达。这个制度不仅融入了医院的组织文化中，更成为其不可或缺的重要组成部分，深刻地塑造着医院文化的内核。

具体而言，它倡导并培育了一种积极向上的工作氛围，鼓励员工之间团结协作，追求高效执行。同时，面对外部环境的变迁与内部条件的调整，这种基于管理约束与自由平衡的文化，赋予了医院强大的适应力与应变能力，使其能够在变革中迅速调整策略，保持并提升自身的竞争力，从而在激烈的市场竞争中立于不败之地。

“绳直而枉木断，准夷而高科削，权衡县而重益轻，斗石设而多益少。”医院制度的设立，首先为医院各层面提供了明确的行为标准，确保工作有序进行。其次，它帮助管理者从烦琐的日常管理中解脱出来，通过制度实现自动管理。此外，制度还减少了医院对个人的过度依赖，降低了因个人能力不足带来的风险，从而保障了医院的服务质量和安全。从这个角度看，我们不难理解西塞罗所言“为了得到自由，我们成为法律的臣仆”的深刻内涵。医院制度非但不是束缚与限制，反而是自由与高效的基础。它赋予医院以秩序，让每一位员工都能在既定的框架内自由发挥，共同推动医院向着更加规范化、专业化、高效化的方向迈进。

如何加强医院的制度建设

加强医院的制度建设是确保医院高效运行、提升医疗质量和患者满意度的重要措施。以下将详细阐述加强医院制度建设的几个具体策略，如图 5-7 所示。

合理设定制度目标

推进制度建设的信息化与标准化

实现制度管理的实时性和表单化

实现制度落实的常态化与实效化

图 5-7　加强医院制度建设的策略

1. 合理设定制度目标

医院在制定制度时，应确保其与医院的发展目标和战略定位保持一致。只有这样，制度才能有效支撑医院的运营，并具备实际操作性。切记，制度不应仅仅是为了存在而存在，而应真正发挥其应有的作用。

医院各项制度的制定，除了要符合医院的战略目标，还要遵循国家法律法规和行业规范，确保制度的合法性和规范性。这是医院制度建设的基本要求。

医院制度建设的重点应放在医院的核心工作、关键环节和重要岗位上。例如，加强医疗质量管理，完善医疗核心制度，建立健全辅助科室的管理制度，以及针对新技术、新方法制定相应的管理制度和操作规范。这些措施都能使制度更加具体、可行，有助于医院战略目标的实现。

2. 推进制度建设的信息化与标准化

信息技术是效率的倍增器。因此，医院应当积极建立制度管理的信息化系统，将各项制度全面纳入信息管理系统之中，以提高制度执行的效率和透明度，确保制度执行的公正与及时。

（1）善于运用大数据分析工具。医院可以运用先进的数据分析工具，对制度执行情况进行实时跟踪与评估，为管理决策提供数据支持。同时，通过信息系统的无缝对接，实现制度规则与流程在各部门间的顺畅传递与执行。尤其是核心制度的执行，应利用信息化手段与其他业务系统紧密相连，确保在关键环节和步骤中提供明确的指导与提示，确保操作符合规范，方可进行下一步。

（2）完善新增、新修订的制度。对于每年新增或修订的制度，医院应通过信息系统的审核流程，及时将其纳入制度体系中，不断优化和完善信息系统，使各项制度之间形成紧密的逻辑关联和清晰的权责体系，从而更好地适应现代医院管理的复杂需求。

制度信息化不仅优化了现有工作机制，还打破了信息孤岛，消除了沟通障碍，促进了各部门之间的协同合作。此外，标准作业流程管理作为当前广泛采用的管理手段，医院应对现有制度进行全面梳理，制定详细的标准化操作流程，并在执行过程中明确质量控制标准和考核指标。

为确保制度的有效执行，医院必须建立监督机制、考核体系和反馈机制。制度考核应依托明确的量化考核表，定期进行总结分析，对发现的问题迅速响应，提出切实可行的解决方案或改进建议，以持续推动医院管理制度的完善与发展。

3. 实现制度管理的实时性和表单化

制度的设立依托于医院当前的发展阶段目标及战略定位，遵循行业内部的各项规定，同时紧跟医疗领域的最新要求。一旦医院自身的目标任务、行业内部的指导原则或业务主管部门的要求等发生调整，制度也应当随之更新，否则，滞后的制度将可能成为人员发展的绊脚石，新制度的延迟落地则会削弱医疗服务的质量与效率。

然而，制度的修订并非随心所欲，它必须遵循精准的流程和明确的修订条件与参考标准，确保每一步都有据可依。

在制度的具体呈现上，应避免单一的文字堆砌，而是要巧妙地融入操作流程图、工作表单、结构示意图等多种元素，使制度内容更加直观易懂。这样的设计不仅便于形成易于操作的督查表单，还能将制度中的关键要素转化为量化指标，既加深了对制度的理解，又为后续的执行监督与持续改进提供了便利，确保了制度监督的精准性和有效性。

4. 实现制度落实的常态化与实效化

制度，作为指导医务人员行动的纲领，其生命力在于执行与落实。为了实现制度落实的常态化与实效化，医院的运营者和管理者还应做好以下几项工作，如图 5-8 所示。

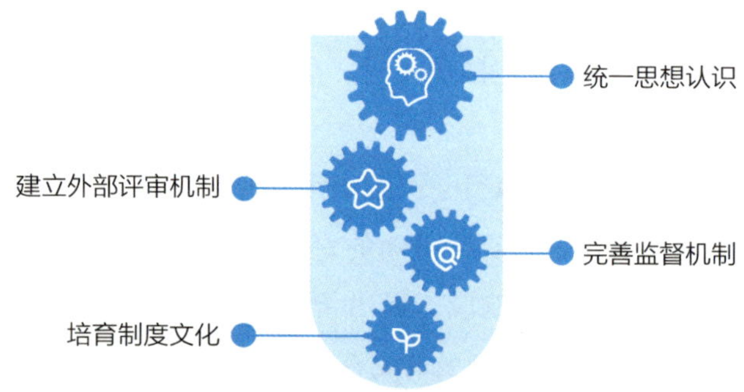

图 5-8 实现制度落实的常态化与实效化的方法

（1）统一思想认识。医院应充分利用内部网站、公告栏等媒介，定期更新并深入解读制度内容，再加以持续的内部培训、会议交流，让每一位员工都能深刻理解制度，确保医务人员在日常工作中能够自觉遵循规章制度，依法依规执业，养成良好的职业习惯。对于那些核心关键制度，更要实施重点学习、细致讲解、强化培训及精准指导策略，确保“二八定律”中的关键 20% 得到足够重视与掌握。

（2）建立外部评审机制。医院应主动邀请行业权威专家或第三方专业机构，对现行制度进行全面评估与指导，借此提升制度建设的专业水准与前瞻性。同时，通过外部视角的审视，能够精准定位制度中的薄弱环节，为后续的改进与完善提供宝贵建议。

（3）完善监督机制。医院应定期对各部门的制度执行情况进行检查，对违规行为零容忍，坚决查处，以维护制度的权威性与严肃性。同时，在监督过程中，还需敏锐捕捉制度设计上的漏洞与不足，为后续修订和完善工作积累素材。

（4）培育制度文化。医院应将党建引领与制度建设深度融合，将制度融入医院文化之中，培养员工对制度的认同感与归属感。通过构建独特的制度文化，不仅能让员工自觉遵守制度，还能反过来强化医院文化的传播力，形成管理规范化、精细化、科学化的良好氛围，为医院的可持续发展奠定坚实基础。如此一来，医院的每项工作都将有章可循、有据可依，推动医院管理迈向更高台阶。

第四节　科技赋能：持续提升患者的就医体验

人工智能的通用性和多功能性，将会像电力的普及应用一样，全方位地提升各个领域的效率，医疗领域也不例外。但是，任何一项技术本身都有“双刃”效应，医院经营者和管理者需要辩证分析，以发挥其优势，避免潜在风险，确保人工智能的发展始终走在服务人类的轨道上。

人工智能在医疗领域的运用现状

在信息网络化时代，随着各类智能终端的广泛普及与高精度传感器的深入应用，海量数据得以生成。这些资源为人工智能在医学领域的深入应用提供了强有力的支撑。这种趋势不仅给医疗领域带来了一场技术革新，还蕴藏着推动医疗服务模式深刻变革的潜力。

回顾过去，人工智能技术已经渗透医院管理的各个环节，主要包括以下几个方面，如图 5-9 所示。

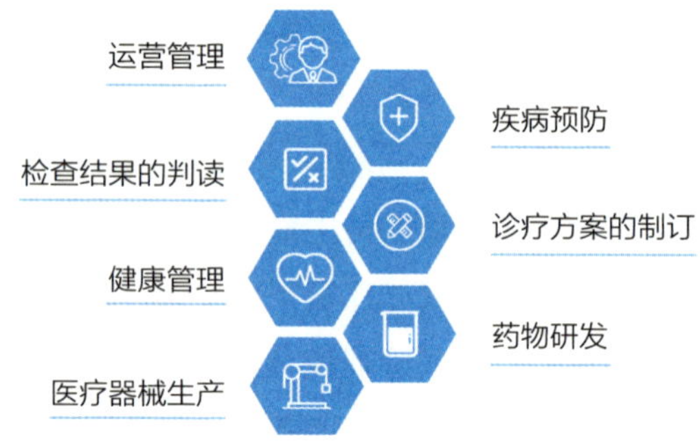

图 5-9　人工制度技术渗透医院管理的各大环节

1. 运营管理

人工智能在医院运营方面的应用主要体现在医疗支出、资源分配以及物资管理方面。

人工智能在医院运营方面作用的体现

① **医疗支出。**在医院运营管理方面，运用人工智能能够精准识别并检测医疗支出中的浪费、欺诈及资源滥用现象，有效遏制成本的无谓增长。

② **资源分配。**通过智能分析预约数据，精确预测患者到院率，医院能够据此合理安排医护人员的排班与资源配置，确保服务效率与质量。此外，人工智能还能实时监测床位的使用情况，实现资源的最优分配与高效利用。

③ **物资管理。**在药物与医疗设备的库存管理中，该技术亦能追踪其状态与消耗情况，确保供应链的顺畅与物资的安全，为医院决策者提供全面、精准的决策支持信息，助力医院运营管理的精细化与智能化。

2. 疾病预防

在疾病预防方面，自2008年起，谷歌便开创性地运用人工智能技术，通过搜索引擎搜索内容，通过追踪咳嗽、发烧、疼痛等和流感相关的词汇，预测流感暴发趋势。随着技术的发展，人工智能技术已经得到了更大的拓展与深化。借助大数据与深度学习等前沿科技，人工智能能够更加精准地预测包括阿尔兹海默症、心血管疾病及多种精神疾病在内的多种健康风险。这些前沿性的预测，不仅为卫生管理机构提供了宝贵的决策依据，帮助其更有效地防控公共疫情，还能够极大地促进个人健康意识的提升与健康管理水平的进步。

3. 检查结果的判读

在检查结果的判读阶段，人工智能展现出的是其在图像识别领域的广泛应用。具体而言，从视网膜图像的智能分析到甲状腺超声影像的精准诊断，再到肺结节影像的高效检测及CT影像的精确识别，人工智能的“机器读片”能力不仅在速度和准确率上超过了部分医生，甚至超过了某一群体。

人工智能作为医生的辅助工具，很大程度上缩减了医生在阅片上的时间消耗，提升了诊疗效率，为缓解基层医院资源紧张的现状开辟了新的途径与思路。

4. 诊疗方案的制订

在诊疗方案的制订环节，人工智能凭借其强大的能力，能够模拟医生的思维模式、诊断方式、习惯及依据，深度融合自然语言处理、认知计算、机器学习等先进技术，以“智能医生”的角色，迅速提供精准的诊断结论及个性化的治疗建议，供医疗专业人员参考和借鉴。

例如，2018年，科大讯飞所研发的“人工医生”首次通过了国家执业医师资格考试，其表现甚至超越了96%以上的人类考生，标志着全科型“智能医生”已正式步入实践应用阶段，开始在临床中发挥积极作用。

5. 健康管理

在健康管理方面，随着智能可穿戴设备以及家庭智能健康监测设备的研发与普及应用，个人健康数据的收集方式已从传统的静态记录转变为实时动态监测。这个转变使得人工智能能够深度挖掘这些动态数据流，从而精准分析并评估个人的健康状况。基于这些分析，人工智能能够针对血糖、血压、血脂等关键健康指标，以及用药管理等方面，提供个性化、精准的指导与建议。这不仅为患者带来了更加便捷、智能的日常医疗护理服务，还实现了健康指导的常态化与日常化，能够有效提升健康管理的效率与质量。

6. 药物研发

在药物研发方面，人工智能的自学技术能够深入分析生物体内错综复杂的结构网络，以及微观系统中各元素间错综复杂的相互作用，从而预测基因与蛋白质层面的动态演变趋势。这种能力能够增强药品研发的靶向性，使科学家能够更有效地探索适用于广泛患者群体及特定人群的治疗药物和方案。通过这个途径，不仅能够缩短药物从实验室到市场的研发周期，还能够大幅降低研发过程中的失败风险，为新药的问世开辟出一条更加高效、稳健的道路。

7. 医疗器械生产

在医疗器械生产方面，人工智能可以凭借其强大的数据分析能力，深入医疗器械应用的全过程，进而推动医疗器械的研发与使用更加贴近医疗实践的实际需求，并更好地融入个人的使用习惯。这种应用预示着，未来或将涌现出更多专为病人及医生个性化定制的医疗器械产品。同时，随着远程化、标准化、智能化医疗器械的广泛应用，将有效缓解外科医生资源短缺的问题，推动医疗器械的研发、生产及应用迈向更加精准化的新阶段。

人工智能医疗运用的可能问题分析

每当一项新兴事物出现，它势必会打破原有的结构，扰动已形成的平衡状态。人工智能在医疗领域的运用，无疑将为这个传统领域带来很多意想不到的深刻变革，为医疗实践注入新的活力与可能性。然而，与之相伴的，也有前所未有的“复杂交织”与“两难抉择”，这些挑战要求医院在享受技术进步带来的便利之时，也必须审慎应对，寻求平衡之道。

1. 人工智能会不会替代人类

随着人工智能技术在医疗领域的日益渗透与应用，一些医务人员萌生了忧虑情绪，他们担忧这个技术的飞速发展可能会逐步取代人类医务人员的角色。然而，深入审视这个问题，我们不难发现，人工智能在本质上并不具备全面取代人类医务人员的条件与能力。

人工智能不能取代人类的两个关键因素

① **人是人工智能的创造者和使用者。**人工智能的每一项进步与成就，都来自人类的创造力与智慧。人类的认知能力、创新能力以及对复杂问题的解决能力，是驱动人工智能研究与发展不可或缺的先决条件与坚实基础。

② **人工智能只是一个辅助工具。**从根本上讲，人工智能是人类为了更高效地征服自然、探索未知而创造的工具。它作

为人类智慧延伸的产物，主要用于辅助人类认识并利用自然界的规律，进而成为推动社会生产力发展的重要力量。

因此，人工智能在医疗领域的应用，始终是在人的能力与主导之下进行的，它不可能超越人类的自我界限，凌驾于人类之上，而是作为人类能力的一种延伸，部分替代并增强人类在医疗方面的能力。

特别是在关乎人类生命健康与生活质量的医疗行业中，任何细微的错误都可能带来无法挽回的后果，如生命的消逝或生活功能的严重受损，所以，在医疗领域，人工智能更加无法取代医务人员。

无论人工智能所积累的“医疗知识”多么丰富，其“技术能力”如何精湛，乃至“诊治水平”达到何种高度，它依然只是健康管理流程中的一个辅助决策工具，与磁共振成像、X 射线检查、超声波检查及病理分析等手段一样，共同服务于医疗过程。最终，医疗决策的制定权仍牢牢掌握在人类手中，这是由技术的本质属性所决定的，与技术本身的功能强弱无直接关联。这个原则确保了医疗服务的核心——始终坚守对人类健康与生命的尊重与保护。

2. 医务人员会不会丧失自我

如果人工智能进一步发展到能够减轻乃至替代人类的脑力劳动，实现体力与脑力劳动的双重解放，那么其潜在的副作用就不容忽视。在这样的情境下，人类可能会面临在高度智能化环境中逐渐丧失“自我”的风险，进而引发个体内部、人与人之间以及人与社会关系的深刻异化，塑造出一个看似便捷实则“病态”的世界。人工智能在赋予人类前所未有自由的同时，也可能在不经意间束缚了人性的自然流露，形成了另一种形式的“奴役”。

但是，这种局面的出现并不是人工智能技术本身的过错，而是人类在应用这个技术过程中可能产生的偏差与误用所致。特别是在医疗领域，人工智能的广泛应用如果引导人们走向唯“人工智能”论的极端，即过度依赖技术、轻视甚至排斥人类医生的判断与经验，将可能导致“真人”信任度的下降与对“假人”（即机器）决策的盲目推崇。这不仅是对医疗专业性的误读，更是对人类自主性与判断力的一种潜在剥夺，使人类在某些情况下沦为机器的附庸。

因此，人类必须展现出其智慧与远见，有意识地应对并克服人工智能可能带来的不利影响，持续向更加智慧与和谐的发展阶段迈进。在医疗领域，无论人工智能展现出多么厉害的“医疗能力”，我们都应铭记，本质上它应当是人类改造自然、提升生活质量、促进自身健康与尊严的工具。其发展应紧密围绕增进人类福祉、谋求长远利益的目标，而非成为阻碍人类文明健康、全面发展的潜在灾难。

在推动人工智能医疗应用的过程中，我们必须将人文精神作为贯穿始终的指引原则。这意味着，在技术的每一步发展中，都应考虑其对人类精神世界的影响，确保技术服务于人，而非凌驾于人之上。通过这样的方式，我们不仅能充分利用人工智能的优势，还能有效避免其可能带来的负面效应，共同塑造一个更加智慧、健康、和谐的人类社会。

3. 人工智能医疗运用会不会遇到问题

人工智能在医疗领域的应用深刻依赖于数据、算法以及结论的有效执行，这个复杂过程中的每一个环节都潜藏着可能遇到的问题。具体而言，可能遇到以下几个问题，如图 5-10 所示。

（1）数据真伪问题。数据是人工智能在医疗领域运用的基石，然而，数据的源头、记录过程及整合阶段都可能存在漏洞。

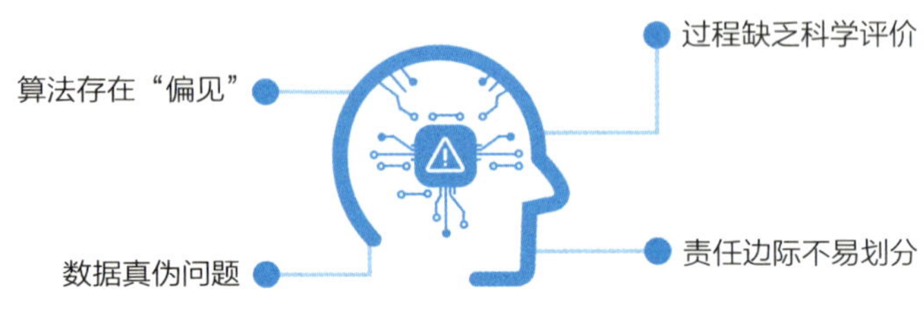

图 5-10 人工智能医疗运用可能遇到的问题

例如，有关研究机构揭示，电子病案系统中高达 80% 左右的医疗信息是通过粘贴复制方式生成的，这种做法虽然便捷却极易导致疾病信息编码混乱、疾病描述缺乏标准化等错误丛生，严重影响数据质量。

此外，数据的整合转化也是一个大难题，如何将病历、影像资料、检验报告等非标准化、非结构化的数据有效转换为机器可识别、可处理的结构化数据，是当前亟待解决的技术瓶颈。而更为棘手的是，医院之间的数据壁垒与“私心”问题，使得全数据库共享权限的获取变得异常艰难，这不仅限制了数据资源的充分利用，还极大地制约了人工智能技术在医疗领域的深入发展与广泛应用。

（2）算法存在“偏见”。人工智能医疗运用算法所处理的对象是不是具有广泛的代表性？算法开发者与设计者会不会存在代码“歧视”和“偏见”？这些看似与算法性能无直接关联的因素，直接关系到其决策结果的普遍适用性。

例如，在保险行业，当人工智能被引入以提高风险评估与定价效率时，如果算法不能充分考虑所有相关因素，或受到开发者主观偏见的影响，很可能导致某些人群被不公正地提高保额，甚至遭到拒保。这种现象不仅违背了公平原则，还损害了消费者的合法权益，凸显了算法偏见在人工智能医疗应用中的潜在危害。

（3）过程缺乏科学评价。数据、算法的科学性是人工智能在医疗领域有效运用的基石，然而，数据、算法本身是不是具有科学性也是一个值得深思的问题。首要问题在于，如何确保数据与算法本身具备科学性，以及由谁来承担评价的重任。如果数据存在偏差、算法逻辑有误，那么基于它们所得出的结论，其科学性自然无从谈起，更谈不上用以指导医疗决策与治疗的可靠性。

进一步而言，即便我们假定数据与算法都已达到科学标准，对于其结论的科学性评估，依然是一个亟待解决的问题。这里的核心在于，需要一套科学、客观且全面的评价工具与体系，来准确衡量结论的有效性与可靠性。缺乏这样的评价体系，就如同盲人摸象，难以全面把握人工智能医疗应用的实际效果与潜在风险。

（4）责任边际不易划分。人工智能在医疗领域的应用，作为辅助诊疗的手段，其核心在于提供数据分析和建议，而最终的诊断与治疗决策权仍掌握在人类医生手中，由他们承担决策责任。然而，人工智能医疗的输出结果，其性质与影像学、检验学、病理学等传统诊断手段有很大不同，前者更多依赖于单一机器的算法判读，而后者则是基于大量数据的综合测量。这就引出了一个问题：对于这个具有主观性特征的输出结果，其责任应由谁来承担？数据收集者、算法设计者，还是结论采用者？

责任的明确划分不仅关乎个体的权益保障，更对人工智能医疗技术的健康发展具有深远影响。一个合理、公正的责任体系能够激励各方积极参与、共同努力，推动技术不断进步；反之，如果责任划分不清，则可能引发信任危机，阻碍技术的广泛应用。因此，医院需要不断完善和健全相关的法律、伦理等制度，为人工智能医疗技术的发展提供坚实的制度保障。

4. 人工智能医疗运用会不会产生危险

技术的风险是双面的，一方面源自技术本身的不完善和局限性，另一方面也深受使用者操作不当或安全意识薄弱的影响。在人工智能医疗领域的应用中，同样不可避免地伴随着一系列潜在危险，这些危险主要可归结为以下 3 个维度，如图 5-11 所示。

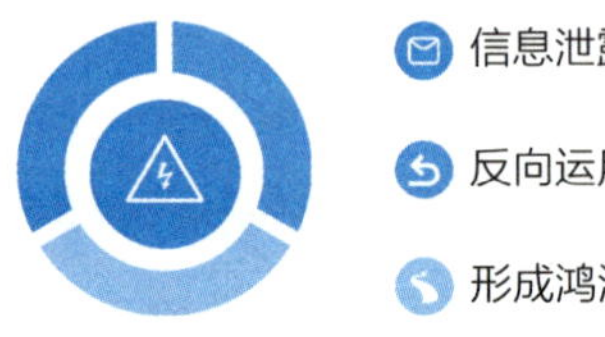

图 5-11　人工智能医疗运用的潜在风险

（1）信息泄露。个人医疗信息的价值高度个人化且敏感，然而，现代算法技术不仅能够直接收集这些核心医疗数据，还能通过深度挖掘与分析，关联看似不相关的信息碎片。人工智能凭借其跨场景、跨平台、跨时段的数据收集能力，结合高度专业化的数据处理技术，使得信息主体往往难以察觉其个人信息的广泛收集与分析过程，更无法有效掌控个人信息的传播与滥用风险。这样一来，个人医疗信息就如同在虚拟世界中失去了保护屏障，暴露无遗。

（2）反向运用。然而，值得注意的是，这些技术如果被不当地转化或利用，就很可能对人类社会构成严重威胁。例如，原本用于筛选有益疾病相关基因的技术，一旦偏离正道，就可能被反向应用于筛选致病基因，其影响与初衷将大相径庭，甚至可能引发灾难性的后果。

（3）形成鸿沟。人工智能在医疗领域的深入应用，需要依托于相对发达的信息网络技术和广泛场景运用，这离不开巨额资金的持续投入以及科学家团队的不懈探索与努力。然而，在全球经济发展不平衡、技术发展不均衡的情况下，人工智能的发展轨迹出现了国家化与民族主义的倾向，这种现象很容易加剧技术资源的集中与垄断趋势，构建更为坚固的技术壁垒。这不仅容易拉大国家之间、企业之间乃至个体之间的技术差距，形成难以逾越的“技术鸿沟”，还容易催生所谓的“悬崖”效应，即技术领先者与技术滞后者之间的差距如同悬崖般陡峭，对人类社会的整体进步与发展带来了诸多难以预测和控制的变数。

人工智能医疗的运用之路虽非坦途，但只要医院以问题为导向，以创新为动力，便能在挑战中寻得机遇，共同开创一个更加智慧、高效、安全的医疗新时代。

第五节　政策赋能：调整业务发展的前进方向

在现代医院管理体系中，卫生政策起着基础性的指导作用。它不仅决定医疗服务的重点和方向，还对保障人民群众的健康利益起到杠杆和调节作用，是所有医院经营者和管理者必须时刻关注的重点。医院经营者和管理者应适时依据卫生政策的导向，调整和改革医疗服务的措施，履行卫生事业的内在使命。

卫生政策的导向作用表现

卫生政策的发起主体是承担政府卫生管理职能的权威机关，其目的在于通过确立一系列旨在达成特定目标的卫生行业行为准则与利益分配原则，来导航卫生事业的发展航向。这个政策框架，不仅作为引领卫生领域前行的风向标，调节着卫生资源的优化配置，还在平衡各方利益、化解潜在矛盾方面发挥着不可小觑的作用。其终极愿景，在于通过一系列行之有效的手段或途径，显著改善民众健康状况，维护社会稳定，并有力推动社会的全面进步。简而言之，卫生政策本质上是对健康领域内各种价值的深刻审视、合理调整与重新分配，以确保公共卫生福祉的最大化实现。

卫生政策导向作用的具体表现如图 5-12 所示。

展现社会体制的窗口
满足广大人民群众的健康要求
协调各级政府部门和医院的行动
履行政府的行政职能

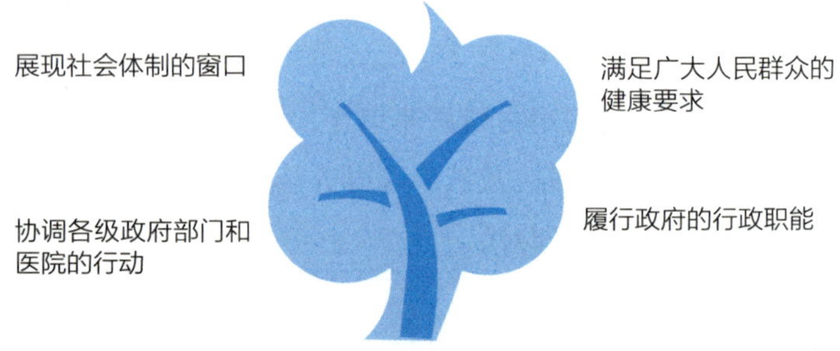

图 5-12　卫生政策导向作用的具体表现

1. 展现社会体制的窗口

价值取向是卫生政策的核心。它不仅强化了政策的执行力，还是社会福利制度特性的一面镜子，深刻映照出其本质与特色。鉴于我国作为人民民主专政的社会主义国家，人民利益至上的原则贯穿于一切政策之中，卫生政策自然也不例外，其出发点与归宿均聚焦于维护并增进人民的健康福祉。

价值取向不仅能够提高政策的执行力，还能够反映社会福利制度的特点。我国是人民当家作主的社会主义的国家，因此，一切卫生政策的起点和终点都为人民的健康服务。卫生政策就是政府主动承担什么样的责任、投入什么样的资源、采取什么样的措施、加强什么样的管理、达成什么样的目标的具体体现，这些卫生健康执政的理念展现国家的性质和体制。

人民医疗人民办、人民医疗为人民，这便是我国医疗体制的国家意志，决定了医院的使命任务、医院管理的底层逻辑和顶层战略，这也是我国卫生政策不同于其他西方国家的根本缘由。

2. 满足广大人民群众的健康要求

自中华人民共和国成立以来，我国卫生政策在提高群体的健康水平方面发挥了重要政策指引作用，尤其是在公共卫生领域的成就斐然，率先在全球范围内消除了天花、脊髓灰质炎、丝虫病、新生儿破伤风及疟疾等一系列重大传染性疾病，为守护人类健康美好未来贡献了中国力量。

随着社会经济的不断发展和生活水平的持续提高，国民对于卫生健康的需求也日益多元化与精细化。当前，我国卫生领域面临的主要挑战已转变为如何满足人民群众日益增长的对健康美好生活的向往这一需求。对此，从国家最高领导层到各级地方政府及相关业务部门，纷纷提出并践行“大健康”理念，吹响了建设健康中国的号角，以全方位、多层次地满足广大人民群众对健康生活的追求。

例如，针对长期存在的“以药养医”等问题，通过取消药品加成、调控耗材及检查检验费用，同时提升体现医务人员技术劳动价值的手术费、护理费等项目价格等措施，成为当前卫生政策调整与医院管理改革的主要任务，也成为医院管理必须遵循的原则。

3. 协调各级政府部门和医院的行动

卫生政策代表的是党的执政理念、政府决策的意志，是业务部门具体行动的指南，其颁布与实施为各级卫生健康管理部门及医院制定配套措施提供了权威性的“基准线”。这些纲领性文件犹如“金标准”，能够有效解决跨部门间存在的认知差异与协调障碍，确保各方在理解上的一致、行动上的协同，以及目标上的汇聚。

在这个框架下，所有医院都被纳入统一的行动体系之中，无一例外地需遵循这些“金标准”的指导。这不仅体现了卫生政策在执行层面的权威性与强制性，还强调了政策实施过程中整体协调与统一行动的重要性。

4. 履行政府的行政职能

历经多次医疗体制改革，我国已初步构建起覆盖全民的医疗保障体系。然而，当前卫生健康服务的供给能力与民众日益增长的、多元化的健康需求之间，仍存在一定的供需失衡现象。具体表现为优质医疗资源的地域性集中、医保基金利用效率有待提升，以及医务人员职业地位与社会认可度不高等问题。这些问题具有系统性、复杂性，非单一医院所能独立解决，亟待业务主管部门从顶层设计入手，推动自上而下、全面而深入的改革。

在这种背景下，卫生政策作为政府在卫生健康领域行动方针与治理策略的直接体现，应当充分发挥其导向与调控作用。例如，以全国范围内广泛推行的 DRG/DIP 支付方式改革为例，体现的正是政府为提高医保基金使用效率、激发医疗服务体系内在活力而采取的重要步骤，以通过精细化管理促进医疗服务质量与效率的提升。

作为卫生政策的直接执行者，医院应积极适应并遵循政策新要求，将政策导向内化为医院管理与服务的行动指南。在面临医院自身利益与政策目标可能产生的冲突时，医院应坚持大局观，将政策利益置于首位，确保政策得到有效落实。

卫生政策与医院管理的关系

卫生政策，作为政府履行卫生管理职能的重要工具，不仅为医疗行业的发展设定了宏观框架与方向，更是医院管理实践不可或缺的指导纲领。卫生政策与医院管理的关系主要表现在以下几个方面，如图 5-13 所示。

指导与规划医院的目标
调整和改变医院战略目标
影响和约束医院的资源
激励医院创新与改革
管理和控制医院的服务质量与安全
评估与反馈卫生政策的效果

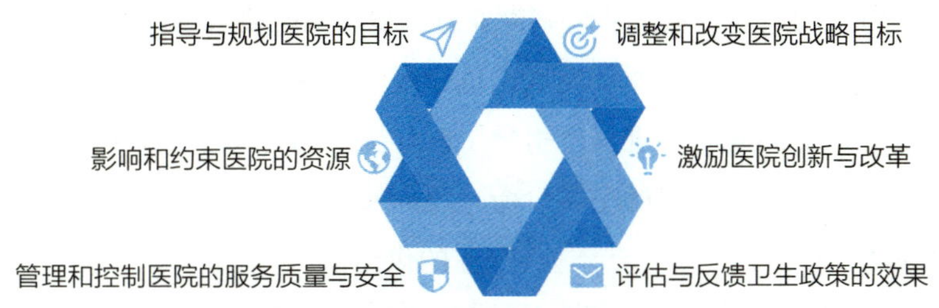

图 5-13　卫生政策与医院管理关系的主要表现

1. 指导与规划医院的目标

卫生政策在明确与规划医院的发展目标上扮演着至关重要的角色，它为整个医疗卫生服务体系确立了导向与框架。

卫生政策紧密关联于国家或地区的健康需求、社会经济状况以及医疗资源的配置现状，在基于此精准设定医院的发展目标、优先级排序及战略方向，从而精准对接国家发展战略与社会进步的内在需求。

具体而言，卫生政策可能侧重于增强对初级卫生保健的支持力度，以提升医疗服务覆盖面与民众就医便利性，这个调整无疑为二级以下医院带来了新的发展机遇。同时，政策还会调整绩效分配方式，以提升医务人员的工作积极性，这个改革举措为医院在人力资源管理方面的优化提供了坚实的政策支撑。此外，卫生政策还通过明确三级诊疗体系的划分，引导患者形成合理有序的就医习惯，这个导向性要求促使三级医院必须调整并优化其病种结构，以更好地适应政策导向与患者需求的变化。

2. 影响和约束医院的资源

卫生政策在医疗资源分配中发挥着直接的导向作用，调控着包括资金、人力资源（涵盖医生、护士等专业团队）、医疗技术及基础设施在内的各类资源。例如,《三级医院评审标准》等政策文件，对各科室的人员数量、质量和专业背景提出明确要求。

此外，医疗卫生发展规划通过对医院地理位置布局、服务规模及功能定位的规划，进一步引导了医疗资源的合理配置。这种规划不仅优化了医疗资源的空间分布，还间接影响了各医院的接诊能力和患者流向。

3. 管理和控制医院的服务质量与安全

卫生政策通过制定标准和监管机制来确保医疗服务的质量与安全性。这包括对医院的资质认证、医护人员的执业资格审核、医疗操作流程的标准化，以及药品和医疗器械的质量控制等多个关键环节。例如，国家公立医院的绩效考核标准中，针对医疗质量核心指标进行考核与排名，一定程度上为医院指明了质量管理的方向和重点。

此外，卫生政策的实施通常依赖于法律法规、社会新闻宣传、卫生技术培训、医疗卫生机构组建及管理等政策手段。这些手段为医疗卫生服务的提供创造了良好的环境，保障了服务的规范性和有效性。

4. 调整和改变医院战略目标

卫生政策致力于提升医疗服务的可及性和公平性，确保所有人群，无论其经济状况、地理位置或社会地位如何，都能获得所需的医疗服务。这通常包括扩大基本医疗保险的覆盖范围、提供经济补贴、开展公共卫生项目以及促进医疗服务的地域均衡分布等措施。这些政策的实施促使医院的服务内容和覆盖人群得以扩展，进而改变了其战略生存环境，要求医院相应地调整其战略目标，以更好地适应和服务于广大患者群体。

5. 激励医院创新与改革

面对科技进步和社会需求的变化，政策需适时调整，以促进医疗技术的采用，鼓励医疗模式的创新（如远程医疗），并应对新兴健康挑战（如传染病防控和慢性病管理）。例如，全国范围内推行的电子病历标准化建设，就是适应信息技术发展的具体行动。同时，政策还通过调整大型医疗设备采购政策、更新限制性技术目录及优化审批流程，来支持医院在医疗技术创新方面的努力。

6. 评估与反馈卫生政策的效果

卫生政策制定者根据对医疗卫生服务效果的评估结果，对政策进行适时调整和完善。他们通过监测卫生指标、评估服务满意度和考察健康结果，获得及时反馈，以便对政策进行必要的修订，确保政策目标及公共卫生目标的顺利实现。

具体而言，医疗服务的质量受到医院、诊所等机构在设备、技术、人员等方面投入的影响，而这些投入又与政府的财政政策紧密相连。同时，医疗技术的不断提升也需要政府的支持和投入。因此，政府应制定并执行合理的卫生政策，推动医疗服务与卫生健康政策的协同发展。

如何运用卫生政策推动医疗服务

在追求高质量医疗服务与全民健康覆盖的征途中，卫生政策扮演着至关重要的角色。如何巧妙地运用卫生政策这个战略杠杆，以推动医疗服务向更加高效、公平、可持续的方向发展，成为当前医疗卫生领域亟待破解的重要课题。

具体而言，医院的运营者和管理者可以采取以下行动，以运用卫生政策推动医疗服务，如图 5-14 所示。

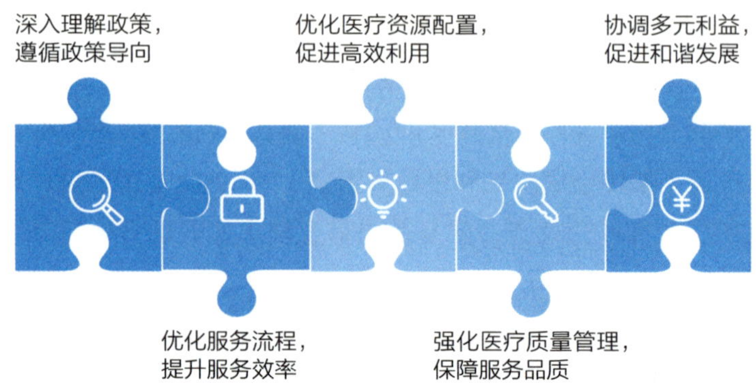

图 5-14 运用卫生政策推动医疗服务的方法与策略

1. 深入理解政策，遵循政策导向

卫生政策为医疗服务提供了全方位的指导，医院必须严格遵循并努力实践。医院管理层应深入学习和理解当前的卫生政策，特别是那些与医院发展、医疗服务提升紧密相关的政策内容。

同时，基于政策导向，医院应制定相应的发展战略和计划，确保医院的发展方向与政策目标保持一致。例如，面对公立医院高质量发展、绩效考核，以及 DRG/DIP 医疗支付方式改革的政策背景，医院需调整管理措施，从过去的项目付费下的规模扩张模式，转变为按病组分值付费下的质量管理模式，以更好地适应政策要求并推动医院持续发展。

2. 优化服务流程，提升服务效率

国家颁布的互联网医院管理等相关规定，等于对医院如何开展互联网医疗提出了要求和发展方向。2023 年，国家卫生健康委员会发布的《关于开展改善就医感受提升患者体验主题活动的通知》，要求医院不断提升服务质量，探索新的服务模式，如远程医疗、互联网医院等，为患者提供更加便捷、高效的医疗服务。

具体而言，为符合卫生政策要求，医院需优化诊疗、挂号、缴费、检查等流程，减少患者等待时间，改善就医体验。利用信息化手段，如电子病历、在线挂号和移动支付，提升医院管理的自动化程度，从而提高服务效率。

3. 优化医疗资源配置，促进高效利用

鉴于医疗资源的有限性与健康需求的无限性之间的矛盾，尤其是优质医疗资源的稀缺性，各医院需紧密贴合卫生政策导向，科学合理地配置医疗资源，涵盖人员、床位、设备、药品等关键要素，以确保资源的最大化利用。在资源配置过程中，我们应实施精准测算，避免任何形式的浪费；同时，针对现有资源，采取精细化管理措施，提升使用效率与效益。

此外，加强与基层医院的紧密合作至关重要，通过推动医疗资源向基层下沉，不仅能够增强基层医疗服务能力，还能实现疾病的分级诊疗与有效接力，构建更加完善的医疗服务体系。在此过程中，医院应充分利用政策优势与卫生人才引进的激励措施，加强对医疗人才这个核心资源的引进与培养，特别是在医疗技术革新与医院管理优化方面的人才。积极拓宽人才引进渠道，吸引外部优秀人才加入，以人才驱动医院整体技术实力与服务品质的全面提升。

4. 强化医疗质量管理，保障服务品质

卫生政策对医疗质量管理提出了明确的规定和要求，这些要求直接反映出医院管理的能力与水准。为此，医院需建立健全一套完善的医疗质量管理体系，该体系应涵盖详尽的医疗质量标准和严谨的操作规范，以确保每一项医疗服务都能达到安全、有效的标准。

为持续提升医疗质量，医院还需加强医疗质量的监督与考核工作，建立健全监测机制，以便及时发现并纠正潜在的医疗质量问

题，从而推动医疗服务整体质量的稳步提升。

同时，医院应积极响应卫生政策导向与市场需求，鼓励内部创新氛围的形成，推动医疗技术的持续研发与应用，这不仅有助于提升医院的技术实力，还是增强医院核心竞争力的关键所在。

5. 协调多元利益，促进和谐发展

医院的生存环境和接触面与其他机构不同，它是多方多面的，主要集中在政府面、行业面、同行面和患者面。各方面均有不同的政策规定和要求。医院应依据工作需要，加强与政府部门、行业协会、业务同行等的沟通与合作，最大限度地做好患者服务工作，及时了解政策动态和变化，为医院的发展提供有力支持。

医院作为一个独特的组织，其生存环境与接触面广泛而复杂，涵盖了政府、行业、同行及患者等层面。不同层面都伴随着各自独特的政策规定与要求，共同构成了医院运营与发展的多维度环境。

为应对这个挑战，医院需根据工作实际需求，积极加强与政府部门的沟通协作，确保对政策导向的准确把握与及时响应；同时，深化与行业协会的交流合作，共享行业资源，推动行业标准与规范的共同遵守；此外，还应与业务同行建立互信互助的关系，通过经验分享与技术交流，促进医疗服务水平的整体提升。

总而言之，医院应及时了解各方的政策动态和变化，为医院服务的持续改进提供宝贵参考。

第六节　案例解析：互联网企业涉足医疗行业是“坑”吗

医疗行业一直被誉为朝阳产业，既能够抵御经济风浪，又可以

穿透经济周期，但医疗行业又是一个重资产、长周期、低回报的产业，显然与互联网企业的成功基因不相符。当追求高效率的互联网企业与讲究高价值的医疗行业融合在一起，到底是战略远见，还是战略愚见，值得研究和探讨。

互联网企业进军医疗行业的缘由

互联网企业，这里特指那些业内的领军企业，诸如百度、京东、腾讯、字节跳动及阿里巴巴等。它们不仅是技术创新的先锋，更是资本雄厚、技术超前的典范，同时，凭借其广泛的社会影响力及庞大的网络用户基础，成为互联网时代的标志性存在。当这些互联网企业将目光投向医疗行业时，其背后的缘由是多方面的。具体缘由如图 5-15 所示。

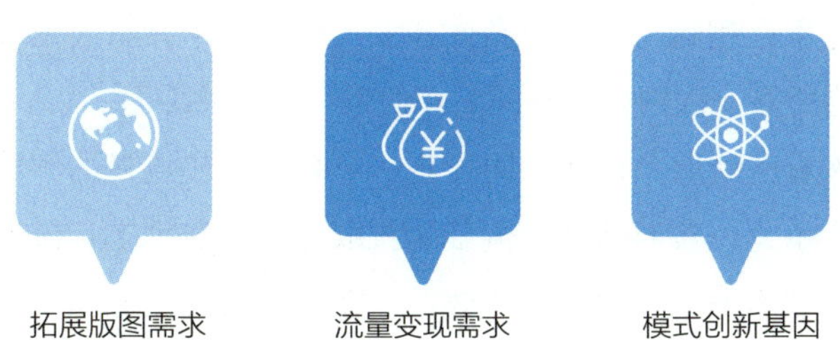

图 5-15　互联网企业进军医疗行业的缘由

1. 拓展版图需求

作为上市企业的互联网公司，它们置身于所有股东监督之下，必然肩负着通过增强净资产、扩大净利润规模或提升利润率来提振市场信心、维持并推动股价稳健增长的责任。在这样的背景下，扩大企业经营范围，走多元化发展之路，成为这些企业不约而同的选择。其中，医疗行业因其固有的经济风险抵御“韧性”及广阔的发展前景，几乎成为各大互联网巨头共同瞄准的扩张方向。

这种趋势背后，不仅蕴含着互联网企业希望提前布局市场、紧跟时代发展趋势的战略考量，更深层次的原因还在于社会经济的整体演进正日益向生物经济时代迈进。这种转型不仅为医疗行业带来了前所未有的发展机遇，还为跨界而来的互联网企业提供了将自身技术、平台优势与医疗健康领域深度融合的广阔舞台，共同推动行业的创新与升级。

2. 流量变现需求

互联网企业相较于其他企业，其核心优势在于庞大的网络流量与丰富的消费数据资源。无论是信息检索、生活消费，还是消费服务领域的互联网企业，无一例外坐拥庞大的用户基础与持续增长的数据流。在“数据即财富，流量即生产力，用户即核心资产”的互联网行业生存逻辑下，如何高效开发、精准运用并有效维系这些流量，成为所有互联网企业共同面临的生存与发展课题。

再来看医疗服务产业，同样是一个高度依赖流量的领域。医院之间的竞争力，首要体现在流量的获取与转化能力上，流量的规模直接关联到服务的产量与整体效益。在规模效益的驱动下，缺乏足够流量的医院往往难以实现高效运营与可持续发展。

因此，将互联网企业的庞大网络流量有效引导至医疗服务领域，不仅能为互联网企业实现流量价值的深度挖掘与最大化利用，还为医疗服务产业注入了新的活力，促进其快速发展与转型升级。这种跨界融合不仅丰富了互联网企业的营收结构，实现了经营收入的多元化，更为医疗服务业带来了前所未有的发展机遇，实现了双赢乃至多赢的局面。

3. 模式创新基因

互联网企业之所以能够迅速崛起并占据市场主导地位，其根源在于不懈追求商业模式的创新。它们通过服务模式的革新，深刻改变了消费模式，进而推动了人类生产生活方式的全面变革。正是这种内在的创新动力，促使互联网企业乐于将自身在商业模式上积累的成功经验与哲学理念，拓展至其他行业领域，寻求新的增长点。

然而，医疗行业作为服务业的重要组成部分，以其多领域的分支、紧密的关联性以及广泛的覆盖面，展现出强烈的跨界融合需求。这个特点与互联网企业寻求新领域拓展的愿景不谋而合，使得双方的结合得到了资本、市场、互联网企业和医院的共同青睐。

互联网企业进军医疗行业的方式

互联网企业对医疗行业的布局早已悄然展开，他们选择的切入路径与各自独特的流量优势、技术专长以及数据特性紧密契合，形成了三种鲜明且互补的类型，如图 5-16 所示。

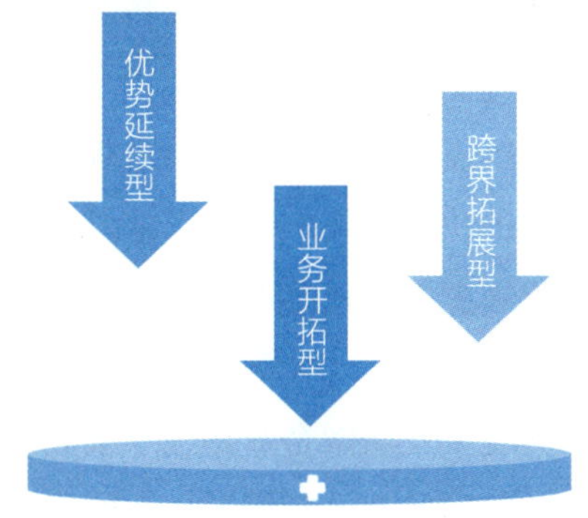

图 5-16　互联网企业进军医疗行业的方式

1. 优势延续型

在进军医疗行业的路上，互联网企业往往选择以其固有的优势与特色作为起点，并沿着这个路径持续深耕与拓展。

百度是做信息搜索引擎起家的，拥有强大的数据库综合检索能力。它的这个核心优势自然延伸至医疗健康领域，使百度在医疗信息搜索、智能推送及医疗数据库构建方面展现出得天独厚的优势。基于此，百度以健康管理为立足点，深耕线上问诊信息服务，即便是曾引发争议的搜索引擎排名与医疗贴吧项目，也是其在医疗产品领域的初步尝试。近年来，百度更是将触角延伸至人工智能领域，通过打造“医生”大脑，以智能服务的形式延续并强化了其技术驱动的基因，实现了对既有优势的深度挖掘与再创新。

再看阿里巴巴，其起家于 B、C 端服务，构建起了一个集商业信息传输、交换、成交于一体的综合平台，其核心竞争力在于强大的卖货与交易能力。将这个优势映射至医疗服务领域，阿里巴巴敏锐地捕捉到药物购买使用的高频与重复性需求，于是围绕“药物”这个核心，构建起覆盖药物知识普及、信息咨询及在线售药等全链条的服务体系，逐步确立了“卖药”作为其在互联网医疗领域的主攻方向。

京东虽与阿里巴巴在用户特性上有所重叠，但凭借其相对完善的供应链体系与高效的快递网络，形成了差异化的竞争优势。尽管起点各异，但京东与阿里巴巴最终都不约而同地走向了“卖药”这个共同目标。

上述内容充分展现了互联网企业在医疗领域探索过程中的战略智慧，它们不仅精准识别并有效利用了自身的优势资源，还进行了深度的挖掘与整合。这个过程不仅促进了医疗服务的创新与发展，还展现了互联网企业跨界融合的无限潜力。

2. 业务开拓型

在涉足医疗行业的路径选择上，部分互联网企业采取了业务边界拓展的策略，通过开发新型网络工具来拓宽其核心业务范畴。

腾讯的核心功能聚焦于人与人之间的信息传递，这个特性与阿里巴巴、京东所专注的人与物之间信息传递存在差异，从而限定了腾讯在直接参与知识服务、健康管理以及药物器械购买等传统医疗服务领域的天然优势。面对这个挑战，腾讯选择了一条创新之路。

腾讯的战略核心在于充分发挥其“连接”的独特优势，将“连接一切”作为其不懈追求的目标。在这个愿景的指引下，腾讯以人工智能为技术突破口，积极探索医疗服务的多元化应用场景，打造了一系列以用户为中心的医疗“副产品”，如腾讯觅影、腾讯医典等。

3. 跨界拓展型

对于一类特定的互联网企业而言，它们虽不直接拥有实体服务平台，却坐拥庞大的用户数据资源。面对这样的资产构成，它们的战略智慧在于深度挖掘客户价值，通过用户分析与画像技术，精准锁定用户的潜在医疗消费需求。

字节跳动作为信息推送与视频交流领域的佼佼者，积累了丰富的人类行为数据，这为其在计算机视觉、智能语音及服务链后端的技术创新提供了巨大的机会。

基于对用户群体的深入洞察，字节跳动发现其用户群体中 40 岁以下女性占据了显著比例，这个发现为其跨界拓展指明了方向。为了最大化利用这些宝贵的流量资源，并实现流量的有效变现与线下落地，字节跳动选择了医疗服务业中极具潜力的生殖与妇儿赛道作为突破口，通过斥资 100 亿元收购美中宜和，迈出了互联网企业首次深度涉足重资产医疗领域的坚实步伐。

对于互联网企业而言，进军医疗行业不仅是市场扩张的必然选择，更是履行社会责任、促进人类健康福祉的重要使命。未来，我们将会看到更多创新模式的涌现，以及更加紧密的合作与共赢，共同开创医疗健康事业的新篇章。

互联网企业进军医疗行业的优劣

从资本投资角度来看，医疗行业不是一个完美的投资对象，其本身自带福利公益的属性，又与政治、经济、社会、文化等密切相关，不是完全的市场经济和充分市场条件下的竞争。但医疗产业抗周期、抗风波、抗时局的行业特征，对资本的保值增效有巨大的吸引力，尤其对渴望稳定现金流的投资人来说，医疗行业确实是一个相对比较稳妥的投资方向。

因此，我们可以预判，无论今天的医院运营与管理有多难，资本仍然会流向明天的医院，只不过从过去的“盲目”到现在的“谨慎”。正是由于新资本、新技术、新管理等生产要素的投入，医疗行业自身的生产力和生产关系也在发生着变化，给医疗行业的发展注入新的血液。但是，任何事物都有不同的两面，互联网企业进军医疗行业也有“优劣”。

1. 互联网企业进行医疗行业的“优”

无论是“互联网 + 医疗”，还是“医疗 + 互联网”，基本上都是把互联网技术、互联网产品、互联网运营、互联网思维等运用到传统的医疗行业中，改变人们就医的习惯和方式，甚至可以部分替代医生、医院。

互联网医疗的优势

① **打破区域。**互联网医疗彻底打破了地理区域的束缚，使得边远与艰苦地区的患者能够通过智能终端享受到来自北京、上海等顶尖医院专家的专业诊断建议与指导。

② **突破空间限制。**针对某一疾病的诊疗方案，患者不再局限于单一来源的信息，而是可以便捷地通过互联网汇聚来自人工智能、权威医学专家乃至病友社区的多元意见与建议，从而构建起对疾病更为全面、深入的认知体系。

③ **节约时间成本。**互联网医疗免去了患者前往医院挂号、排队、就诊、检查、取药等耗时耗力的环节，让患者能够在自己的“闲暇”时间内轻松完成诊疗过程。这种高效便捷的就医方式，不仅大幅降低了患者的交通负担，更在可及性与经济性上远远超越了传统医院的医疗模式，为患者带来了良好的就医体验。

2. 互联网企业进入医疗行业的“劣”

互联网本质上是一个高效的信息传递与反馈媒介，同时也是一个强大的信息处理与交换平台。在互联网医疗的语境下，尽管信息在虚拟空间内自由流动，但当这些信息需转化为实际行动，尤其是涉及线下处理时，互联网医疗就不可避免地需要依赖线下实体行业的紧密协作。

例如，互联网医疗平台所开具的电子处方，其落地执行就离不开线下药店、制药企业以及物流配送人员的共同协助。而对于更为复杂的医疗活动，如检查、检验、手术操作、治疗过程及器械康复等，则必须依托专业的实体医院才能实现。

这个特性就决定了互联网医疗一般不会涉足所谓的“重医疗”或“严肃医疗”领域，这是其固有的运作逻辑。各大互联网巨头在涉足医疗行业时，也普遍遵循这个基本原则，聚焦于提供诊疗辅助、知识普及、咨询服务、药物配送、第三方检验、病理分析以及医疗器械服务等非核心但至关重要的医疗辅助环节。这些服务虽然没有触及疾病诊治的核心闭环，却为提升医疗服务效率、拓宽医疗资源可及性做出了重要贡献。

值得注意的是，即便互联网企业选择建立线下实体医院，以构建更为完整的医疗诊治体系，这样做本质上仍是对互联网医疗功能的补充与延伸，而并非对其根本属性的颠覆。互联网医疗的核心价值，在于利用信息技术优化医疗资源配置，提升医疗服务质量，而非取代传统医疗模式中的任何一环。

综上所述，互联网医疗与传统医疗各自彰显着独特的优势，它们针对疾病发展的不同阶段，提供了多样化的服务模式。这两种医疗形态分别满足了人们从健康促进、疾病精准诊治到健康全面恢复各个阶段的需求，共同织就了全方位的健康保障网。

因此，互联网医疗应精准把握自身定位与功能属性，致力于成为传统医疗的得力补充与创新推手，通过科技赋能，优化就医流程，提升服务效率与质量。同时，传统医疗也需积极拥抱互联网浪潮，利用现代信息技术手段，实现诊疗模式的转型升级，以更加开放包容的姿态与互联网医疗形成良性互动。

两者在相互促进、相互补充的过程中，不仅能够促进医疗资源的优化配置，还能推动医疗服务模式的深刻变革，共同构建出一个更加高效、便捷、人性化的新型医疗服务业态，为人民群众的健康幸福贡献更大力量。

第六章

回归初心：坚守医院的“医者仁心”

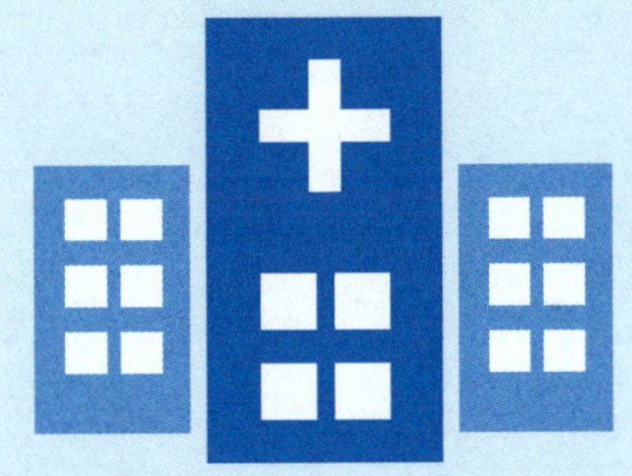

医院管理的本质是人管理人。然而，人并不是被管理出来的，管理的最高境界是顺应人。医院管理的真正智慧是理解人的本性、满足人的需求、实现人的愿望。

在这个复杂而细腻的管理生态中，医生、经营者与投资者构成了核心三角。他们各自承载着独特的角色使命，其本性、内在需求与深切愿望，不仅构成了医院管理深度探讨的三大维度，更直接指引着医院发展的方向与未来。

第一节　从医者初心：胸怀仁心医德

唐代医学家孙思邈在其著作《备急千金要方》中的《大医精诚》中说：“凡大医治病，必当安神定志，无欲无求，先发大慈恻隐之心，誓愿普救含灵之苦……夫大医之体，欲得澄神内视，望之俨然。”这篇文章对医师这个职业明确提出“精”与“诚”两个要求，即一个好的医师既要有精湛的技术，又要有高尚的医德。这就是我国传统医学一直以来强调的救死扶伤、胸怀仁心的医德。

医学是在公正仁爱基础上开展的技术活动。医学的本质决定了医师自走上工作岗位之日起，就应该秉持救死扶伤的职业信仰。时至今日，救死扶伤这个医疗服务信念已深入人心，成为全社会对医师执业的普遍共识。

对于每一名医务工作者来讲，从职业生涯开始的那一天起，“救死扶伤”就应成为其坚守的职业信仰，指引着他们不断前行。

践行生命至上的服务准则

“生命高于一切”不仅是生命伦理学的最高原则，还是社会生态中最高的价值指标。对于与人的生命息息相关的医疗服务行业来说，患者生命至上便是医疗服务业的最高准则。这个准则不仅体现了对生命价值无条件的尊重，还紧密贴合了医疗行业救死扶伤、保障生命安全的本质属性。

医生作为这个崇高使命的执行者，其工作的核心便是致力于维护和提升患者的生命价值。这不仅是医生职业操守的基本要求，更是其工作中的最高工作原则。

医生的最高工作原则

① 在任何情况下，患者具有生命质量的生命都是最宝贵的，医生必须尽全力去维护、尽全力去救治、尽全力去安抚。

② 面对任何可能威胁患者生命权益的行为或状况，医生应立即采取行动，坚决予以制止或消除，确保患者的生命安全与尊严得到最大程度的保护。

③ 医生必须坚守一条底线：患者生命至上，生命尊严高于一切。

当然，生命有开始，就有结束。尊重死亡，同样是对生命的尊重。从生命的初萌到最后的垂暮，每一刻都应该得到关怀与照顾。关怀和照顾是为了减轻临终患者的痛苦，既不无谓延长生命，也不提前终结，而是让生命以最自然的方式结束。这是对生命规律的尊重，也是生命至上的体现。

生命至上，是社会价值和医疗体系的共同承诺，它要求以人为本，将患者的生命利益置于首位。医院与医务人员应时刻坚守这个伦理原则，作为行动的最高准则。

抵制潜规则

实施改革开放以来，市场经济蓬勃发展中伴随的一些不良风气逐渐渗透到医疗领域，导致“药品回扣”“红包现象”滋生，并演变为医学领域的“潜规则”，使医生的职业生态环境越来越恶劣。国家积极开展的医疗反腐，也从另一个层面反映出医疗行业潜藏的“黑箱操作”与“灰色内幕”。这些不良现象不仅破坏了医疗系统的公正性，还对原本简单、纯洁的医患关系造成了严重的损害。

究其本质，这些潜规则的盛行，是部分医务人员背离了“医者仁心”的职业精神，转而追求不正当利益的结果，其根源在于伦理道德与职业素养的缺失。

医学职业潜规则的两大负面影响

① **造成“看病难、看病贵”。**医学职业潜规则加剧了患者的经济压力，造成过多的医疗资源浪费，进而成为我国医疗体系中“看病贵、看病难”问题的症结所在。

② **加速医患关系走向对立面。**医学职业潜规则的出现会加剧医患之间的矛盾与冲突，导致患者对医生失去信任。一旦信任缺失，双方就会逐渐走向对立面。当医生得不到患者的信任，其诊疗计划将难以顺利实施，诊疗效果大打折扣；而患者因对医生的不信任，不积极配合治疗，甚至采取防范与抗拒的态度，诊疗效果也无法保障。这种恶性循环不仅导致病情难以得到有效控制，更会在患者心中留下难以愈合的创伤，进一步加深医患之间的信任鸿沟，最终可能引发更为严重的社会问题。

医生要治病，必须先“治病”——坚决杜绝潜规则。只有这样，才能重建医患之间的信任桥梁，促进医疗环境的和谐与健康发展。

传承职业精神

在市场经济逐利思想的影响与社会转型时期多元思潮的交织下，古代所倡导的“苍生大医”情怀与“悬壶济世”的崇高精神，遭受到物质利益的侵蚀，导致医德医风建设面临严峻挑战，亟待医院重新审视并强力构建与传承医学领域的职业精神。

重构与传承职业的目的是重塑医学行业的正面形象，恢复其作为社会公正与积极力量的应有地位。**通过“正己身”——医务人员自我品德与专业素养的提升，进而“正社会”——引领社会风气向善，最终达成“正医院”——构建一个以患者为中心，充满人文关怀与科学精神的医疗环境。**

被誉为“当代医圣”的内科医学家张孝骞曾将自己的行医经验总结为“戒、慎、恐、惧”。他认为，病人把身家性命交给我们，我们绝不能有半点的马虎大意！这个理念与我国古代医学巨匠孙思邈在《大医精诚》中所阐述的行医真谛不谋而合，强调行医的公正原则。孙思邈倡导医生必须舍去其他欲求，用大慈大悲的同情心，公平对待每一个病人，不可以计较病家的社会地位高低、拥有财富多少、年龄大小、相貌美丑、是冤家还是亲友、中国人还是外国人、愚笨的人还是聪明人，所有病人都应一视同仁，都当作亲人对待。

进入现代医学时代，职业精神更是对医务工作者提出了更高要求。它要求医务人员必须秉持高度的责任感与使命感，坚持科学严谨的工作态度，时刻不忘自己肩负的救死扶伤重任。在此基础上，个人道德修养的提升也不可或缺，这要求每一位医者在实践中不断强化道德自律与自觉，确保自己的行为举止始终符合医学伦理的崇高标准。

树立正确的利益观

对于医生来说，树立正确的利益观是职业道德的要求，更是社会大众普遍寄予的厚望以及患者群体无条件信任赖以建立的基石。

具体而言，医生树立正确的利益观时应重点关注以下几个要点，如图 6-1 所示。

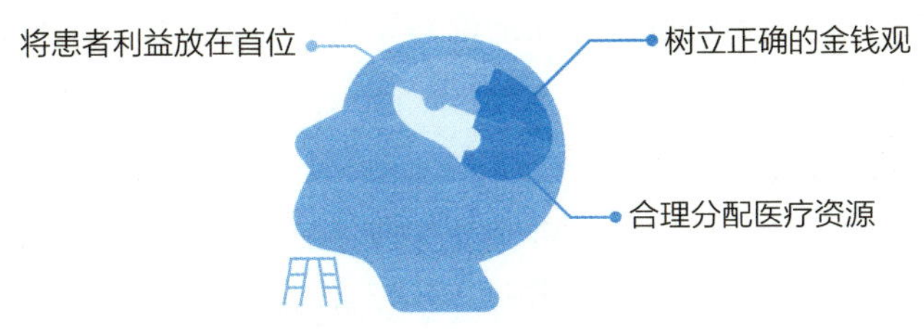

图 6-1 树立正确的利益观

1. 将患者利益放在首位

医生应当深刻认识到，自己的首要任务是保障患者的健康和生命安全。这个使命要求医生始终将患者的利益放在首位，坚决摒弃对个人利益的片面追求。

具体而言，在诊治的过程中，医生应严格遵守医学伦理，与患者及家属保持开放、诚实的沟通。这意味着医生要全面、细致地向患者解释治疗方案的具体内容、潜在的风险因素以及可能涉及的费用情况，确保患者能够充分知情并据此做出自己的决策。同时，医生要加强与患者之间的信任关系，为患者提供科学、合理、经济的治疗方案。

2. 树立正确的金钱观

医生固然需要获得合理的经济报酬以维持生计和职业发展的需求，但不能将金钱视为唯一的追求目标，这有悖于医生的初心与使命。

医生应当致力于通过提高自己的专业技能和服务质量来获得应有的报酬，这既是对个人价值的肯定，也是对患者信任的回应。在这个过程中，医生应坚决秉持职业操守，对商业贿赂、回扣等一切不正当之风说“不”。医生应当认识到，任何试图从患者治疗中谋取私利的行为，都是对医疗职业纯洁性与公正性的严重玷污。

换言之，医生必须时刻保持清醒的头脑，坚守道德底线，确保自己的医疗行为始终遵循高尚的伦理原则，为患者提供纯粹、公正的治疗服务。

3. 合理分配医疗资源

医生应关注并促进医疗资源的合理分配，以积极努力消除社会中存在的医疗不平等现象。面对医疗资源相对有限的现实情况，医生应当展现出高度的社会责任感与人文关怀，优先考虑为弱势群体提供医疗服务。这样做可以确保在医疗资源获取上可能处于不利地位的人群，也能获得及时、有效的医疗服务。

第二节 经营者初心：患者信任至上

医疗服务体系作为一个独特的运作体系，其核心功能的彰显并非仅仅依赖于一系列可量化的质量评估指标，而是深刻植根于患者对其所展现出的信任之中。这种信任构成了医院经营者所追求的终极目标。

履行公益性

追溯医院的发展历程，不难发现其自诞生之初就带着天然的公益性。医疗卫生服务，究其本质，是社会公益事业不可或缺的一环，承载着保障民众健康福祉的重任。

然而，在现实语境下，无论是公立医院还是民营医院，都有可能在某种程度上面临着偏离公共利益导向的风险。这种偏离，可能是出于追求政治利益的考量，也可能是被经济利益所牵引，导致公益性原则被边缘化，甚至被全然抛诸脑后。在这种情境下，医疗机构可能被异化为利润率提升的工具，其后果无疑是饮鸩止渴，既削弱了医疗机构作为公益服务主体的本质属性，又背离了其救死扶伤、服务社会的责任与使命。

因此，对于所有医疗机构而言，坚守公益性原则，平衡好政治、经济与社会效益之间的关系，显得尤为重要。只有这样，才能确保医疗服务的公平性与可及性，让医疗事业真正成为增进人民福祉、促进社会和谐的重要力量。

保障公民的健康权利

健康权利是公民的基本权利，是宪法赋予公民的神圣权利，与公民的其他基本权利一样，具有普适性和平等性的共同特征。医疗卫生服务将生命健康维护作为主要任务，与宪法中明确保障的健康基本权利紧密相连，其信任与公平性则是构筑社会成员间基本权利平等实现的首要条件。

在这个框架下，基本医疗与公共卫生服务的均衡分配，能够为所有社会成员的健康能力发展提供必需的资源，确保在底线保障的基础上，整体提升社会成员的健康能力发展水平。

然而，在满足基本需求之余，对于非基本医疗卫生服务的分配，则需引入功利主义理论作为指导原则。这样做的目的是通过资源的合理高效配置，最大化地满足那些急需医疗服务者的利益，实现医疗资源利用的最优化与效益的最大化。

尤为值得关注的是，对于贫困群体而言，仅仅享有平等权利与基本医疗卫生服务尚不足以获得健康能力。因此，为确保医疗服务的全面公平与公正，让每位社会成员都能根据自身需求，获得及时、适宜的医疗卫生服务，就需要对贫困群体实施精准有效的医疗救助措施。

关注医学模式变化

随着现代医学模式的革新与重塑，医疗卫生工作的范畴已远远超越了单纯的生理治疗，它要求我们从生理、心理、社会适应性、生活方式、风俗习惯乃至生活环境等多维度全面关怀患者。这个转变标志着医疗卫生体系从以疾病为核心的单向治疗模式，迈向了以患者为中心的综合照护模式。这个模式强调在每一次医疗行为中，都应深刻体现对患者的尊重与理解，并据此不断革新医疗服务模式，紧密贴合患者的实际需求。

例如，以互联网的蓬勃发展为例，它极大地拓宽了医疗服务的边界，使得曾经必须亲自到医院才能开药，如今在线上平台即可便捷完成。

这个变革正是医疗服务模式顺应时代潮流、技术革新与患者需求变化的直观体现。

无论时代如何更迭、技术如何变化，或是患者需求如何多样化，以人为本的核心理念始终是医疗卫生事业的根本理念和基础导向。它不仅深刻诠释了医疗卫生工作者救死扶伤的神圣使命与崇高职责，还是医学人道主义精神的基本要求。这个理念作为所有医疗服务活动的出发点与归宿，要求医疗机构必须保持高度的敏锐性，紧跟政策导向，拥抱技术创新，精准把握患者需求的变化，从而不断调整与优化服务策略，确保医疗卫生事业始终沿着正确且充满人文关怀的道路前行。

第三节 投资者初心：公益与效益兼顾

医院作为集资本运作与经济服务于一体的组织，其运营背后往往离不开投资机构的支撑。在我国，公立医院的资金完全由政府财政承担，体现了国家对公共医疗卫生的重视与投入；而民营医院则主要依托于社会资本的投资或控股，极个别采用混合投资模式，即多种经济成分并存。

无论是政府作为主导力量的投资方，还是社会资本积极参与的力量，它们作为医院的资金提供者，都对投资回报、项目成果以及可能带来的政治影响或经济效益抱有特定的期望与要求。尽管这些期望和要求可能因投资主体的不同而千差万别，但追溯其根本，这些要求的出发点应当是共通的，即追求医疗服务的有效供给、社会福祉的提升以及可持续的发展路径。

医院投资是一份事业，不是一份生意

无论是负责医疗领域的管理者，还是投身于民营医院的投资者，都应当明白：投资医院应被视作一份事业，而绝不仅仅是一份生意。具体而言，投资者需要做好以下几件事，如图 6-2 所示。

推动技术创新与研究
重视人才培养与引进
注重品质管理
强化社会责任感
不忘公益性质

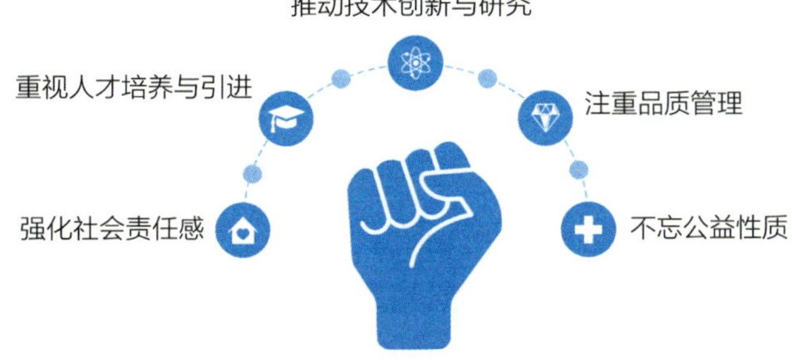

图 6-2 投资者把投资医院当作事业应做好的事情

1. 强化社会责任感

医院作为提供医疗服务的机构，其首要任务是保障人民的健康和生命安全。因此，投资医院这个行为，本质上是对社会承担起责任，它要求投资者不仅要着眼于经济效益，更要不断提供高质量、高效的医疗服务，以满足社会日益增长且多样化的医疗需求。

这种责任感是推动医院持续进步与创新的不竭源泉，也是确保医疗服务质量稳步提升的关键所在。

2. 重视人才培养与引进

医院的发展离不开优秀的医疗人才，因此，在投资医院的过程中，投资者必须重视人才的培养和引进。这要求投资者构建起一套系统化、高效能的人才培养体系，以不断提升医疗团队的专业素养与综合能力，确保每位医务人员都能成为各自领域的佼佼者。同时，投资者还应积极拓宽人才引进渠道，搜寻并吸引国内外顶尖医疗人才加入医疗团队。

3. 推动技术创新与研究

医疗技术的进步是推动医院发展的重要动力，因此，投资医院需要紧跟医疗科技的最新趋势，以推动医院的技术创新和研究工作。这要求投资者不仅要具备敏锐的洞察力，能够捕捉行业内技术创新的前沿信息，还需采取积极主动的姿态，引入并高效运用这些先进技术成果。

4. 注重品质管理

医院的品质管理直接关系到患者的生命安全和健康，因此，投资者必须注重品质管理。具体而言，医院需要建立一套科学、严谨、全面的医疗质量管理体系，该体系应涵盖医疗服务的每个环节，从诊疗流程到护理细节，从设备维护到药品管理，都要求对品质有高标准、严要求。通过持续的内部审核、外部评估以及患者反馈机制，医院能够不断优化服务流程，提升服务质量，确保每位患者都能享受到安全、有效、温馨的医疗服务。

5. 不忘公益性质

医院作为社会公益事业的重要组成部分，需要承担一定的公益责任。在投资医院的过程中，投资者要始终牢记这一点。

这要求投资者在医院运营与发展的每一步中，都要密切关注社会公益事业的动态与需求，积极响应并参与其中。通过策划与组织各类社会公益活动，投资者不仅能够直接为社会贡献温暖与力量，更能在这个过程中增强医院的社会责任感与影响力，实现医院与社会的和谐共生。

医院投资是低利润，不是高回报

医院的建设和运营需要巨大的资金投入，同时，由于医疗服务价格的制定往往受到多方监管与限制，不能随意浮动，这直接导致了整个医疗服务行业普遍面临利润率偏低的现状。加之，医院项目从启动到开始产生经济效益往往需要经历一段相对较长的孵化期，这进一步拉长了医院投资的回报周期。

鉴于此，对于有意涉足医院投资领域的投资者而言，必须做好充分的心理准备与财务规划，确保拥有稳定的长期资金来源，并对资金的回收持有合理的长远预期。然而，这并不意味着医院投资注定是低回报或无回报的。相反，医院投资的价值与回报应当从更为全面和多元的视角进行审视与评估。

具体而言，医院投资有以下几个特点，如图 6-3 所示。

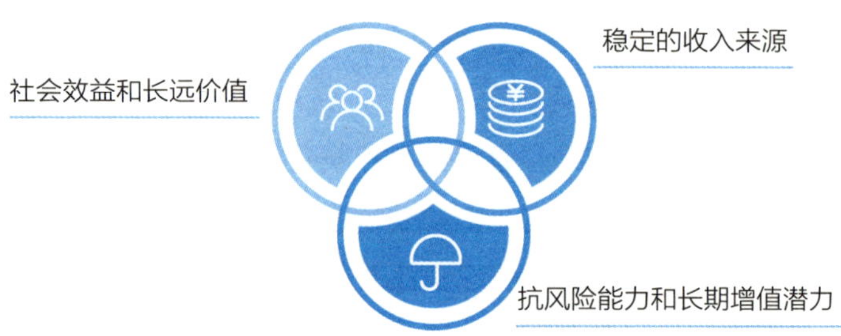

图 6-3 医院投资的特点

1. 社会效益和长远价值

医院投资的回报并非仅仅局限于直观的经济效益，更深层次的回报蕴含在广泛的社会效益与深远的长远价值之中。

医院作为医疗服务机构，其首要任务在于保障民众的健康与生命安全。通过持续提供高质量的医疗服务，医院能够为社会带来巨大的福祉，提高人民的生活质量和健康水平。这种社会效益是无法用金钱来衡量的，构成了医院投资最为珍贵且不可替代的回报之一。

2. 稳定的收入来源

在医院投资运营过程中，医院会逐渐形成稳定的收入来源体系。

随着医院知名度的提高和患者数量的增加，医院的收入也会逐渐增加。此外，医院还可以积极探索多元化发展路径，通过引入特色医疗服务项目、深化科研创新与合作等方式，进一步拓宽收入渠道，增强自身的盈利能力。

这个过程需要时间的沉淀与不懈的努力，但一旦医院成功构建起稳固且高效的运营模式，其经济回报将趋于丰厚且可持续，为投资者带来稳健的收益增长。

3. 抗风险能力和长期增值潜力

医疗行业是一个相对稳定的行业，受经济波动和政策变化的影响相对较小。加之人口老龄化趋势的加剧与公众健康意识的普遍提升，医疗服务市场正在持续扩容，为医院投资铺设了稳固且持续增长的回报路径。

需要注意的是，医院投资并非一蹴而就的过程，它要求投资者秉持长远的眼光和足够的耐心，精心规划每一步的发展。在这个过程中，投资者要注重医院的管理与运营，确保医疗服务的质量和安全。同时，医院要紧跟医疗行业政策法规的最新趋势，灵活调整投资策略与运营模式，以适应不断变化的市场环境。只有这样，才能真正释放医院投资的巨大潜力，确保医院投资的长期回报与可持续发展。

医院投资是长期的，不是短暂的

医院投资是一项长期的投资活动，而不是短期的。这种长期性主要体现在以下几个方面，如图 6-4 所示。

资金投入的长期性
运营周期的长期性
品牌建设的长期性
技术创新的长期性
社会责任的长期性

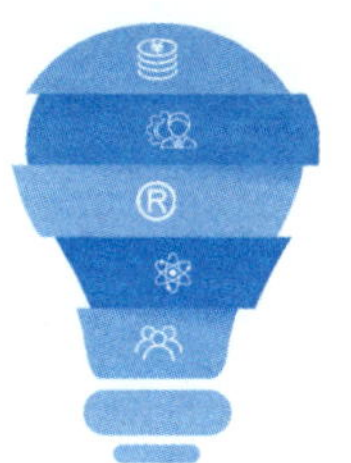

图 6-4 医院投资长期性的主要体现

1. 资金投入的长期性

建设一所医院需要大量的资金投入，包括土地购置、建筑设计、设备采购、人员培训、各类流程和技术审批等方面。这些投入并非一次性完成，需要分阶段、长期进行。

2. 运营周期的长期性

从开始运营到形成稳定的客流和收入，再到不断提升医疗水平和服务质量，都需要经历一个较长的时间周期。这要求投资者对医院的日常运营、设备更新、人员培训、服务质量提升等方面进行长期投入，以确保医院能够持续稳定运营。

同时，医院的运营受到国家政策、医疗保险制度、市场需求等方面的影响，这些因素的变化可能会影响医院的长期发展。因此，投资者需要关注这些长期趋势，以便做出相应的战略调整。

3. 品牌建设的长期性

塑造品牌与声誉是一项耗时且需深耕细作的工程。这个工程深刻关联着医疗服务质量的持续提升、患者满意度的不断优化，以及与社区各界和谐共生的关系的长期构建。它要求投资者秉持高度的耐心与长远的视野，将提供卓越服务视为基石，通过不懈的努力与坚持，逐步增强医院品牌的市场影响力和社会认可度。

4. 技术创新的长期性

医疗技术的进步是医院发展的重要推动力。然而，医疗技术的研发和创新不可能一蹴而就，它要求医院在这方面有长期的投入和积累。因此，医院应持续关注医疗技术的发展趋势，不断引进和应用新技术，以提升自身的医疗水平和服务质量。

5. 社会责任的长期性

医院作为提供基本医疗服务的机构，承担着重要的社会责任。这种责任是长期的、持续的，需要医院在长期的运营过程中不断履行与承担。

总而言之，医院投资是一项需要长期投入和耐心等待回报的投资活动。投资者需要具备长远的眼光和战略思维，注重医院的长期发展和持续运营，以确保投资的成功和回报的实现。同时，医院也需要注重自身的品牌建设、技术创新和社会责任履行，以提升自身的竞争力和社会影响力，实现经济效益与社会效益的双丰收。

第四节　案例解析：经济管理视角下的民营医院经营分析

2024 年，我国医疗服务市场的景象可以用“魔幻”来形容，呈现出“冰火两重天”的发展态势。一方面，从 2024 年年初到 2024 年 8 月，已有超过 20 多家医院，其中不乏规模宏大、定位高端的民营医院，即便坐拥顶级资本的支持，也未能幸免于破产倒闭的命运；另一方面，同年内，全国范围内已有 23 个省份公布超 500 个重点医院建设项目，几乎每个项目都有 500 张以上床位，且多为三级甲等综合医院或专科医院。这些项目标志着优质医疗资源正在不断扩充。

“冰火两重天”带来的是几家欢喜几家愁的情景。民营医院在经历着重组与淘汰的阵痛，而公立医院则迎来了扩张浪潮。两者同属医疗行业的核心组成部分，却为何命运不同？究其根本，在于它们各自遵循的经济运营的要求不同。

民营医院的生存与发展几乎全部由经济指标来决定，而公立医院的生存还要参考社会指标。也就是说，资金成本、医疗收入、成本效率、盈亏平衡等这些用来评价企业经营好坏的经济指标，决定着民营医院的生存与发展。

医院经济属性分析

医院管理，其职能既涵盖对外提供高质量的医疗服务，也涉及对内进行精细化的经济管理活动。这个重要角色的背后，主要基于以下几方面的深刻原因，如图 6-5 所示。

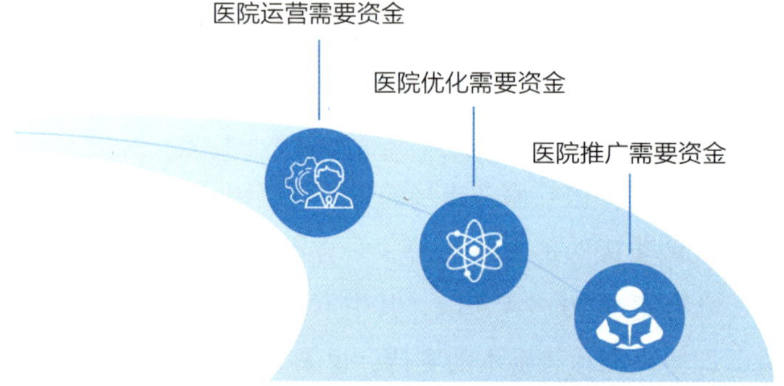

图 6-5　医院具备经济属性的原因

1. 医院运营需要资金

资金是所有经济活动的血脉和血液，离开了资金在各个环节的流通，任何经济活动都无法开展。医院作为提供医疗服务的机构，需要资金来支持日常运营、设备购置、人员薪酬、药品及耗材采购等各项支出。同样，通过对外开展医疗活动的经济行为，医院能够筹集到必要的资金，并确保这些资金得到合理有效的运用。

2. 医院优化需要资金

资源配置优化的起点和终点都是经济效用的最大化，医院需要通过经济活动来控制和降低运营成本，提高资源利用效率。这包括合理配置人力、物力、财力等资源，以确保各项医疗服务的顺利开展和医院的长远发展，从而提升整体经济效益。

随着我国医疗体制改革不断深化，包括药品和耗材零加成、DRG/DIP 支付方式改革等措施的推出，对医院的经济活动产生了深远影响。面对这些政策变革带来的挑战与机遇，医院必须主动适应，灵活调整经济策略，以更加积极的姿态响应卫生政策的导向，确保在变革中稳健前行，实现可持续发展。

此外，医院还需通过设计的经济活动，构建公平、透明的绩效考核体系与激励机制，以充分调动医务人员的积极性与创造力，激发其内在潜能，从而有效提升医疗服务的质量与效率。

3. 医院推广需要资金

医疗服务本身是一种产品，而几乎所有产品都需要进行信息传播和消费意愿引导。因此，医院需要通过经济活动来加强品牌建设和市场推广工作，提升医院知名度和美誉度，吸引更多患者前来就诊。这包括加强医疗质量管理、提升医疗技术水平、优化服务流程等方面。

医院所开展的经济活动是为了全面满足医院运营与发展的基本需求，同时满足市场需求，从而提升医院的综合竞争力，并推动医院向高质量发展的目标迈进。这一系列经济活动不仅构成了医院稳健前行的基石，更对医院的长期可持续发展以及持续提供卓越医疗服务的能力具有不可估量的重要意义。

医院经济管理的核心

关于医院经济管理的核心指标，不同经济评价目的会有不同的指标选择。例如，公立医院绩效考核体系中包含 17 个运营指标，而三级公立医院绩效管理中有 70 个经济指标。尽管指标繁多，但所有这些都围绕两个核心指标展开：收入和成本。医院经济运营的基本原则很简单，即确保收入超过成本，实现正向盈余。

1. 收入

医院的收入主要来自医疗服务收入，由两大支柱构成：一是医保资金的转移支付，二是患者的自费部分。

医院收入与服务量成正比关系，而服务量的增长则直接依赖于服务数量的增加与服务项目的拓展。服务项目的丰富度与医院的服务能力息息相关，而服务能力的高低最终又体现在医院的技术实力上。

值得注意的是，医院的技术实力与其规模、等级、品牌声誉之间有着线性关系。在衡量服务量时，单纯的数量增长并非唯一标准，服务的质量同样重要，甚至在某些情况下，如一例复杂的器官移植手术或介入手术，其服务价值可能远超大量常规病例，如 100 例慢阻肺病的治疗。

2. 成本

医院面临着多元化的成本支出，主要包括人力资源成本、药品费用、医疗耗材消耗、医疗设备与器械的购置及折旧、固定资金折旧、管理成本的合理分摊，以及可能涉及的银行贷款利息等。

医院通常会通过几个核心指标来评估成本结构，这些指标以总收入或总支出为分母，分别计算出人力成本占比、药品费用占比（药占比）、耗材费用占比（耗占比）等关键数据。根据行业普遍情况，人力成本约占 30%，药品费用占比同样约为 30%，耗材费用占比则控制在 10% 左右。由此可见，医疗服务项目的总体利润率大致维持在 30% 的水平。然而，如果再扣除固定资产折旧及管理人员成本分摊等费用，行业整体利润率则普遍降至 15% 左右，这反映了医疗行业的基本盈利状况与普遍规律。

通常，在一般经济活动中，追求利润最大化往往通过削减人力与设备成本来实现，然而，这个策略在医疗服务市场中却遭遇了天然的屏障。无论是诊所，还是一、二、三级医院，其运营均须严格遵循《医疗机构管理条例》所设定的严格标准，对人员配置、设备配置及场所面积均有明文规定。

例如，床护比需维持在 1∶4 的标准，卫生技术人员占比则要达到 1∶0.8。在住院服务的日常运作中，即便面对患者数量的波动，从 10 名到 60 名不等，医疗服务团队的结构依然需要保持稳固，即至少包括 4 名住院医师、2 名二级医师、1 名三级医师以及 14 名以上的护理人员，以维持三级医师查房制度及日常工作的顺畅进行。此外，医疗服务对于场所空间及医疗设备的需求也是明确的。

综上所述，医疗机构的运营成本在一定程度上呈现出较为固定的区间特征，这意味着为维持机构的正常运转，其医疗收入也需维持在一个相应的稳定区间内，不因业务量的短期波动而轻易调整。这种名义上的固定成本及所伴随的最低收入要求，对所有医疗机构而言，宛如达克摩斯之剑与箍圈，对财务健康构成了持续的考验。

当医院的收入无法支撑其成本支出，且再投入无法有效填补这个缺口，或长期投资未能显现出预期的回报趋势时，它面临的将是不可避免的财务困境，直至最终可能走向关停的命运。这个现实迫使医院机构在追求发展与创新的同时，必须谨慎评估成本与效益，确保财务稳健，以维系医疗服务的持续与高质量供给。

民营医院经济管理分析

从经济管理的视角对医院经营进行分析，这个过程主要涉及医院的资源配置、成本控制、绩效管理、市场分析以及财务管理等多个方面。以下是对医院经营分析的一个综合性概述，如图 6-6 所示。

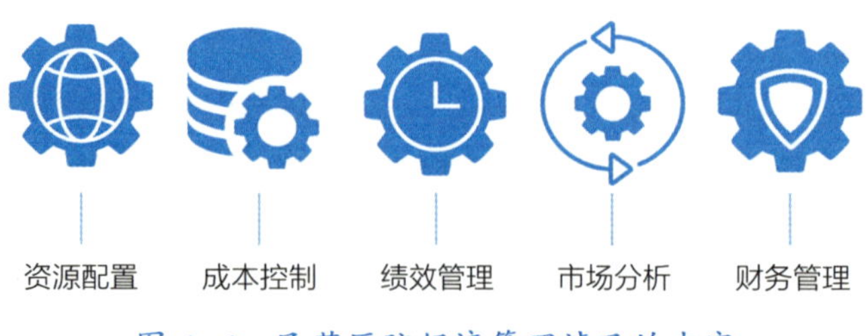

图 6-6　民营医院经济管理涉及的内容

1. 资源配置

资源配置是民营医院经济管理过程中的重要环节。优化资源配置的目的是通过合理的配置与调整，提升服务效率与质量，同时降低运营成本。资源优化的过程涵盖了多个维度，包括对医疗设备的合理配置与及时更新、人力资源的科学安排，以及医疗技术的积极引进与应用。

医院在制定资源配置策略时，必须紧密结合自身的发展战略与市场需求动态，进行前瞻性的规划与布局。通过系统性的评估与调整，确保每一项资源都能在最适宜的时间、以最恰当的方式投入使用，从而达成资源利用的最大化，为患者提供更加优质、高效的医疗服务体验。

2. 成本控制

成本控制是民营医院经济管理的重要任务之一。医院需要对各项成本进行精细化管理，包括人力成本、药品耗材成本、设备折旧成本、管理成本等。通过全成本核算体系，医院可以精确掌握各科室、各项目的成本构成和变动情况，从而找到成本控制的关键点，采取有效措施降低成本。

同时，为确保成本控制工作的有效执行，医院还需建立健全的成本控制制度。这包括明确各项费用的支出标准、优化审批流程、强化预算控制等，旨在从制度层面规范费用管理，严防浪费与不合理支出。

3. 绩效管理

绩效管理是提升民营医院运营效率和服务质量的重要手段。医院需要建立科学的绩效管理体系，将医院的战略目标分解为具体的绩效指标，并落实到各个科室和个人。

绩效管理的核心在于实施定期的绩效考核与即时反馈机制。通过这个机制，医院管理层能够全面、准确地掌握各科室及个人的工作成效与问题所在，为决策提供有力的数据支持。同时，及时的反馈也能促进信息的透明化流通，帮助员工及时认识到自身工作中的不足，并激发其主动寻求改进的动力。

尤为重要的是，绩效管理还应与医院的激励机制相结合。通过将绩效考核结果与薪酬分配、职称晋升等个人职业发展要素挂钩，医院能够有效激发员工的内在潜能与工作热情，鼓励他们在日常工作中展现出更高的积极性和创造力。

4. 市场分析

市场分析是民营医院制定经营策略的重要依据。因此，医院需要密切关注医疗市场的动态变化，包括政策环境、竞争对手、患者需求等方面。同时，医院要借助市场调研与数据分析工具了解自身的市场定位、竞争优势和劣势，从而制定符合市场需求的经营策略。此外，医院还需要加强品牌建设，提升医院知名度和美誉度，吸引更多的患者前来就诊。

5. 财务管理

财务管理是医院经济管理的核心环节。医院需要建立健全的财务管理制度，规范会计核算和财务管理流程，确保财务数据的真实性和准确性，为医院的稳健运营提供坚实的数据支撑。

财务管理的核心工作

① **预算管理。**医院应科学合理地编制年度预算与部门预算，不仅着眼于当前，更需预见未来，确保预算的前瞻性与可操作性。同时，医院要对预算执行情况进行严密监控，确保资源的高效配置与利用，避免不必要的浪费。

② **资金管理。**医院需持续优化资金结构，通过精细化管理提升资金使用效率，力求在保障医院正常运营的同时，有效降低资金成本，提升整体经济效益。

③ **财务分析与决策支持能力。**医院应运用先进的数据分析工具，深入挖掘财务数据背后的价值，为管理层提供即时、精准的财务信息与分析报告，帮助管理层做出更加明智、科学的决策。

综上所述，从经济管理的宏观视角审视民营医院经营，需全面考量资源配置的合理性、成本控制的严格性、绩效管理的有效性、市场分析的敏锐性以及财务管理的精准性。通过不断强化这些关键领域的管理工作，民营医院将能够持续提升运营效率与服务品质，从而实现可持续发展。

后　记

当书稿的最后一个字尘埃落定时，书房窗外的世界已沉入夜色中，小区内零星的灯光也悄然宣告着深夜的降临。记不清有多少个这样的夜晚，我在思绪纷乱、灵感匮乏的泥沼中艰难跋涉。有时候，那些在外人看来或许轻而易举之事，于我而言，却仿佛是难以到达的彼岸。然而，唯有凭借着不懈的努力与持续的奋斗，我才得以窥见黎明的曙光。

回望往昔，几年前的我未曾料想，有一天自己会学着去撰写书籍。在汗牛充栋的医院管理理论典籍和专著中，我的这本浅薄之作犹如一滴水汇入大海，微不足道，但我想，正是这无数渺小的水滴，汇聚成了广袤无垠的海洋。

过往的人生经历不断启示着我，人生的诸多跨越与世俗意义上的成功，往往并非源自空想或规划，而是脚踏实地努力的结果。或许，我们无法预知某项努力的即时回报，甚至对未来的道路也充满迷茫与不确定。面对困惑、疑虑与自我怀疑，做正确的事件，把事做正确，才是关键。莫问前路、莫担前程、莫停脚步，时间终将证明，坚持与重复的“笨”方法，才是我们为人处世、成就事业的真正智慧。

在此，我要衷心感谢曹洪先生，他对本书核心思想的提炼、医院管理理念的阐述及策略的制定提供了全面指导，并以其丰富的实践经验为本书增添了诸多经典观点与生动素材，赋予了这本书鲜活的灵魂。

同时，感谢北京大学人民医院原副院长王吉善、北京大学政府管理学院潘习龙教授、健康界总编辑赵红女士为本书欣然作序。

此外，感谢中国科学技术出版社和万章文化公司的各位老师的辛勤付出；感谢知名医疗管理和投资咨询专家林掌柜的举荐！

最后，我要特别感谢我的家人，他们始终默默、全力地支持着我，让我能够毫无后顾之忧地迎接每一个挑战。感谢你们！

李洪军

2025 年 4 月